Esther de Bruin, Anne Formsma und Susan Bögels

Mindful2Work unterrichten

Esther de Bruin,
Anne Formsma und Susan Bögels

Mindful2 Work unterrichten

Das Trainings-handbuch

Aus dem Niederländischen von Anja Lademacher

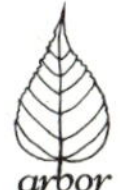
Arbor Verlag
Freiburg im Breisgau

Wichtiger Hinweis

Die Ratschläge und Übungen in diesem Buch sind von den Autorinnen sowie dem Verlag sorgfältig geprüft worden. Dennoch kann eine Garantie nicht übernommen werden. Bei Beschwerden sollten Sie auf jeden Fall eine Ärztin, Psychotherapeutin, Psychologin oder Heilpraktikerin Ihres Vertrauens zu Rate ziehen. Eine Haftung der Autorinnen oder des Verlages für Personen-, Sach- und Vermögensschäden ist ausgeschlossen.

Die Originalausgabe erschien 2018 unter dem Titel: *Mindful2Work. Doeltreffende anti-stress-training met mindfulness, yoga en actief bewegen. Handleiding* bei Lanoo Campus, Houten, Niederlande

Deutsche Erstausgabe
1. Auflage 2020

Lektorat: Usha Swamy
Titelfoto: © DragonImages/istockphoto.com
Fotos Anhang: Anne Formsma und Sanne van Berge
Hergestellt von mediengenossen.de
Druck und Bindung: Kösel, Krugzell

Dieses Buch wurde auf 100 % Altpapier gedruckt und ist alterungsbeständig.
Weitere Informationen über unser Umweltengagement finden Sie unter
www.arbor-verlag.de/umwelt

www.arbor-verlag.de

ISBN 978-3-86781-242-9

Inhalt

Vorwort

Schon als Kind sagte mir meine Mutter, dass ich (Esther de Bruin) mir immer ein wenig viel vornehmen würde. Es war ein Hinweis, ein indirektes Feedback, um mir deutlich zu machen, dass ich es auch einfach mal etwas ruhiger angehen lassen könnte, dass ich nicht immer alles zu hundertzehn Prozent erledigen müsste. Auf diese Weise hat sie mir gezeigt, dass es für sie nicht nötig war, ständig weiterzumachen, die Grenzen immer weiter zu verschieben, die Latte immer höher zu legen. Als Teenager verstand ich gar nicht, was sie damit meinte. Jetzt, da ich selbst Mutter bin und daran zurückdenke, verstehe ich die fürsorgliche Mutter besser, die damals etwas sehr Wahres gesagt hat, die ihrem Kind etwas mit auf den Weg geben wollte, das sehr wichtig ist, wenn man in einer Welt des Überflusses, der vielen, ja oft unbegrenzten Möglichkeiten zurechtkommen möchte.

Das Motto meines Vaters war und ist noch immer »work hard, play hard«. Er war unter oft sehr anstrengenden Bedingungen meist lange unterwegs. Aber wenn er frei hatte, verstand er es, den Stecker zu ziehen, sich zu entspannen und etwas Schönes zu unternehmen, oft gemeinsam mit uns. »Weil ein Bogen nun mal nicht immer gespannt sein kann«, sagte er dann. Auch das verstehe ich heute viel besser als damals, jetzt, da ich erwachsen und mit derselben Hektik während der Arbeit und im Privatleben konfrontiert bin.

Da gab es also die liebevolle Fürsorge meiner Mutter und ihre Einladung, die Latte ab und zu auch mal etwas weniger hoch (oder auf eine realistische Höhe) zu legen, ihre Fähigkeit, die Dinge so zu akzeptieren, wie sie sind, nicht immer nach noch mehr zu streben. Und dann war da die ehrgeizige, fließende Begeisterung meines Vaters, die aber auch deutlich erkennbare Grenzen hatte. Vielleicht bestimmt die Kombination aus beidem meinen eigenen Umgang mit Stress. Wie auch immer, ich bin dankbar dafür, dass es mir gelingt, hier ein gutes Gleichgewicht zu finden – auch dank meiner Eltern.

Bei Mindful2Work geht es darum, Grenzen wahrzunehmen und anzupassen sowie das zu akzeptieren, was ist. Es geht um das Gleichgewicht zwischen Leidenschaft, Ehrgeiz und Selbstfürsorge. Wir kombinieren drei wirksame Methoden: aktive Bewegung, Yoga und Achtsamkeit, um stressbedingte Symptome zu reduzieren. Und obwohl die Bezeichnung *Mindful2Work* auf die Situation am Arbeitsplatz abzielt, wissen wir, dass der Umgang mit arbeitsbezogenem Stress natürlich viel mehr umfasst, dass es auch um das Gleichgewicht zwischen Privatleben und Arbeit geht, um ein Gleichgewicht zwischen den Anforderungen der Arbeitswelt und den Möglichkeiten und Reserven, über die wir in einem bestimmten Moment verfügen. Oder wie eine Teilnehmerin es formulierte, als wir sie nach einem geeigneten Namen für das Trainingsprogramm fragten:

»Mindful2Work passt. Ich bin wegen stressbedingten Symptomen hier, die mit der Arbeit zusammenhängen. Aber inzwischen merke ich, dass das alles nicht nur mit der Arbeit zu tun hat. Die Fähigkeiten, die ich erlernt habe, kann ich auf mein gesamtes Leben übertragen. Das Programm könnte deshalb auch genauso gut Mindful4Life heißen.«

Wenn uns heutzutage jemand fragt, wie es uns geht, enthält unsere Antwort unabhängig vom übrigen Inhalt mit großer Wahrscheinlichkeit die Worte: »viel zu tun«. Und auch wenn das eine ganze Menge zu implizieren scheint, ist es doch zugleich eine inhaltsleere Phrase. »Viel zu tun«. Womit? Mit wem? Und außerdem, warum eigentlich, wenn wir es doch so gar nicht mögen? »Ein Abend für mich« oder »einen Abend mal nichts tun« sind inzwischen Dinge, denen wir aktiv einen Termin in unseren übervollen Kalendern einräumen müssen. Und es ist doch interessant, dass »viel zu tun« sich vor allem in den Antworten Erwachsener wiederfindet, von Kindern hört man das nie oder noch nicht, bis sie es so oft gehört haben, dass sie es auch ganz selbstverständlich übernehmen.

Zu Hause habe ich (Esther de Bruin) irgendwann die »Busy-is-not-allowed«-Regel eingeführt (wir sind eine niederländisch-englische Familie). Wenn ich und mein Mann uns gegenseitig erzählen, was am Tag so geschehen ist (die »Wie-war-dein-Tag«-Frage), versuchen wir dabei das Wort »busy« nicht zu benutzen, weil es so nichtssagend ist. Wir haben schließlich alle immer viel zu tun, das ist nichts Besonderes und auch nichts, das einen von anderen Menschen unterscheiden würde. Und es ist manchmal wirklich verrückt, wie schwierig das ist!

Das Mindful2Work-Programm hat sich aus dem Forschungsschwerpunkt »Nie mehr Stress« vor einigen Jahren entwickelt. Kollegen, Freunde, Familienmitglieder, unsere Studierenden und natürlich wir selbst – jeder klagte ständig über Stress und hatte immer viel, viel, viel, so schrecklich viel zu tun! Wir alle kannten die stressreduzierenden Effekte von Sport oder aktiver Bewegung sowie von Achtsamkeitsmeditationen in- und auswendig. Und so begannen wir mit der randomisierten kontrollierten Studie »Nie mehr Stress!«, in der wir – zusammen mit einer Gruppe außerordentlich engagierter Studierender der Universität Amsterdam – im Losverfahren junge Erwachsene mit Stresssymptomen zufällig einer täglichen Einheit aktiver Bewegung oder Meditation zuteilten. Und es gab in dieser Studie noch eine dritte Vergleichsgruppe, Herzfrequenzvariabilität (HRV) Biofeedback, das ebenfalls für seine stressreduzierenden Effekte bekannt war.

Schnell wurde deutlich, dass sowohl aktive Bewegung als auch tägliche Meditation und auch HRV-Biofeedback sehr positive Effekte auf die verschiedenen stressbedingten Symptome zeigte, wie Gefühle der Niedergeschlagenheit, Ängste, schlechte Schlafqualität und Affektregulation. Die Studie wurde in der Zeitschrift *Applied Psychophysiology and Biofeedback* publiziert (Van der Zwan, De Vente, Huizink, Bögels, De Bruin, 2015). Interessant war dabei, dass tägliche aktive Bewegung einen genauso großen oder sogar größeren Effekt auf die Ausprägung des achtsamen Bewusstseins und des Selbstmitgefühls hatte wie tägliche Meditation. Dieses Ergebnis wurde in der Zeitschrift *Mindfulness* publiziert (De Bruin, Van der Zwan, Bögels, 2016).

So hatten wir Klarheit darüber gewonnen, dass wir bei den nächsten Schritten die positiven Effekte von bewusster aktiver Bewegung und Achtsamkeitsmeditation kombinieren wollten. Yoga war dabei eine logische Ergänzung, da es ein Standardelement in der klassischen Mindfulness Based Stress Reduction (MBSR) und der Mindfulness-Based Cognitive Therapy (MBCT) ist und einen schönen Übergang von der Komponente der bewussten aktiven Bewegung (mit körperlichem Training unter freiem Himmel) zu den Achtsamkeitsmeditationen im Trainingsraum bildete. Als die ersten Ideen standen, ging die Entwicklung des Programms Mindful2Work zügig voran. Und als wir Autorinnen und viele andere Mitglieder des Mindful2Work-Teams uns schließlich gefunden hatten, entstand eine Mischung aus Begeisterung und Überzeugung, aus Freundlichkeit und Kraft, Engagement und Freude. Zwischendurch gab es – wie wahrscheinlich immer im Leben –persönliche und auch arbeitsbedingte Enttäuschungen und Herausforderungen, aber nichts hielt uns davon ab, das Programm Mindful2Work fertigzustellen.

Für mich (Esther de Bruin) liegt einer der Samen des Programms Mindful-2Work in einer ganz anderen Zeit, in der ich mich mit Achtsamkeit noch nicht so gut auskannte. Wenn ich nach einem langen Arbeitstag müde und gestresst nach Hause kam, wollte ich mich nach dem Essen und nachdem ich meine Kinder ins Bett gebracht hatte, einfach nur aufs Sofa legen. Meistens stand dann aber mein energisches Ich wieder auf und schleppte mich ins Fitness-Studio zum Spinning. Ich wusste und spürte, dass Sport gut für mich war, und wegen meines anstrengenden Arbeits- und Privatlebens mit einer jungen Familie »musste« das sowohl effektiv (Kompensation für die übermäßige Kalorienzufuhr bei meiner sitzenden Tätigkeit) als auch effizient sein (wegen meiner begrenzten Zeit). Spinning erfüllte beide Kriterien! Und am liebsten wollte ich den Sport auch noch mit sozialen Aktivitäten kombinieren. Ich ging mit einer Freundin hin und schlug so zwei Fliegen mit einer Klappe. Und tatsächlich bemerkte ich, dass es einen großen – wenn auch kurzfristigen – Effekt hatte.

Die körperliche Anstrengung beim Spinning ist so groß, dass ich dabei alle Aufmerksamkeit auf meinen Körper richten musste und meine Gedanken und mein Geist sich fast automatisch beruhigten, der Sturm in meinem Geist legte sich sozusagen, während mein Körper Energie verbrauchte. Obwohl ich am Ende einer solchen Spinning-Einheit sehr müde war, fühlte ich mich geistig mit neuer Energie versorgt, entstand Raum in meinem Kopf und Inspiration für neue Dinge, sodass ich anschließend meinen Arbeitslaptop wieder öffnete, um mit überschäumendem Eifer etwas auszuarbeiten. Das war die kurzfristige Wirkung, die mir die intensive körperliche Aktivität einbrachte und ab und zu noch einbringt. Allerdings fiel mir dabei auch auf, dass diese Wirkung, so wunderbar sie auch war, nie lange andauerte. Es fühlte sich an, als wäre mehr nötig. Mein effizientes Ich hatte das Gefühl, dass man da noch mehr rausholen könnte.

Eines Tages blieb mein Blick an einem Poster hängen, das an der Tür hinten im Spinning-Raum hing: Eine Frau in Sportkleidung, die meditierte. Im Raum dahinter schien direkt nach der Spinning-Stunde eine »Meditations-

und Yoga-Stunde« stattzufinden. Zwei verschiedene Inhalte und Trainerinnen, die ansonsten nichts miteinander zu tun hatten. Damals kannte ich mich mit Sport besser aus als mit Meditation, aber meine Neugier war sofort geweckt. Nicht nur für die »Meditations- und Yoga-Stunde«, sondern vor allem dafür, dies direkt anschließend an die Spinning-Stunde zu machen. Noch schwitzend ging ich in den angrenzenden Raum. Und dies war der Samen für Mindful2Work, von der Bewegung im Freien zur Bewegung im Trainingsraum, von der Aktivität zur Ruhe, von der Leistung zum Gefühl, von der Anspannung zur Entspannung.

In derselben Zeit entstand bei mir (Anne Formsma) in einem Fitnessstudio in der Nähe dieselbe Idee. Auch ich ging regelmäßig nach der Arbeit noch für ein intensives Training ins Studio. Ehrgeizig wie ich bin, trainierte ich so, dass ich ständig an meine Grenzen kam und verschob diese dabei immer weiter. Ich tat dies mit der Vorstellung, dass es gut für mich war. Aber obwohl ich regelmäßig Sport machte, hatte es nicht die Wirkung, die ich mir davon erhoffte. Zunächst war ich voller Energie, aber dann auch sehr bald wieder erschöpft. Ich begann darüber nachzudenken. War so viel überhaupt gut für mich? Mir wurde bewusst, dass ich den Sport über meinen Kopf (meinen Willen) betrieb, anstatt auf meinen Körper zu hören. Als ich mich näher mit den Effekten von Sport zu beschäftigen begann, wurde mir klar, dass die bekannte Formel »Sport hält fit« nicht ohne Randbemerkungen auskommt. Sport erzeugt Energie, verbraucht aber auch Energie. Besonders, wenn wir schon erschöpft sind, ist es relevant, in welchem Umfang wir Sport treiben. Von dem Moment an, als mir dies klar wurde, ging ich anders an den Sport heran. Ich richtete mich danach, wie ich mich fühlte und was gut für meinen Körper war, statt danach, was ich mir in Gedanken (in meinem Kopf) ausgemalt hatte.

Von diesem Moment an machte ich nach dem Sport immer noch ein wenig Yoga, sodass mein System wieder zur Ruhe kam. Und ich bemerkte, dass ich so mehr Energie tankte und vitaler wurde. Ich erlebte, dass achtsamer Sport und anschließendes Yoga für etwas Größeres standen. Aus dem Körper heraus leben, statt aus dem Kopf. Auf die eigenen Grenzen hören dürfen und die eigene Freundin sein dürfen. Nah bei mir selbst bleiben dürfen und tun, was sich wirklich gut anfühlt. Ausgeglichen leben, wobei sich Anstrengung und Entspannung abwechseln. Ich bin dankbar dafür, dass wir unseren Teilnehmenden dieses Prinzip mit dem Programm Mindful2Work vermitteln können.

Bei mir (Susan Bögels) war es in dieser Zeit um die Bewegung weniger gut gestellt. In meinem Kopf war ich noch immer eine Sportlerin, aber in Wirklichkeit hatte ich nach der Geburt meines letzten Kindes vor zehn Jahren aufgehört, Sport zu treiben und verbrachte den ganzen Tag hinter meinem Computer. Die einzige Bewegungseinheit bestand aus einem Spaziergang zum Kaffee-Automaten und zum Drucker und der Fahrt auf dem Fahrrad zur Arbeit. Die Arbeit war zum Sport geworden. Probleme bei der Blasenkontrolle und die Wechseljahre halfen auch nicht wirklich dabei, dass ich mich wieder aktiv bewegte, mein Körper schien abgeschrieben, während mein Geist auf vollen Touren arbeitete. Immerhin meditierte ich regelmäßig und machte Yoga am Strand, aber das war auch schon alles. Als ich an einem Workshop von Anne Formsma für Betriebsärzte teilnehmen sollte, um das Programm Mindful2Work aus der Vogelperspektive kennenzulernen, fand ich ganz unten im Schrank meine Sportschuhe und den Trainingsanzug, den ich schon jahrelang nicht mehr benutzt hatte und der komplett aus der Mode war. »Kann ich überhaupt noch joggen?«, fragte ich mich nervös. In dem kleinen Park mitten in der hektischen Stadt, wo Anne uns anleitete, zwei Runden achtsam zu laufen, jeder in seinem Tempo, im Bewusstsein unserer Grenzen, und ich mich bei den Langsamsten wiederfand, spürte ich, wie die frische Morgenluft in meine Lungen strömte, die ersten Sonnenstrahlen auf meine Haut fielen, als ich von den Geräuschen der erwachenden Stadt umringt war, und ich jubelte innerlich: Mein Körper funktioniert noch! Nach diesen zwei Runden im Park fielen mir die anschließenden Bewegungsübungen nicht schwer. Wir standen zusammen im Kreis und bewegten uns gemeinsam, die Sonne fiel glitzernd durch die Bäume und unsere Schatten auf das Gras und ich fühlte mich glücklich und verbunden. Dann ging die Bewegung in Yoga über, von draußen nach drinnen. Und das Körpergefühl war so intensiv, nach der aktiven Bewegung in der frischen Luft, jetzt in der stillen Yoga-Haltung in der angenehmen Wärme und im Schutz des Achtsamkeitsraumes, auf meiner weichen Matte. Und wie still wurde es anschließend in und um mich herum während der Meditation, ein ganz neues Gefühl trotz der jahrelangen Meditationserfahrung. In diesem Moment wurde in mir der Samen für achtsame Bewegung gepflanzt, auf diese Weise gewann ich neues Vertrauen in meinen Körper. Inzwischen spiele ich wieder regelmäßig Tennis, gehe ich zum Yoga. Mein Körper ist wieder wach und im Gleichgewicht mit meinem Geist.

Dieses Handbuch zum Mindful2Work-Training besteht aus vier Teilen.

Im ersten Kapitel (Mindful2Work – der Hintergrund) skizzieren wir die theoretischen Grundlagen für die einzelnen Elemente des Programms.

Im zweiten Kapitel (Mindful2Work – der Inhalt) erläutern wir den Trainingsplan der einzelnen Wochen. In den Anlagen finden sich die zugehörigen bewussten aktiven Bewegungsübungen und die Yoga-Übungen mit erläuternden Texten und Fotografien.

Daran anschließend geht es in Kapitel 3 (Mindful2Work – die Wirkung) um die Effekte des Trainings, die über die Jahre hinweg qualitativ und quantitativ untersucht wurden (und auch gegenwärtig noch untersucht werden). Quantitative Studien basierend auf Fragebögen (zu vier bis fünf verschiedenen Befragungszeitpunkten vor und nach dem Training) weisen die Effekte mit Blick auf stressbedingte Symptome nach. Für die qualitativen Studien wurde eine Bottom-up-Herangehensweise gewählt, in der die Teilnehmenden in Interviews selbst zu Wort kommen und ihre Erfahrungen mit dem Mindful2Work-Training schildern. Diese Interviews ergänzen das Bild, das sich bereits in den quantitativen Studien zeigte. Alle Studien bedienen sich standardisierter und strukturierter

Forschungsmethoden sowie moderner Statistik. Die meisten Studien sind in anerkannten internationalen wissenschaftlichen Zeitschriften erschienen, bzw. erscheinen dort demnächst. Wir begrüßen weitere Studien von anderen Forschenden zu anderen Effekten und Anwendungen des Mindful2Work-Programms, unabhängige Replikationen und Vergleiche mit anderen Interventionen oder Programmen für (arbeitsbedingte) Stresssymptome.

In Kapitel 4 (Mindful2Work unterrichten) schlagen wir den Bogen zur Implementierung des Mindful2Work-Programms in der Praxis und erläutern, für wen sich das Programm eignet, wie sich die Ausbildung gestaltet, wie die korrekte Durchführung (Behandlungsintegrität) gewährleistet wird und wie das Supervisionssystem gestaltet ist.

Dieses Mindful2Work-Handbuch richtet sich an alle, die sich aus beruflichen Gründen für achtsamkeitsbasierte Programme (auf Englisch: Mindfulness based Programs, MBP) interessieren,* und die in Bereichen arbeiten, in denen es um die Versorgung von Menschen mit (arbeitsbedingten) Stresssymptomen wie Niedergeschlagenheit, Schlaflosigkeit, Konzentrationsstörungen, Ängsten, Antriebslosigkeit oder Reizbarkeit geht. Dies können Fachleute aus den Bereichen Sozialarbeit, Psychologie, Psychiatrie, Sozialtherapie, Psychomotorik, Physiotherapie, Ergotherapie, Sozialpädagogik oder den unterschiedlichen Richtungen der Psychotherapie sein. Mindful2Work wurde als sechswöchiges achtsamkeitsbasiertes Programm (Mindfulness based program, MBP) entwickelt, ergänzt um die Elemente bewusste aktive Bewegung und Yoga. Es beginnt mit der bewussten aktiven Bewegung unter freiem Himmel, um dann über die

* Wir benutzen in diesem Buch den Begriff *Mindfulness Based Program* (MBP) in Anlehnung an Crane, R.S., Brewer, J., Feldman, C., Kabat-Zinn, J., Santorelli, S., Williams, J.M.G. u. a., What defines mindfulness-based programs (MBPs)? The warp and the weft. Psychological Medicine 2016, DOI:10.1017/S0033291716003317.

Yoga-Positionen und die sitzenden Meditationen allmählich zur Ruhe zu kommen. Dabei entsteht eine natürliche Bewegung, bei der man sich (wortwörtlich) von draußen nach innen begibt. Wenn während der aktiven Bewegung in der Natur die Blätter noch um einen herumwirbeln, legt sich während der Meditationen, die drinnen stattfinden, der Staub allmählich, um so Raum für Selbstbetrachtung, Reflexion und neue Einsichten zu schaffen.

Interviewer: »Können Sie sagen, welche Elemente des Trainings Ihnen eher geholfen haben und welche eher weniger?«

Teilnehmerin: »Nein, das kann ich nicht sagen, denn es ist gerade die Kombination, die mir geholfen hat. Zuerst der sportliche Teil, zum Auflockern, körperlich wie geistig, sodass man sein bisheriges Muster verlässt. Ein gutes Gefühl. Und dann Yoga, auch körperlich, aber auf eine andere Art. Und dann zum Schluss die Achtsamkeitsmeditationen. Ein wunderbarer Flow.«

ESTHER DE BRUIN, ANNE FORMSMA UND SUSAN BÖGELS
Amsterdam, März 2018

Kapitel 1

Mindful2Work – der Hintergrund

»Gerade die Kombination aus Achtsamkeit, Yoga und aktiver Bewegung hat so viel bei mir bewirkt, ein Element alleine hätte nicht diesen Effekt gehabt.«

1 Stress, Erschöpfung und Burn-out

Was ist eigentlich Stress? Dass wir uns im Arbeitsleben ständig gehetzt und unter Druck fühlen, weil wir so viele Termine haben? Dass wir ständig To-do-Listen abarbeiten »müssen«, im Privatleben und während der Arbeit? Dass wir noch schneller arbeiten wollen? Dass wir ständig über E-Mail und die sozialen Medien erreichbar sind? Dass wir die Lücken in unseren Terminkalendern mit noch mehr To-dos füllen? Dass wir nie mit dem Erreichten zufrieden sind? Dass wir ständig Angst davor haben, in den eigenen Augen oder der anderer nicht gut genug zu sein? Auf die Frage »Wie geht es?« ständig zu antworten: »Gut, ich habe viel zu tun, sehr viel zu tun«?

Als ich (Susan Bögels) gerade mit meinem Psychologiestudium in den Achtzigerjahren begonnen hatte, fragte ich meinen Mentor, wie es ihm gehe, und er antwortete: »Ziemlich viel zu tun.« Ich hatte großen Respekt vor ihm und konnte es nicht erwarten, so weit zu sein wie er, und auf die Frage »Wie geht's?« auch mit voller Überzeugung »ziemlich viel zu tun« antworten zu können. »Viel zu tun« bedeutete für mich damals, Teil eines großen, bedeutungsvollen Ganzen zu sein, in dem man gebraucht wurde, vermisst wurde, wenn man nicht da war, und wo das, was man tat, wirklich Bedeutung für andere hatte. Burn-out-Symptome schien es damals unter Studierenden noch nicht zu geben, denn es gab noch keine begrenzte Studiendauer, keinen Numerus clausus, keine endlosen Formulare, die es auszufüllen galt, Anwesenheitslisten, speziell formulierte Lernziele, die man erreichen musste. Nicht nur die Studierenden, sondern auch die Dozenten schienen um einiges gelassener zu sein, als wir es als Dozenten heute sind, und sie hatten noch wirklich Zeit für uns. Ich kenne keinen einzigen Dozenten oder Studenten, der während meines Psychologiestudiums überarbeitet gewesen wäre oder ein Burn-out hatte. Wir rechneten noch per Hand und ich erinnere mich noch genau daran, wie wir in der Arbeitsgruppe Statistik unsere erste Berechnung auf einem Computer machten: Wir stanzten Löcher in große weiße Karten, die durch eine fauchende Maschine gezogen wurden, die drei Räume für sich beanspruchte (der erste Computer!), und wenn sich ein Loch nicht an der richtigen Stelle befand, musste der gesamte Vorgang wiederholt werden. Wenn die Karten dann endlich fehlerfrei gestanzt waren, spuckte der Computer nach einer halben Stunde unter großem Getöse ein Ergebnis aus, das rasselnd auf großen Rollen weißen Papiers ausgedruckt wurde! Während wir warteten, beobachteten wir voller Staunen den ganzen Vorgang, der sich im Computer abspielte – ein Wunder!

Mit einer analogen Kamera, in der ein aufgerollter Schwarz-Weiß-Film steckte, machten wir Fotos von diesem historischen Moment, dieser Begegnung mit einem echten Computer. Das Röllchen mit dem Film entwickelten wir in einer Dunkelkammer und machten dort Abzüge für die ganze Gruppe. Wir sahen voller Erstaunen dabei zu, wie das Foto, das uns alle im Computerraum zeigte, allmählich sichtbar wurde, während wir das Fotopapier Stück für Stück vorsichtig mit unseren Händen in der Entwicklerflüssigkeit hin und her bewegten.

Meine Hausarbeiten schrieb ich noch mit der Hand. Der Dozent korrigierte sie mit dem Rotstift und ich lieh mir dann eine elektrische Schreibmaschine, um die endgültige Version zu tippen. Wenn ich einen Fehler machte, benutzte ich Tipp-Ex und musste den richtigen Buchstaben exakt auf der korrigierten Stelle platzieren, sobald das Tipp-Ex getrocknet war. Und wenn ich ein wichtiges Stück Text vergessen hatte, tippte ich es auf ein anderes Blatt, schnitt es aus, klebte es unten an die Seite und faltete es nach oben um. Die Grafiken zeichnete ich mit schwarzem Stift und Lineal. Das alles machte ich in der letzten Nacht vor dem Abgabetermin, mit viel Kaffee (Red Bull und Ritalin gab es damals noch nicht) und Shag. Also: Stress und Deadlines gab es damals auch schon. Aber es war nicht möglich, alles immer wieder zu korrigieren, immer wieder neu über das nachzudenken, was man geschrieben hatte, Sätze und Worte immer wieder zu verändern, denn die Tinte auf dem Papier ließ sich nicht mehr ändern. Was einmal dastand, stand da. Dadurch lernten wir damals besser, wirklich nachzudenken, bevor wir zu schreiben begannen, denn man schrieb es nur einmal, und wir lernten, wirklich bei der Sache zu sein, wenn wir etwas schrieben, denn man schrieb oder tippte für die Ewigkeit.

Und auch der Dozent war ganz anwesend, wenn er sein Feedback gab, denn das tat er nur ein einziges Mal, mit dem Rotstift, und auch diese Tinte ließ sich nicht korrigieren. Und anschließend kümmerte er sich nicht mehr um die Arbeit. Man konnte seinem Dozenten nicht mailen, man konnte seine Abgabetermine auch nicht verschieben, man gab die handgeschriebene Arbeit nur einmal ab, persönlich im Sprechzimmer des Dozenten – und dann wartete man auf den Tag des Urteils, der vorher feststand. An diesem Tag fuhr man mit dem Fahrrad zur Universität und holte die mit roter Tinte korrigierten Blätter wieder ab. Es gab keine Zweitkorrektoren, keine Versuchsplanung, die von zwei Personen beurteilt und unterschrieben abgegeben werden musste, keine Plagiatsprüfung, so wie es heute üblich ist. Ja, wären wir doch damals Dozent oder Student gewesen – welche Ruhe und Klarheit!

Auch in der Familienberatungsstelle (LGV), in der ich mein zweites klinisches Praktikum am Ende meiner Studienzeit absolvierte – ein Studium, das damals übrigens mindestens sechs Jahre umfasste, wobei es völlig unproblematisch war, wenn man länger dafür brauchte –, herrschte eine ganz andere Atmosphäre als heute, denn es gab keine Computer und keinen Produktivitätsdruck. Mein Praktikumsbetreuer nahm sich die Zeit, alle Beratungsgespräche anzuhören, die ich mit einem schweren Kassettenrekorder aufgenommen und vorher selbst schon angehört hatte. Und dann hörten wir uns das Band zusammen an, und wenn er etwas kommentieren wollte, was der Patient oder ich gesagt oder nicht gesagt hatten, drückte er auf die Stopptaste. So saßen wir manchmal sicher zwei Stunden zusammen, um uns ein Gespräch anzuhören und das mehrmals in der Woche. Die Aufmerksamkeit, mit der er meine Entwicklung zur Psychotherapeutin begleitete, tat mir unendlich gut, und ich lernte so, dass alles, was ich sagte oder tat, wichtig war, genauso wie alles, was der Patient sagte oder tat, denn immerhin schenkte mein Betreuer all dem seine Aufmerksamkeit und Zeit. Es gab keine Vorgaben, wie viele Patienten man in einer Woche gesehen haben musste, man arbeitete bis fünf Uhr, unabhängig davon, ob man in dieser Zeit zwei oder acht Patienten empfangen hatte, jeder von ihnen bekam die Zeit, die er brauchte. Und als Helfer nahm man sich ebenfalls die Zeit, die man brauchte. Manche Familien wurden auch von mehreren Therapeuten betreut, manchmal hatte sogar jedes Familienmitglied einen eigenen Therapeuten. Und wir alle saßen zusammen mit der Familie im Besprechungszimmer und nicht selten standen weitere Therapeuten hinter dem Einwegspiegel und beobachteten das Geschehen ebenfalls. Wenn die Familie gegangen war, machten wir mit dem gesamten Therapeuten-Team ein Brainstorming zur Formulierung eines Briefs, den wir der Familie zum Zweck einer paradoxen Intervention schreiben wollten. Nach der ausführlichen Diskussion brachten wir den handgeschriebenen Brief, der lediglich ein paar Sätze enthielt, zur Sekretärin, die ihn tippte und an die Familie schickte. Gemanagt wurde damals noch nichts, jeder arbeitete mit vollem Einsatz und das musste nicht kontrolliert werden. Es spielte während meines gesamten Praktikums auch nie eine Rolle, wer der Chef im Team war. Die Patienten konnten damals noch Rat suchen, ohne dass eine Diagnose vorliegen musste, es gab keine Audits, keine Aktenkontrolle, keine Zuzahlungen von Patienten, die verwaltet werden mussten, und keine Budgetüberschreitungen der Krankenversicherungen oder Gemeinden. Es wurde einfach behandelt, mit Hingabe, Fürsorge, Liebe und Weisheit. Und wir lasen sehr viele Bücher von international anerkannten Therapeuten wie Salvador Minuchin und Mara Selvini Palazzoli. Und wenn man Glück hatte, fand man dazu auch einen

Film auf Video, in dem man sich anschauen konnte, wie sie einen Patienten oder eine Familie behandelten. Auch während meines klinischen Praktikums habe ich keinen einzigen Therapeuten kennengelernt, der ein Burn-out hatte.

Welche unglaubliche Beschleunigung hat die westliche Welt seitdem erlebt! Und das gilt nicht nur für die technologischen Entwicklungen (wie beim Computer, der heute nur noch den Bruchteil einer Sekunde für dieselbe Berechnung benötigt, für die er früher noch eine halbe Stunde brauchte). Wir sprechen inzwischen sogar schneller, circa 50 Prozent innerhalb von 500 Jahren, und wir gehen schneller (Bregman, 2013). Und obwohl der Ökonom Keynes 1930 noch voraussagte, dass wir 2030 infolge des technologischen Fortschritts und des Kapitalismus nur noch 15 Stunden in der Woche arbeiten müssten, um unsere Bedürfnisse zu befriedigen, ist das Gegenteil eingetreten. Obwohl wir in den Niederlanden die niedrigste Wochenarbeitszeit der Welt haben, ist die Anzahl Stunden, die wir pro Woche in Arbeit, Pflege und Erziehung investieren von 43,6 Stunden im Jahr 1985 auf 48,6 Stunden im Jahr 2005 gestiegen und gleichzeitig hat die Zeit, die wir Hobbys, Kultur, Kunst, Musik und Sport widmen, im Westen abgenommen. Das erklärt sich einerseits durch unser gesteigertes Konsumverhalten (es müssen immer mehr Bedürfnisse befriedigt werden), aber andererseits auch durch die Zunahme von sinnloser Arbeit oder Bürokratie – dazu gleich mehr.

Multitasking, Beschleunigung, Konkurrenzdruck, Arbeitsplatzunsicherheit, ständige Erreichbarkeit durch die sozialen Medien, Reizüberflutung und andauernder Zeitdruck kennzeichnen die westliche Gesellschaft gegenwärtig (Stansfeld, Candy, 2006). Die Bürokratie hat in den letzten zweihundert Jahren extrem zugenommen (Graeber, 2016). Bürokratie definiert eine Organisationsstruktur, die gekennzeichnet ist durch regelgebundene Verfahren, Aufteilung der Zuständigkeiten, Hierarchien und unpersönliche Beziehungen. Dadurch beschäftigen sich Polizisten, Ärzte, Krankenschwestern, Lehrer, Psychotherapeuten und Wissenschaftler während der Hälfte ihrer Arbeitszeit mit Verwaltungsaufgaben, statt inhaltlichen Arbeiten nachzugehen. Der Anthropologe David Graeber von der London School of Economics meint, dass sich »fortschrittliche Ökonomien«, wie zum Beispiel die USA, in Bezug auf die Bürokratie den großen bürokratischen Exzessen annähern, wie sie zum Beispiel in der Sowjetunion oder in unterentwickelten Ländern Afrikas und Südamerikas zu finden sind, wo Zertifikate und Genehmigungen oft als machtverleihende magische Objekte betrachtet werden. Außerdem ist eine explosionsartige Entwicklung in einem Bereich zu beobachten, den man »Kredentialismus« nennt (Collins, 1979), wo (schulische) Diplome für bestimmte Statusgruppen zu einem Instrument werden, um sich den Zugang zum Arbeitsmarkt oder eine Monopolstellung zu sichern, was wiederum eine hohe Bezahlung und Arbeitsplatzsicherheit garantiert. Der Historiker Bregman (2013) betont, dass das Phänomen des gehäuften Burn-out in den westlichen Gesellschaften nicht nur die Folge von zu harter Arbeit ist, sondern auch von zu viel Arbeit, die als sinnlos erlebt wird (Bürokratie).

Auch wenn Geschwindigkeit, Konkurrenzdruck, ständige Erreichbarkeit und eine Vielzahl an Aufgaben und Reizen für manche Menschen inspirierend ist, leiden sie dennoch unter dem daraus resultierenden Stress. Und dieser Stress beeinflusst Gesundheit und Wohlbefinden in einer extrem negativen Weise. Kurzfristig kann Stress zu Symptomen wie Kopf- und Muskelschmerzen, erhöhtem Herzschlag und Blutdruck, Schlafproblemen und einem Gefühl der mentalen Instabilität führen (Hassmén, Koivula, Uutela, 2000; Sadeh, Keinan, Daon, 2004; Schneiderman, Ironson, Siegel, 2005). Langfristig kann Stress zu chronischer Erschöpfung, Burnout, Angst, Depressionen, verminderter kognitiver Leistungsfähigkeit (Probleme im Bereich der Aufmerksamkeit, der Planung und Organisation, des Gedächtnisses und der Priorisierung), somatischen Symptomen und kardiovaskulären Erkrankungen führen (Hammen, 2004; Leone, Wessely, Huibers, Knottnerus, Kant, 2011; Lupien, Maheu, Tu, Fiocco, Schramek, 2007; Schneiderman u. a., 2005; Wolever, Bobinet, McCabe,

Mackenzie, Fekete, Kusnick u. a., 2012). Sind wir am Arbeitsplatz lang anhaltendem Stress ausgesetzt, kann dies die unterschiedlichsten Folgen haben: Verringerung der Produktivität, häufigere Erkrankungen, Anstieg von Betriebsunfällen, Drogen- und Alkoholmissbrauch, höhere Fehleranfälligkeit und interpersonelle Probleme oder Konflikte (European Agency for Safety and Health at Work, 2014; Kalia, 2002). Die World Health Organization (WHO) hält fest, dass unser tägliches Arbeitsleben in den vergangenen Jahrzehnten emotional und mental herausfordernder geworden ist (WHO, 2010). Daher beschäftigen sich Unternehmen und Organisationen heute auch vermehrt damit, wie sie das Wohlbefinden und die Resilienz ihrer Mitarbeiter verbessern können.

In den USA ist Leistungsdruck die Hauptursache für Stress (Aikens, Astin, Pelletier, Levanovich, Baase, Park u. a., 2014). Dem American Institute of Stress zufolge stehen 75 – 90 Prozent der Besuche beim Allgemeinarzt im Zusammenhang mit stressbedingten Symptomen (Rosch, 2001) und Erhebungen der American Psychological Association zeigen, dass mehr als zwei Drittel der Gesamtbevölkerung Stresssymptome wie Müdigkeit, Reizbarkeit, Aggressionen oder Veränderungen des Schlafrhythmus haben (APA, 2013). In der Europäischen Union stehen 22 Prozent der arbeitenden Bevölkerung unter derart großem arbeitsbedingtem Stress, dass dieser einen entscheidenden negativen Einfluss auf ihr Wohlbefinden hat (European Agency for Safety and Health at Work, 2014). Von 600 in Großbritannien befragten Senior-HR-Professionals gaben 97 Prozent an, dass sie im Stress die größte Bedrohung für das Wohlbefinden von Arbeitnehmenden sehen und von den 175 Millionen Arbeitstagen, die dort jährlich krankheitsbedingt versäumt werden, ist mindestens die Hälfte auf Stress zurückzuführen (Fuller, 2006). Vergleichbare Zahlen sind für Deutschland verfügbar, wo über 50 Prozent der Arbeitnehmerinnen und Arbeitnehmer laut repräsentativen Studien über Burn-out-Symptome klagen (Pronovabkk, 2018), und 31 Prozent der krankheitsbedingt versäumten Arbeitstage im Zusammenhang mit psychischen Erkrankungen stehen (DAK, 2019). Und es steht zu erwarten, dass diese Zahlen weiter steigen werden (Shanafelt, Hasan, Dyrbye, Sinsky, Satele, Sloan u. a., 2015).

»Ich schlief schon sehr lange schlecht und fühlte mich extrem gestresst. Das war nicht besonders angenehm, aber wie schlecht es mir wirklich ging, habe ich erst gar nicht bemerkt. Bis ich so müde war, dass ich bereits wegen des kleinsten Anlasses weinen musste. Zum Beispiel, als ich einmal zum Einkaufen ging: Nur mit Mühe hatte ich mich dazu aufraffen können, mir überlegt, was ich essen wollte und war durch den vollen Supermarkt gegangen. An der Kasse stellte sich heraus, dass ich mein Portemonnaie vergessen hatte und nach Hause zurückgehen musste. Ich brach sofort in Tränen aus und die Kassiererin schaute mich ziemlich erstaunt an – was ich gut verstehen konnte. Es ist schwierig, sich vorzustellen, dass man so erschöpft sein kann, dass eigentlich alles zu viel ist.«

Neben den hohen »persönlichen Kosten« sind die ökonomischen und marktwirtschaftlichen Kosten, die durch Stress verursacht werden, gigantisch (zum Beispiel aufgrund von Arbeitsausfall, verminderter Produktivität und Inanspruchnahme des Gesundheitssystems). Die jährlichen Krankheitskosten, die im Zusammenhang mit Stress stehen, werden in den USA auf 660 Milliarden Dollar und in Europa auf 920 Milliarden Euro geschätzt (Mino, Babazono, Tsuda, Yasuda, 2006). In Deutschland wird laut Studien der Bundesanstalt für Arbeitsschutz und Arbeitsmedizin krankheitsbedingter Arbeitsausfall zu 12,6 Prozent durch „psychische und Verhaltensstörungen" verursacht. Dies kostet allein jährlich circa 945 Millionen Euro Produktionsausfallkosten (baua, 2018, S.47).

Das vorliegende Handbuch zum Mindful2Work-Training ist kein Fachbuch zum Thema Stress, Erschöpfung oder Burn-out. Hierzu findet sich ausreichend anderes gutes Material, zum Beispiel »Gelassen und sicher im Stress« (Kaluza 2017) sowie die Dokumentation »Stress: Portrait of a killer«. Dennoch erscheint es sinnvoll, an dieser Stelle einige Informationen zum Thema Erschöpfung und Burn-out zu geben, da unser Programm für Personen mit Burn-out-bedingten Symptomen entwickelt wurde und zur Verbesserung ihrer Situation beitragen soll.

»Lange Zeit habe ich schrecklich viel zu tun gehabt und mir viel zu viel zugemutet. Ich habe ständig meine eigenen Grenzen überschritten, um das alles stemmen zu können. Irgendwo wusste ich zwar, dass das nicht gut für mich war, aber na ja, es musste ja weitergehen. Ich habe die Signale meines Körpers ignoriert, bis ich zu einem bestimmten Zeitpunkt völlig ausgebrannt war und gar nichts mehr tun konnte. Eine Mail zu verschicken oder eine Einkaufsliste zu machen, war schon zu viel. Auf die Zeit der ständigen Hetze folgte eine Zeit des totalen Stillstands, eine schwierige und traurige Zeit. Ich begriff, was ich verkehrt gemacht hatte und auch wie ich es anders hätte machen können, aber diesen Weg auch zu gehen, war nicht so einfach. Ich habe gemerkt, wer lange Raubbau an sich treibt, braucht auch eine lange Zeit, um sich wieder zu erholen.«

Laut dem sogenannten »BIC-Dokument« (Beroepsziekten in Cijfers – Berufskrankheiten in Zahlen) des Niederländischen Zentrums für Berufskrankheiten (NCvB) von 2016 hat der Anteil psychischer Berufskrankheiten unter allen gemeldeten Berufskrankheiten im Jahr 2015 um 57 Prozent zugenommen. In die große Kategorie Berufskrankheiten fallen ansonsten zum Beispiel Erkrankungen des Bewegungsapparats, Hautkrankheiten oder Lungen- und Atemwegserkrankungen. Unter den psychischen Berufskrankheiten sind Erschöpfung und Burn-out über die Jahre hinweg – im Jahr 2015 waren es 76 Prozent – die Erkrankungen, die am häufigsten auftreten (NCvB, 2016). Den Leitlinien der Niederländischen Vereinigung für Arbeits- und Betriebsmedizin (NVAB) zufolge zeigen Menschen, die erschöpft sind, die folgenden Symptome: Müdigkeit, unruhiger Schlaf, Reizbarkeit, Lärmempfindlichkeit, emotionale Labilität, Grübeln, Gefühl des Gehetztseins, Konzentrationsprobleme und/oder Vergesslichkeit. Dadurch entstehen ernsthafte Beeinträchtigungen bei der Ausübung des Berufs und im sozialen Leben. Erschöpfung kann allmählich in ein Burn-out übergehen, wenn die Symptome mehr als sechs Monate andauern und Gefühle der Müdigkeit und (emotionalen) Erschöpfung im Vordergrund stehen. Die Entstehung von Erschöpfung und Stress wird mit einem Zuviel an Stress(oren) erklärt, gepaart mit einer relativ schwach ausgeprägten Fähigkeit, Stress(oren) in den Griff zu bekommen (Verschuren, Nauta, Bastiaanssen, Terluin, Vendrig, Verbraak u. a., 2011).

»Ich hatte ständig Stress und fühlte mich schon eine Zeit lang schlecht: Ich war schnell gereizt und verärgert, konnte mich nicht mehr entspannen und grübelte die ganze Zeit. Und die Arbeit ging mir auch nicht mehr so leicht von der Hand. Ich machte mir ständig Gedanken über alle möglichen Dinge, sodass ich mich nicht mehr konzentrieren konnte. Als ich dann mit einem neuen Projekt begann, merkte ich, wie ich den Überblick verlor: Ich wusste einfach nicht mehr, wo ich anfangen sollte! Das war total unheimlich, mein Kopf war völlig leer. Ich fühlte einen heftigen Druck auf der Brust, meine Atmung wurde schneller und ich hätte heulen können. Ich sah mich selbst dort sitzen und konnte einfach nicht verstehen, dass ich das nicht mehr schaffte, dass ich es einfach nicht mehr in den Griff bekam.«

Es gibt einige Überschneidungen bei den Symptomen einer Erschöpfung oder eines Burn-outs und denen einer Depression. Allerdings stehen bei einer Depression die gedrückte Stimmung, Traurigkeit und/oder die Unfähigkeit, Freude zu erleben, im Zentrum. Einer Person mit einem Burn-out fehlt die Energie dazu, sie kann aber Erfahrungen sehr wohl noch genießen. In dem Moment, in dem die Energie zurückkehrt, wird die Person auch wieder etwas unternehmen. Außerdem kann bei einer Depression der Wunsch, nicht mehr leben zu wollen, aufkommen (mit oder ohne suizidale Gedanken), ein Symptom, das bei Erschöpfung oder einem Burn-out nicht auftritt. Eine Depression ist eine Störung des Stimmungsbildes, ein Burn-out wird dagegen manchmal auch als Energiestörung bezeichnet. Außerdem werden Burn-out-Symptome häufig (teilweise) mit der Arbeit in Verbindung gebracht, das ist bei einer Depression nicht der Fall. Übrigens ist es nach den Leitlinien der NVAB nicht per se notwendig, dass die Symptome bei einem Burn-out arbeitsbezogen sind (Verschuren u. a., 2011).

»Nach meiner Krankmeldung war ich monatelang zu Hause, es schien mir endlos zu dauern. Ich war so unglaublich müde, dass ich eigentlich gar nichts mehr machen konnte. Jede körperliche Anstrengung war zu viel, nach zehn Minuten laufen wurde mir schwindelig. Musik hören oder einen Film ansehen, war unmöglich, ich war unglaublich geräuschempfindlich und auch die vielen Bilder ertrug ich nicht. Wenn ich es trotzdem versucht habe, bekam ich sofort Kopfschmerzen. Besonders schwierig fand ich es in dieser Zeit, dass die anderen dachten, dass es doch eine schöne Sache für mich sein müsste, zu Hause zu sein. ›Genieß es‹, ›gönn dir die Ruhe‹, sagten sie. Aber wenn man nichts tun kann, ist das vor allem frustrierend und langweilig. Nach einer langen Zeit zu Hause wurde meine Stimmung immer gedrückter und die Langeweile verwandelte sich in Trauer. Ich weiß nicht, wie lange es dauerte, bis es mir wieder besser ging. Oft habe ich gedacht: Hätte ich doch ein gebrochenes Bein, dann könnten die Ärzte genau sehen, was los ist und mir sagen, wie lange es noch dauert. Am Ende hat diese Periode fast ein Jahr angehalten.«

Für manche Menschen, die an einer Depression leiden, ist die Belastung am Arbeitsplatz eine der Ursachen ihrer Erkrankung, die Depression kann aus früheren stressbedingten Burn-out-Symptomen oder einer lang anhaltenden Erschöpfung hervorgegangen sein. Andere Reaktionen, die sich einstellen können, wenn wir keine Kontrolle mehr über Stress(oren) haben, sind zum Beispiel Schlafprobleme, Ängste und körperliche Beschwerden (NCvB, 2016). Es existieren keine gesonderten Leitlinien des NCvB zur Überschneidung von Angst(symptomen) und Burn-out(symptomen), aber es ist bekannt, dass bei Burn-out-Symptomen auch die Anfälligkeit, Angstsymptome zu entwickeln, signifikant erhöht ist (Zhou, Yang, Qiu, Yang, Pan, Ban u. a., 2016). Da die am häufigsten genannten Folgen der Erschöpfung oder des Burn-outs bei unseren Mindful2Work-Teilnehmenden Gefühle der Angst oder Depressionen, körperliche Beschwerden und Schlafprobleme sind, beschäftigen wir uns in den folgenden Abschnitten, die die Effekte von (bewusster) aktiver Bewegung, Yoga und Achtsamkeitsmeditationen beschreiben, vor allem mit diesen Symptomen.

»Nach einem Gespräch mit dem Betriebsarzt wurde ich krankgeschrieben, die Diagnose lautete ›Burn-out‹. Ich konnte gar nicht glauben, dass mir so etwas passieren konnte. Ich war immer voller Energie gewesen und hatte einen unglaublich starken Willen. Aber gerade dieser Wille war mir zum Verhängnis geworden. Ich hatte einfach immer weitergemacht und dabei die Latte sehr hoch gelegt. ›Nicht rumjammern, anpacken‹, war mein Motto gewesen. Inzwischen sehe ich ein, dass ein Burn-out kein Zeichen von Schwäche oder Versagen ist, so wie ich früher immer dachte. Und jetzt bekam ich selbst das Unverständnis meiner Umgebung zu spüren. Ich bin ihnen deshalb nicht böse, es ist nämlich ziemlich schwierig, sich vorzustellen, wie es ist, ein Burn-out zu haben – aber es hat trotzdem wehgetan.«

(Arbeitsbedingte) Stresssymptome treten also häufig auf, können schwerwiegende Folgen haben und verursachen hohe Kosten. Somit besteht ein großer Bedarf an effektiven Strategien im Umgang hiermit. Normalerweise ist die Behandlung entweder auf das Individuum ausgerichtet (kognitive Verhaltenstherapie, Psychotherapie, Coaching, Kommunikationstherapie, Entspannungstraining usw.) oder auf die Organisation bezogen (Umstrukturierung von Arbeit, andere Prioritätensetzung, Anpassung von Arbeitszeiten, Ermittlung des Leistungsdrucks, Evaluation der Arbeitsplatzbeschreibung und der Belohnungssysteme usw.) oder sie besteht aus einer Kombination von beidem (Awa, Plaumann, Walter, 2010). Die Forschung hierzu zeigt, dass Stressmanagement-Interventionen mit Entspannungs- und Meditationstechniken bei den Arbeitnehmern am beliebtesten sind (Richardson, Rothstein, 2008). Interventionen, die einfach anzuwenden, effektiv und kostengünstig sind, minimale Nebenwirkungen aufweisen und für die meisten Menschen zugänglich sind, verdienen hier in der Tat den Vorzug. Diese Kriterien gelten für Sport oder (bewusste) aktive Bewegung genauso wie für Yoga und Achtsamkeitsmeditationen, die im Programm Mindful2Work kombiniert werden. Bevor wir jedoch näher auf den Inhalt und die genaue Vorgehensweise des Programms eingehen – was den wesentlichen Teil dieses Handbuchs ausmacht –, befassen wir uns zunächst mit der stressreduzierenden Wirkung eines jeden einzelnen dieser drei Elemente, um so darzulegen, warum wir diese Elemente im Mindful2Work-Programm zusammengeführt haben.

2 Stresssymptome und (bewusste) aktive Bewegung

Ich (Esther de Bruin) liebe Sport und Bewegung. Ich liebe es, Energie zu verbrauchen, zu schwitzen und dabei einen roten Kopf zu bekommen – aber warum eigentlich? Weil ich weiß, dass es »gut für mich ist«? Aber was genau bedeutet das eigentlich? Und handelt es sich bei dem, was ich da mache, um bewusste aktive Bewegung? Diese Fragen stelle ich mir manchmal, wenn ich gerade keine Lust habe, Sport zu machen. Aber wenn ich mich dann schließlich doch überwunden habe und wieder sportlich unterwegs war, dann spüre ich es wieder. Mein Körper fühlt sich erschöpft und ruhig an, mein Geist ist ausgeglichen, überzählige Kalorien wurden verbrannt, der Stress des Tages hat sich gelegt, ich kann wieder klar denken, ich habe es genossen, an der frischen Luft zu sein, um mich gemeinsam mit anderen körperlich anzustrengen, und bin zufrieden mit mir selbst, weil ich mich doch noch aufgerafft habe. Ich fühle mich sowohl erschöpft als auch erfüllt von neuer Energie. Der Fallstrick dabei ist nur: Ich denke vor allem an das Resultat, die Kalorien, die ich verbrenne, das ruhige Gefühl in meinem Kopf, dass sich anschließend einstellen wird, die fünf Kilometer, die ich in 30 Minuten schaffen möchte (sprich: ich lege die Latte zu hoch für mich), ich denke daran, dass ich anschließend ein wenig mit meinen Freundinnen quatschen kann. Aber dann werde ich, während ich Sport mache, manchmal plötzlich »wach« und bemerke, wie schnell mein Herz schlägt, wie mir die Schweißtropfen das Gesicht hinunterlaufen, wie mein Geist ständig zu dem abschweift, was an diesem Tag während der Arbeit passiert ist. Ich nehme plötzlich wahr, wie das Geräusch, das die Vögel machen, eigentlich wirklich klingt, wie ich ununterbrochen ausrechne, wie viele Minuten ich noch laufen »muss«, bis ich »fertig« bin. Mir wird bewusst, was ich in diesem Moment eigentlich gerade tue, was der Unterschied zwischen bewusster aktiver Bewegung – bei der ich nur 70 Prozent von dem gebe, was mir möglich wäre, bei der ich dafür aber meine Grenzen aufmerksam wahrnehme – und der Art von Bewegung ist, bei der man ständig alles 110-prozentig durchziehen will. Es ist der Unterschied zwischen zielgerichtetem Sport, dem man ohne große Aufmerksamkeit nachgeht, und bewusster aktiver Bewegung – und dieser Unterschied ist entscheidend.

Auch wenn es für uns oft nicht einfach ist, regelmäßige aktive Bewegung (geschweige denn bewusste aktive Bewegung!) in unseren hektischen Alltag einzubauen, zeigen wissenschaftliche Untersuchungen, dass körperliche Anstrengung die unterschiedlichsten positiven Auswirkungen auf unser körperliches und geistiges Wohlbefinden hat. Wir werden diese Studien weiter unten zusammenfassend darstellen, hierbei sollte man sich jedoch darüber im Klaren sein, dass diese Studien sich meist nicht mit bewusster aktiver Bewegung befassen, sondern mit aktiver Bewegung bzw. Sport bei mittlerer bis hoher Intensität. Bei Mindful2Work geht es aber gerade darum, sich seiner Grenzen bewusst zu werden und diese zu respektieren, um so wieder zu (körperlicher wie geistiger) Energie zurückzufinden. Die Teilnehmenden sollen ja gerade nicht noch weiter in die Erschöpfung hineingeraten, und so geht es uns auch nicht um Sport bei hoher Intensität, sondern um bewusste aktive Bewegung – was ein großer Unterschied ist! Vor allem über die Effekte von körperlicher Bewegung auf depressive Symptome ist viel geforscht worden. Die systematischen Übersichtsarbeiten und Metaanalysen der vergangenen zehn Jahre zeigen die meist positiven Effekte von körperlicher Anstrengung auf Depressionen.

Eine systematische Übersichtsarbeit ist eine wissenschaftliche Arbeit, die Literatur und Forschungsarbeiten zu einem bestimmen Thema strukturiert zusammenfasst und darstellt, während in einer Metaanalyse die Ergebnisse verschiedener wissenschaftlicher Untersuchungen rechnerisch aggregiert werden, um so den insgesamten Effekt einzuschätzen. Eine Metaanalyse kann Teil einer systematischen Übersichtsarbeit sein, dies ist aber nicht immer der Fall. Wenn zum Beispiel ausschließlich Untersuchungen von mäßiger bis schlechter methodischer Qualität verfügbar sind oder statistische Informationen ganz fehlen, wird meist keine Metaanalyse durchgeführt.

Die meisten Studien in unserem Zusammenhang befassen sich mit Personen mit depressiven Störungen, aber auch Metaanalysen in nichtklinischen Populationen zeigen, dass sich Symptome der Niedergeschlagenheit mit aktiver Bewegung effektiv reduzieren lassen. Conn (2010a) zum Beispiel unterscheidet in ihrer Metaanalyse mit nicht-klinischen Versuchsgruppen zwischen angeleiteter und nicht-angeleiteter körperlicher Aktivität. Sie zeigt, dass beide Formen der physischen Betätigung Niedergeschlagenheit im Vergleich zu Kontroll-Interventionen signifikant reduziert: angeleitete körperliche Aktivität im Vergleich zu Kontrollinterventionen (38 Studien, Effektstärke = 0.37) und nicht-angeleitete körperliche Aktivität (22 Studien, Effektstärke = 0.55).

Die Effektstärke gibt die Größe eines Effekts an und kann auf verschiedene Weise berechnet werden. Ein häufig verwendeter Index in den Sozialwissenschaften ist Cohens *d*, für dessen Berechnung die Differenz der beiden Mittelwerte (zum Beispiel von zwei Interventionen, die verglichen werden) durch die Standardabweichung geteilt wird. Als Orientierung bei der Interpretation der Werte gilt, dass $d < 0.50$ einen kleinen Effekt beschreibt, $d \geq 0.50$ bis $d < 0.80$ einen mittleren Effekt und $d \geq 0.80$ einen großen Effekt (Cohen, 1992). Bereits 2006 kam man zu dem Schluss, dass Kliniker Bewegungstherapien bei Patienten mit einer Depression in Erwägung ziehen sollten (Stathopoulous, Powers, Berry, Smits, Otto, 2006). Ihre Metaanalyse von elf randomisierten kontrollierten Studien (RCT – Randomized Controlled Trial) mit Personen mit einer Depression zeigt eine sehr große Reduktion der depressiven Symptome (Effektstärke = 1.42). So wie in den meisten Metaanalysen ist der Effekt größer, wenn er mit einer Wartelistenkontrollgruppe oder einer Kontrollgruppe ohne Behandlung verglichen wird (Effektstärke = 1.64) als beim Vergleich mit einer Kontrollgruppe mit Behandlung (Effektstärke = 1.17). Allerdings sind nicht alle der folgenden Studien so positiv wie diese. 2011 erschien eine Metaanalyse über 13 RCTs, in denen lediglich eine geringe Reduzierung von depressiven Symptomen direkt nach der Trainingsperiode festgestellt wurde (Effektstärke = 0.40). Außerdem zeigt sich in fünf RCTs, denen auch Langzeituntersuchungen zugrunde liegen, dass der positive Effekt mit der Zeit wieder nachlässt (Krogh, Nordentoft, Sterne, Lawlor, 2011). In anderen Studien zeigt sich dagegen, dass die Effekte sehr wohl Bestand haben, vorausgesetzt, die regelmäßige körperliche Aktivität wird in den Monaten nach dem Training selbstständig fortgesetzt (Mota-Pereira, Silverio, Fonte, Carvalho, Ramos, Ribeiro, 2013). Genau wie bei einer Medikation muss die körperliche Aktivität also mit einiger Regelmäßigkeit weitergeführt werden, damit die Effekte weiter bestehen bleiben. In einem späteren Cochrane-Review (einer besonderen Form der systematischen Übersichtsarbeit, in der auch der internationale Forschungsstand berücksichtigt und international zusammengearbeitet wird sowie zwischenzeitliche Updates mit einbezogen werden) über 35 RCTs zeigt sich eine mittlere Reduktion von depressiven Symptomen im Anschluss an ein körperliches Training bei einem direkten Vergleich mit einer »Kontrollbehandlung« (dies umfasst Personen ohne Behandlung, Placebo-Behandlungen und Wartelistenkontrollgruppen; Effektstärke = 0.62; (Cooney, Dwan, Greig, Lawlor, Rimer, Waugh u. a., 2013). In den acht zugehörigen Studien, die dies auch im Langzeitvergleich betrachten, scheint noch ein kleiner Effekt zu bestehen (Effektstärke = 0.33). Außerdem werden in diesem Cochrane-Review auch Studien berücksichtigt, in denen der Effekt von körperlicher Anstrengung mit dem Effekt von psychologischen Behandlungen verglichen wird (sieben Studien), sowie dem Effekt einer medikamentösen Behandlung (vier Studien), in beiden Fällen ist der Effekt auf die Reduzierung von depressiven Symptomen genauso groß wie bei einer Bewegungstherapie.

Obwohl diese Metaanalysen und systematischen Übersichtsarbeiten die Effektivität von körperlicher Aktivität bei Depressionen bestätigen, muss auf einige Einschränkungen hingewiesen werden: die Heterogenität der Studienpopulationen (klinische Depression diagnostiziert oder nicht diagnostiziert, mit oder ohne komorbide Störungen usw.) und die vielen verschiedenen Kontrollgruppen, die oft einfach alle unter dem Nenner »keine Behandlung« oder »Placebo« zusammengefasst werden. Kontrollinterventionen mit meditativen (zum Beispiel Tai-Chi) oder Entspannungselementen werden manchmal auch hierunter subsumiert, obwohl bekannt ist, dass diese Interventionen ebenfalls positive Auswirkungen auf depressive Symptome haben und somit nicht als »keine Behandlung« oder »Placebo« fungieren können. Darum zielen Josefsson, Lindwall und Archer (2014) in ihrer Metaanalyse darauf ab, nur »echte Kontrollgruppen« einzuschließen. So entscheiden sie sich für 15 RCTs mit möglichst homogenen Gruppen von Personen mit einer klinisch diagnostizierten Depression (ohne komorbide Störungen). Dabei stellen sie im Vergleich zu Kontrollgruppen eine mittlere bis große Reduzierung der depressiven Symptome nach physischer Aktivität fest (Effektstärke = 0.77), die noch größer ist, wenn nur die RCTs mit der Kontrollgruppe »keine Intervention« betrachtet werden (Effektstärke = 0.97). Auch wenn die Effekte also groß sind und die Autoren daher körperliche Aktivität für die Behandlung der leichten bis mittelgradigen Form der Depression empfehlen, merken sie dennoch an, dass körperliche Aktivität nicht für jeden geeignet ist. Die Patienten müssen motiviert und körperlich ausreichend gesund sein, um an solch körperlichen Aktivierungsprogrammen teilnehmen zu können. Eine der jüngsten systematischen Übersichtsarbeiten, in der 13 RCTs, Metaanalysen und ältere systematische Übersichtsarbeiten zu den Effekten von physischer Aktivität bei Depressionen zusammengefasst werden (Effektstärken werden daher nicht einzeln genannt), kommt ebenfalls zu einer positiven Beurteilung. Physische Aktivität hat einen positiven Effekt auf die Reduzierung von depressiven Symptomen bei Personen mit einer leichten Depression, wenn sie entweder als Monotherapie oder als Ergänzung zu anderen Behandlungsmethoden eingesetzt wird (Webster, 2015). Basierend auf dieser Vielzahl an Metaanalysen und systematischen Übersichtsarbeiten wurde körperliche Aktivität inzwischen als ein Bestandteil bei der Behandlung von Depressionen auch in die Leitlinien des National Institute for Health and Care Excellence (NICE; 2009) aufgenommen. Und seit 2010 ist physische Betätigung/körperliche Aktivität oder eine Lauftherapie für Personen mit einer leichten Depression (kürzer als drei Monate) Teil der Multidisciplinaire Richtlijn Depressie des Trimbos-Instituts (Spijker, Bockting, Meeuwissen, van Vliet, Emmelkamp, Hermens u. a., 2013). Auch wenn Mindful2Work nicht speziell für Personen mit einer Depression entwickelt wurde, können wir uns dennoch darauf beziehen, dass es ausreichende Überschneidungen zwischen Burn-out-bezogenen und depressiven Symptomen gibt (siehe auch Kapitel 1).

Es scheint also hinreichende Indizien für die Effektivität von physischer Aktivität bei depressiven Symptomen zu geben. Für Angststörungen ist dies dagegen weniger überzeugend belegt. In einer der älteren Metaanalysen, eigentlich einer Zusammenfassung von drei Metaanalysen basierend auf 104 Studien in vornehmlich nicht-klinischen Populationen, wird der Effekt von physischer Aktivität auf sowohl *state anxiety* (der Angst in diesem Moment; Effektstärke = 0.24), *trait anxiety* (der Angstneigung; Effektstärke = 0.34) sowie auf die psychophysiologischen Korrelate von Angst wie Blutdruck und Herzschlag (Effektstärke = 0.56; Petruzzello, Landers, Hatfield, Kubitz, Salazar, 1991) betrachtet. Über einen etwas kleineren Effekt von körperlicher Aktivität auf Angst berichtet eine spätere Metaanalyse von 19 Studien in nicht-klinischen Populationen (Effektstärke = 0.22: Conn, 2010b). Auffallend ist, dass körperliche Anstrengung bei gemäßigter bis hoher Intensität größere Effekte erzielt (Effektstärke = 0.45) als bei niedrigerer Intensität (Effektstärke = 0.11). In dieser Metaanalyse werden die verschiedenen Arten von Kontrollgruppen nicht genau beschrieben und es werden auch Studien mit einem Prä-Post-Testdesign einbezogen, es handelt sich also nicht ausschließlich um RCTs. Die methodisch stärkere Metaanalyse von Wipfli, Rethorst und Landers (2008) über 49 RCTs umfasst vor allem Studien mit nicht-klinischen Populationen. Im Vergleich zu RCTs, in denen keine Behandlung stattfindet, zeigen die RCTs, in denen Angstsymptome mit Bewegungstherapien behandelt werden, einen signifikant größeren Effekt (Effektstärke = 0.48). Wenn körperliche Aktivität mit anderen Behandlungsmethoden (zum Beispiel kognitiver Verhaltenstherapie oder Gruppentherapien) verglichen wird, zeigt sich, dass körperliche Aktivität bei der Reduktion von Angstsymptomen immer noch signifikant wirksamer ist, wenn auch mit kleinen Effektstärken (Effektstärke = 0.19). Nur der Effekt einer Medikation ist bei Angstsymptomen etwas, aber signifikant größer als der von physischer Aktivität (Effektstärke = 0.11). Die Autoren stellen fest, dass mit ihrer Metaanalyse der höchste Evidenzgrad erreicht wird, und empfehlen daher körperliche Bewegungsinterventionen als eine Therapieform erster Wahl bei Angstsymptomen (Wipfli u. a., 2008). Eine systematische Übersichtsarbeit von 40 RCTs bei Patienten mit chronischen körperlichen Symptomen (zum Beispiel kardiovaskulären Erkrankungen, Fibromyalgie, multipler Sklerose) zeichnet ebenfalls ein recht positives Bild in Bezug auf die Effektivität von körperlicher Aktivität zur Reduzierung von Angstsymptomen. Die Patienten wurden randomisiert einer Bewegungstherapie oder keiner Behandlung, einer Wartelistenkontrollgruppe und einer Placebo-Behandlung zugeteilt. Verglichen mit den Gruppen »ohne Behandlung« reduzieren sich die Angstsymptome bei den Patienten mit einer Bewegungstherapie signifikant (Effektstärke = 0.29). Auch hier folgern die Autoren, dass Kliniker hiermit eine gute Grundlage erhalten, um Patienten mit Angstsymptomen aktive Bewegung als Behandlung zu empfehlen (Herring, O'Connor, Dishman, 2010).

Diese positiven Berichte geben allerdings noch keinen Aufschluss darüber, wie effektiv physische Aktivität bei Personen ist, die in ihrem Alltag in erheblichem Maße von Angstsymptomen beeinträchtigt werden, Personen also, die unter einer Angststörung leiden. Hierzu ergibt sich aus entsprechenden Metaanalysen und systematischen Übersichtsarbeiten das folgende Bild: Eine Metaanalyse über sieben RCTs, die sich speziell mit Personen mit einer nach dem Diagnostic and Statistical Manual for Mental Disorders (APA, 2013) klassifizierten Angststörung befasst (Panikstörung, generalisierte Angststörung, soziale Angststörung), zeigt, dass im Vergleich zu einer Placebo- und einer Wartelistenkontrollgruppe der angstreduzierende Effekt von physischer Aktivität sehr groß ist (Effektstärke = 1.42), jedoch bestand kein wirklicher Unterschied zu anderen aktiven Behandlungsformen (zum Beispiel kognitiver Verhaltenstherapie mit einer Effektstärke von 0.28 verglichen mit physischer Aktivität) oder diese Behandlungen erwiesen sich sogar als signifikant effektiver (Bartley, Hay, Bloch, 2013). Schließlich soll noch eine systematische Übersichtsarbeit auf diesem Gebiet (Stonerock, Hoffman, Smith, Blumenthal, 2015) genannt werden, in die zwölf RCTs mit einer großen Bandbreite an klinisch relevanten Angstsymptomen und Angststörungen einbezogen wurden. Auch hier spielt die große Heterogenität eine Rolle und die Autoren berechnen aus diesem Grund auch keine absolute Effektstärke. Sie schließen aber daraus, dass körperliche Aktivität dennoch einen Effekt auf die Reduktion von Ängsten in klinischen Populationen hat, im Vergleich zu Gruppen »ohne Behandlung«

oder mit einer Placebo-Behandlung. Allerdings ist körperliche Aktivität auch nicht effektiver als andere angstreduzierende Interventionen. Die Autoren nehmen also an, dass physische Aktivität eine brauchbare, bezahlbare und gut zugängliche Intervention bei der Reduktion von Angstsymptomen in klinischen Populationen ist, dass es aber aufgrund von methodischen Einschränkungen und einer großen Heterogenität der Studien zu früh ist, Personen mit klinisch relevanten Angstsymptomen und Angststörungen aktive Bewegung als Intervention zu empfehlen, die sich nachweisbar als effektiv erwiesen hätte. In den NICE- oder den Trimbos-Leitlinien wird daher auch formuliert, dass physische Aktivität in ein multidisziplinäres Behandlungsprogramm für Personen mit Angststörungen aufgenommen werden kann, wobei allerdings nur ein bescheidener anxiolytischer Effekt nachzuweisen ist (Van Balkom, Van Vliet, Emmelkamp, Bockting, Spijker, Hermens u. a., 2013). Studien über die Effektivität von physischer Aktivität bei Depressionen befinden sich also zurzeit auf einem methodisch höheren Niveau als vergleichbare Studien zu Personen mit Angststörungen.

Für das Programm Mindful2Work ist besonders die Studie von Jazaieri, Goldin, Werner, Ziv, Gross (2012) relevant, da sie die Effekte von MBSR mit den Effekten von körperlicher Aktivität vergleicht. Teilnehmende mit einer sozialen Angststörung (n = 56) werden randomisiert einem MBSR-Programm und einer physischen Aktivität zugeteilt und außerdem mit Personen verglichen, die eine soziale Angststörung haben, aber nicht behandelt werden (n = 29), sowie mit Personen ohne Angststörung (n = 48). Überraschenderweise sind beide Interventionen effektiv bei der Reduzierung von sozialer Angst bei ähnlich großen Effektstärken (0.97 in der MBSR-Gruppe und 1.15 in der Gruppe mit Bewegungstherapie). Da die Effektivität sich in beiden Gruppen also nicht signifikant unterscheidet, raten die Autoren dazu, Elemente von MBSR und Bewegungstherapie zu kombinieren (Jazaieri u. a., 2012). Außerdem fällt in diesem RCT auf, dass ein Anstieg des Selbstmitgefühls ausschließlich in der Gruppe mit Bewegungstherapie festzustellen ist, der Effekt von MBSR auf das Selbstmitgefühl ist überraschenderweise nicht signifikant. Schließlich sollten hier auch zwei unserer eigenen Studien betrachtet werden, in denen wir die stressreduzierenden Effekte von fünf Wochen täglicher selbstständiger Meditation mit fünf Wochen täglicher selbstständiger aktiver Bewegung bei nicht-klinischen jungen Erwachsenen mit zumindest geringem bis mäßigem Stress in einem RCT vergleichen (n = 126). Untersuchungen von McDonald und Hodgdon (1991) zeigten schon früher, dass dreimalige aktive Bewegung pro Woche, bei der der Herzschlag erhöht sein und leicht geschwitzt werden sollte, bereits ausreichen können, um einen positiven Effekt zu erzeugen. Wir konnten zeigen, dass sich tägliche aktive Bewegung und tägliche Meditation als ebenso effektiv erwiesen, um Stress, Angst und Depressionen zu reduzieren, das psychische Wohlbefinden und die Schlafqualität zu verbessern (Van der Zwan u. a., 2015). Es wurden im Durchschnitt mittlere Effektstärken festgestellt, sowohl direkt nach der fünfwöchigen Übungsperiode (Effektstärke = 0.56 für die tägliche aktive Bewegung und 0.43 für die tägliche Meditation) als auch für eine Follow-up-Periode von sechs Wochen (Effektstärke = 0.58 für die tägliche aktive Bewegung und 0.52 für die tägliche Meditation). Auch mit Blick auf die Zielgrößen, von denen anzunehmen war, dass sie sich vor allem im Bereich der achtsamkeitsbezogenen Fähigkeiten verbessern (Aufmerksamkeitskontrolle, exekutive Funktionen, achtsames Bewusstsein, Selbstmitgefühl und Grübeln), erwiesen sich beide Interventionen als effektiv, sowohl direkt nach der fünfwöchigen Übungsphase (durchschnittliche Effektstärke = 0.59 für die tägliche aktive Bewegung und 0.28 für die tägliche Meditation) als auch sechs Wochen später (Effektstärke = 0.44 für die tägliche aktive Bewegung und 0.48 für die tägliche Meditation), wobei auffällt, dass der Effekt von täglicher aktiver Bewegung auf das achtsame Bewusstsein und das Selbstmitgefühl größer ist als der von täglicher Meditation (De Bruin u. a., 2016). Neben den Auswirkungen, die regelmäßige physische Aktivität bei mittlerer Intensität den Leitlinien des Center for Disease Control and Prevention (CDC, 2015) zufolge auf unsere psychische Gesundheit hat, vermindert sie auch das Risiko für Herz-Kreislauf-Erkrankungen sowie Diabetes, stärkt sie Muskeln und Knochen und ist gleichzeitig die beste Methode, das Gewicht (oder die Gewichtsreduzierung) stabil zu halten.

2.1 Wie wirkt (bewusste) aktive Bewegung eigentlich?

Dass physische Aktivität einen günstigen Einfluss auf unsere geistige wie körperliche Gesundheit hat, zeigen wissenschaftliche Untersuchungen wie auch die eigene Erfahrung, aber wie genau funktioniert das eigentlich? Diese Frage stellen wir uns mit Blick auf Mindful2Work in Kapitel 3.5. Der Begriff Wirkmechanismus bezieht sich dabei auf die zugrunde liegenden psychologischen, sozialen, neurologischen oder biologischen Prozesse – oder auch Mediatoren –, die eine therapeutische Veränderung bewirken. Oder konkreter: Der Begriff Wirkmechanismus beschreibt den Weg, über den bewusste aktive Bewegung, Yoga oder Achtsamkeit zur Stressreduktion führen. Denn wenn man diese Wirkmechanismen kennt, ist auch die Wahrscheinlichkeit höher, dass Therapeuten und Krankenversicherungen bewusste aktive Bewegung (und/oder Yoga und/oder Achtsamkeit, hierzu mehr in den Unterkapiteln 3 und 4) bei bestimmten Personengruppen verschreiben. Abgesehen davon ist die Kenntnis der zugrunde liegenden Wirkmechanismen hilfreich, um die Interventionen stärker auf die Bedürfnisse bestimmter Gruppen zuzuschneiden. Wenn zum Beispiel bestimmte primäre Krankheitssymptome mit einem erhöhten Cortisolspiegel zusammenhängen, kann für diese Zielgruppe der Interventionstyp Yoga gewählt werden, weil bekannt ist, dass Yoga den Cortisolspiegel am wirksamsten senkt. Und obwohl die zugrunde liegenden Wirkmechanismen bei physischer Aktivität nicht sehr gut untersucht sind, ist es naheliegend, dass es sich vor allem um physiologische und psychologische Mechanismen handelt. Aktive Bewegung führt zu einer Stärkung des kardiovaskulären und des Immunsystems, sodass wir auch in physiologischer Hinsicht weniger anfällig für Stress werden, was uns wiederum vor Depressionen und Burn-out-Symptomen schützt (Forcier, Stroud, Papandonatos, Hitsman, Reiches, Krishnamoorthy u. a., 2006). Außerdem ist die Freisetzung von Neurotransmittern im Gehirn (zum Beispiel Serotonin und Endorphin) ein möglicher Mediator, der die positiven Ergebnisse im Bereich Wohlbefinden bei physischer Aktivität erklärt (Chu, Koh, Moy, Müller-Riemenschneider, 2014; Stathopoulous u. a., 2006). Werden diese Stoffe freigesetzt, fühlen wir uns gut, stark, positiv und voller Energie mit all den positiven Effekten, die dies für unser Wohlbefinden mit sich bringt.

»Wenn ich mich aktiv bewegt habe, fühle ich mich körperlich müde, aber gleichzeitig bin ich voller Energie, ich fühle mich stark und mein Verstand ist geschärft.«

Gleichzeitig erzeugt aktive Bewegung ein Gefühl der Kompetenz, des Stolzes und des Selbstvertrauens, (psychologische) Qualitäten, die uns weniger empfänglich oder widerstandsfähiger gegen Stress(oren) machen (Stathopoulous u. a., 2006). Schon 1977 meinte Bandura, dass der Glaube an das eigene Können oder Selbstvertrauen als kognitiver Mechanismus sowohl die menschliche Motivation als auch das Verhalten beeinflussen kann. Denkbar ist auch, dass regelmäßige Bewegung zu einer Verbesserung der körperlichen Widerstandsfähigkeit führt, was uns folglich auch mental widerstandsfähiger macht. Außerdem ist körperliche Aktivität auch eine Art *exposure*, zum Beispiel beschleunigen sich Herzschlag und Atmung (dieselben Symptome wie bei Angst) und gleichzeitig findet eine Reaktionsprävention statt, die Person bleibt in der Situation, sodass die Beschwerden womöglich verschwinden (Anderson, Shivakumar, 2013).

Außerdem wurde festgestellt, dass regelmäßige aktive Bewegung zu einem Anstieg des achtsamen Bewusstseins und des Selbstmitgefühls führen kann (De Bruin u. a., 2016; Jazaieri u. a., 2012; Mothes, Klaperski, Seelig, Schmidt, Fuchs, 2014). Auch wenn in diesen Studien keine Mediationsanalyse durchgeführt wurde, zeigt das RCT von Mothes und Kollegen (2014), dass achtsames Bewusstsein nur in der Gruppe mit aktiver Bewegung zunimmt und nicht in der Wartelisten- oder der Gruppe mit Entspannungstraining. Der Anstieg des achtsamen Bewusstseins scheint mit psychischem Wohlbefinden positiv korreliert zu sein. Es ist also denkbar, dass körperliche Aktivität uns sozusagen zwingt, all unsere Aufmerksamkeit dem Körper zuzuwenden und unserer physischen Umgebung im Hier und Jetzt, sodass nur wenig Raum fürs Grübeln bleibt, wir nicht im Kopf verweilen und an stressige Situationen denken. Vor fast 40 Jahren wurde eine vergleichbare These unter der Bezeichnung *Distraction Hypothesis* bereits von Bahrke und Morgan (1978) präsentiert. Gemeint war, dass die Ablenkung von Stressoren der zugrunde liegende Wirkmechanismus ist, der bei physischer Aktivität zur Angstreduktion führt.

2.2 (Bewusste) aktive Bewegung in der Arbeitswelt

In verschiedenen Studien geht es um den Einsatz von physischer Aktivität als Intervention speziell in der Arbeitswelt, um (arbeitsbedingten) Stress zu verhindern oder besser auf ihn reagieren zu können. Diese Studien sind insofern relevant für Mindful2Work, als sie eine vergleichbare Zielsetzung haben. Auch wenn zu erwarten ist, dass sich positive Effekte einstellen, wenn die körperliche Aktivität bei Arbeitnehmern gefördert wird, gibt es hierzu nur wenige Metaanalysen. Conn, Hafdahl, Cooper und Brown unternahmen 2009 den Versuch, die Effekte von 138 Studien in einer ersten Metaanalyse zusammenzufassen. Im Durchschnitt nimmt die körperliche Aktivität (oft ausgedrückt in der Anzahl Schritte pro Tag) bei den Teilnehmenden an körperlichen Aktivierungsprogrammen zu (Effektstärke = 0.21), genauso wie die Fitness (Effektstärke = 0.57), während das Risiko für Diabetes deutlich abnimmt (Effektstärke = 0.98). Daneben gibt es eine Anzahl kleinerer Effekte auf arbeitsbezogene Variablen: Verglichen mit Arbeitnehmenden aus Kontrollgruppen (meistens ohne Intervention) ist der krankheitsbedingte Arbeitsausfall und arbeitsbedingte Stress bei Arbeitnehmern, die an einem körperlichen Aktivierungsprogramm teilnehmen, geringer (Effektstärke = 0.20). Die Autoren merken jedoch an, dass die zahlreichen Studien in Bezug auf die unterschiedlichen Aktivierungsprogramme, Zielgruppen und Zielgrößen sehr heterogen sind, sodass methodisch höherwertige Studien auf diesem Gebiet wünschenswert wären (Conn u. a., 2009). Diese Kritik wird in einer späteren systematischen Übersichtsarbeit berücksichtigt, die 17 Studien (davon 13 RCTs) umfasst (Chu u. a., 2014). Zwölf der Studien befassen sich mit den Effekten von Programmen mit aktiver Bewegung, die übrigen fünf Studien betrachten die Effekte von Yoga (siehe Abschnitt 3). Chu und Kollegen (2014) untersuchen unabhängig voneinander die Effekte von aktiver Bewegung auf Stress, Angst und Depressionen bei Arbeitnehmern. Mit Blick auf Stress zeigt sich nur bei einer von sieben RCTs ein Effekt bei den Arbeitnehmern (Effektstärke = 0.56; Atlantis, Chow, Kirby, Singh, 2004). Die anderen RCTs lassen keinen signifikanten Effekt von aktiver Bewegung auf Stress bei den Arbeitnehmern erkennen (zum Beispiel Tveito, Eriksen, 2009). In Bezug auf die Effekte von aktiver Bewegung auf Angstsymptome bei Arbeitnehmenden referieren die Autoren auf vier ältere RCTs von sowohl guter als auch weniger guter Qualität und in keiner von ihnen wird ein signifikanter Effekt von aktiver Bewegung auf Angstsymptome bei Arbeitnehmern nachgewiesen (zum Beispiel Atlantis u. a., 2004). Schließlich stellen die Autoren dieser systematischen Übersichtsarbeit fest, dass aktive Bewegung einen Effekt auf Symptome von Niedergeschlagenheit bei Arbeitnehmern hat, wobei sie sich auf zwei RCTs von guter Qualität beziehen (Effektstärke = 0.16; Atlantis u. a., 2004, Effektstärke = 0.90; De Zeeuw, Tak, Dusseldorp,

Hendriksen, 2010). Insgesamt haben körperliche Aktivierungsprogramme in der Arbeitswelt keine eindeutigen Effekte auf Stresssymptome, keinen Effekt auf Angstsymptome, sind aber effektiv bei depressiven Symptomen bei den Arbeitnehmern (Chu u. a. 2014).

Als Wissenschaftlerinnen haben wir ein Interesse daran, die genauen Details der Effektstärken und Populationsgrößen in den oben genannten systematischen Übersichtsarbeiten und Metaanalysen zu betrachten, aber welche Kernaussage lässt sich für uns als Kliniker und für die Arbeit in der Praxis daraus ableiten, wenn wir nach dem Nutzen von körperlichen Bewegungstherapien fragen?

Es ist evident, dass aktive Bewegung bei (leichten) Depressionen in klinischen Populationen (siehe hier auch die nationalen und internationalen Behandlungsleitlinien) und in etwas geringerem Maße bei Angstsymptomen effektiv ist. Das scheint auch für Arbeitnehmerpopulationen zu gelten. Außerdem hat aktive Bewegung zusätzliche vorteilhafte Effekte auf die körperliche Gesundheit und das Gewicht.

3 Stresssymptome und Yoga

Ich (Anne Formsma) spüre die Wirkung von Yoga bereits in dem Moment, in dem ich mich entschließe, damit zu beginnen. Wenn ich mir bewusst Zeit für mich selbst nehme und die Hektik des Tages durchbreche. Wenn ich nicht mehr ständig weiterrase, meinen Kopf verlasse, um in meinem Körper anzukommen. Während ich Yoga mache, bin ich mit meiner ganzen Aufmerksamkeit bei meinem Körper, bei den bewussten Bewegungen und beim Atem. Alle anderen Sachen kurz liegen zu lassen, auf meiner Yogamatte alleine zu sein, gibt mir große Ruhe. So bin ich aufmerksamer geworden und ich kann die Aufmerksamkeit besser auf mich richten, darauf, was ich gerade in diesem Moment tue, ohne dass meine Aufmerksamkeit in alle möglichen Richtungen abschweift. Durch Yoga ist mein Körper eine Art Zuhause geworden, ein schöner Ort, den ich gerne aufsuche, eine Art Basis. Eine Basis, die eigentlich immer da ist, auch wenn ich das manchmal vergesse. So fühle ich mich stabiler, besser unterstützt. Und ich spüre besser, wie es mir gerade geht und was ich gerade brauche, denn ich kann die Signale meines Körpers inzwischen genauer lesen. Bei den eher passiven Yoga-Positionen kommt mein Körper zur Ruhe, die physische Anspannung und der Stress werden vermindert, was sich auch mental positiv auswirkt. Dadurch, dass ich längere Zeit in einer Position bleibe – wobei der Fokus auf der Entspannung in der Haltung liegt –, habe ich gelernt, ganz im Moment zu verweilen und mich ihm anzuvertrauen. Inzwischen gelingt mir das auch im Alltag besser. Während der aktiveren Positionen kann Energie in meinen Körper fließen und so kann ich anschließend noch besser entspannen. Yoga ist für mich der perfekte Ausgleich zu einem vollgepackten und gehetzten Leben.

Yoga stammt ursprünglich aus Indien und wird dort schon seit Jahrtausenden praktiziert. Rund 200 v. Chr. wurde das Yogasutra geschrieben, einer der wichtigsten klassischen Texte der Yogaliteratur. Das Yogasutra beschreibt den achtfachen Pfad – oder die acht Bestandteile – des Yoga, die den Weg zu Bewusstwerdung und Erleuchtung aufzeigen (*samadhi*, das letzte Stadium). Außerdem enthält es Anweisungen über den Umgang mit anderen Menschen (*yama*), darüber, wie wir uns selbst begegnen sollen (*niyama*), die physischen Yoga-Positionen (*asanas*), Atemtechniken (*pranayama*), Anleitungen dafür, wie wir die Aufmerksamkeit nach innen richten und uns selbst betrachten (*pratyahara*), wie wir zu Konzentration finden (*dharana*) und meditieren (*dhyana*) können. Und obwohl es Yoga schon seit Jahrtausenden gibt, hat es in den Vereinigten Staaten und

Europa erst im 20. Jahrhundert größere Bekanntheit erlangt (Li, Goldsmith, 2012), vor allem wegen seiner körperlichen Komponente (*asanas*). Das Wort Yoga (aus dem Sanskrit) bedeutet »Einheit« oder »Vereinigung«, was auf die Zusammenführung von Körper und Geist verweist. Die Positionen sollten in Achtsamkeit ausgeführt werden, ansonsten ist es reine Bewegung und kein Yoga. Neben den körperlichen Positionen wird in Yoga-Stunden, die mehr umfassen, auch der Atmung, der Meditation und der Selbstbetrachtung Aufmerksamkeit geschenkt. Es gibt zahlreiche Formen des Yoga, die sich unterteilen lassen in Richtungen mit einem stärkeren »Yang«- (aktiv) oder einem stärkeren »Yin«-Charakter (passiv) (Clark, 2012). Yang-Stile sprechen über die Bewegung die Muskulatur an. In den Yin-Stilen verweilt man längere Zeit in stehenden, sitzenden oder liegenden Positionen, in denen es um die Entspannung der Muskeln geht, sodass das Bindegewebe geschmeidiger wird. In Mindful2Work setzen wir vor allem Yin-Formen ein.

Yoga wird unter anderem bei Beschwerden im unteren Rücken angewandt, von denen 85 Prozent der Bevölkerung in ihrem Leben einmal betroffen sind (Andersson, 1999). Eine Metaanalyse von zehn RCTs bestätigt die kurzfristige Effektivität von Yoga bei Beschwerden im unteren Rücken (Effektstärke = 0.59), Effekte, die auch auf längere Sicht signifikant sind, wenn auch kleiner (Effektstärke = 0.35). Die Autoren empfehlen Yoga daher auch als (ergänzende) Behandlung von Beschwerden im unteren Rücken (Cramer, Lauche, Haller, Dobos, 2013). Eine andere Metaanalyse von 19 RCTs lässt einen signifikanten, kleinen Effekt von Yoga bei Erschöpfungssymptomen als Folge von Erkrankungen wie Krebs, multipler Sklerose und Fibromyalgie erkennen (Effektstärke = 0.27; Boehm, Ostermann, Milazzo, Büssing, 2012). Die Autoren betonen allerdings, dass die Qualität der Studien im Allgemeinen sehr gering und die Heterogenität groß ist. Überraschenderweise sind die Effekte von Yoga größer, wenn sie mit aktiven Kontrollgruppen verglichen werden, zum Beispiel mit Entspannungstrainings (Effektstärke = 0.47), als bei einem

Vergleich mit passiven Kontrollgruppen, in denen keine Behandlung stattfindet (Effektstärke = 0.22). Es sind zwar keine Metaanalysen speziell für die Effekte von Yoga auf die Schlafqualität oder bei Schlafproblemen verfügbar, aber es finden sich zwei relevante systematische Übersichtsarbeiten zu diesem Thema. Eine davon umfasst 20 Studien, in denen die Effekte von alternativen Heilmethoden (darunter Yoga) auf Schlaflosigkeit betrachtet werden. Die Autoren berichten von großen Effekten bei Yoga auf verschiedene Aspekte der Schlaflosigkeit (durchschnittliche Effektstärke = 0.88) (Sarris, Byrne, 2011). In der zweiten Übersichtsarbeit, in der die Ergebnisse von 17 Studien zu den Effekten von meditativer Bewegung (darunter Yoga) auf die Schlafqualität zusammengefasst wurden, wird deutlich, dass meditative Bewegung einen signifikanten Effekt auf die Schlafqualität und Schlafprobleme hat (Effektstärken werden nicht genannt) (Wang, Lee, Feng, Vitiello, Wang, Benson, u.a., 2016). Angesichts der großen Heterogenität bei den Studienpopulationen, Zielgrößen und Interventionen können die Autoren allerdings keine klinisch relevanten Schlussfolgerungen ziehen, die ausschließlich die Effekte von Yoga betreffen. Regelmäßiges Yoga hat außerdem einen sehr großen positiven Effekt auf viele kardiovaskuläre Risikofaktoren (systolischer Blutdruck: Effektstärke = 1.53; diastolischer Blutdruck: Effektstärke = 2.06; Herzschlag: Effektstärke = 4.47; Atmung: Effektstärke = 0.93) verglichen mit keiner Behandlung, so eine Metaanalyse von 44 RCTs mit Probanden aus der allgemeinen Bevölkerung und aus Risikogruppen für kardiovaskuläre Erkrankungen (Cramer, Lauche, Haller, Steckhan, Michalsen, Dobos, 2014). Wenn allerdings nur RCTs betrachtet werden, in denen Yoga mit regulären Interventionen wie körperlichen Übungen oder psychologischer Hilfe verglichen wird, sind die Effekte meist identisch. Die Autoren schließen daraus, dass Yoga als unterstützende Intervention bei kardiovaskulären Risiken sowohl in der Allgemeinbevölkerung als auch in Gruppen mit erhöhtem Risiko eingesetzt werden kann. Neben den körperlichen Effekten wissen wir auch einiges über die positiven Effekte von Yoga auf unser psychisches Wohlbefinden. So tritt zum Beispiel in 25 von 35 Studien aus einer systematischen Übersichtsarbeit eine signifikante Stressreduktion (spezifische Effektstärken fehlen) nach einer Intervention mit Yoga auf (Li, Goldsmith, 2012). (Cramer, Lauche, Langhorst und Dobos präsentierten 2013 eine Metaanalyse über zwölf RCTs an Patienten, die an einer Depression leiden. Die Autoren stellen eine signifikante Reduktion der Schwere der depressiven Symptome fest, wenn Yoga mit einer regulären Behandlung, mit Entspannung oder aktiver Bewegung verglichen wird (Effektstärke = respektive 0.69, 0.62, 0.59). Zugleich stellen sie fest, dass Yoga im Vergleich zu regulären Behandlungen keinen signifikant größeren Effekt auf Angstsymptome hat, jedoch sehr wohl im Vergleich zu Entspannungstraining (Effektstärke = 0.79).

Da Mindful2Work bewusste aktive Bewegung mit Yoga kombiniert, ist besonders die Übersichtsarbeit von Ross und Thomas (2010) interessant, weil hier besonders solche Studien betrachtet werden, in denen Yoga und aktive Bewegung miteinander verglichen werden. Auffallend ist, dass sowohl in klinischen wie in nicht-klinischen Populationen die Effekte von Yoga genauso groß sind, und oft sogar noch größer als die Effekte von körperlicher Aktivierung. In einem RCT mit Patienten mit einer Schizophrenie (n = 61) scheint Yoga zum Beispiel einen größeren Effekt auf psychotische Symptome zu haben als aktive Bewegung (Effektstärke = 1.51 versus 0.82), soziale Fähigkeiten (Effektstärke = 0.78 versus 0.34) und Lebensqualität (Effektstärke = 0.80 versus 0.24) (Duraiswamy, Thirthalli, Nagendra, Gangadhar, 2007). Auch ein RCT mit Frauen in der Menopause (n = 120) zeigt, dass sowohl aktive Bewegung als auch Yoga dazu führen, dass diese Frauen sich besser fühlen, aber die Effekte von Yoga auf körperliche Beschwerden und Stressreduzierung sind deutlich größer als die von aktiver Bewegung (Effektstärke = 1.10 versus 0.27; Chattha, Nagarathna, Venkatram, Hongasandra, 2008). Auch eine Studie mit Probanden mit chronischen Schmerzen im unteren Rücken (n = 80) bestätigt die größeren Effekte von Yoga im

Vergleich zu aktiver Bewegung. Die Effekte in der Yogagruppe waren größer als die in der Bewegungsgruppe: Schmerzen (Effektstärke = 1.62 versus 0.67), Angst (Effektstärke = 1.09 versus 0.15), Depression (Effektstärke = 0.96 versus 0.48) und Beweglichkeit der Wirbelsäule (Effektstärke = 2.99 versus 0.81) (Tekur, Nagarathna, Chametcha, Hankey, Nagendra, 2012). Auch wenn dies nur eine Vermutung ist, so beruht dieser Unterschied doch wahrscheinlich darauf, dass es bei aktiver Bewegung oder körperlicher Aktivierung in diesen Studien nicht speziell um bewusste aktive Bewegung ging, wohingegen gerade die bewusste Bewegung und bewusste Wahrnehmung des Körpers Yoga-Interventionen inhärent sind, sodass wahrscheinlich deshalb die Effekte von Yoga in diesen Studien größer sind als die von aktiver Bewegung. Und obwohl diese Resultate in Bezug auf Yoga vielversprechend sind, so ist angesichts der methodischen Einschränkungen Vorsicht bei der Interpretation geboten. Balasubramaniam, Telles und Doraiswamy (2013) betrachten dies nuancierter, da sie die Qualität der RCTs (insgesamt 16) in ihrer systematischen Übersichtsarbeit zur Effektivität von Yoga bei neuropsychiatrischen Erkrankungen berücksichtigen. Die Studienqualität wird in die vom Oxford Center for Evidence Based Medicine definierten Evidenzgrade eingeteilt (CEBM; Philips, Ball, Sackett, Badenoch, Straus, Haynes u. a., 2011): Stufe 1 (RCTs von hoher Qualität), Stufe 2 (RCTs von geringer Qualität), Stufe 3 (Fall-Kontroll-Studien) und Stufe 4 (Fallberichte und Fall-Kontroll-Studien von geringer Qualität). Diese Evidenzgrade werden anschließend in klinische Leitlinien für Behandlungen umgesetzt: Kategorie A (»empfohlen«; »recommended« in der ursprünglichen Leitlinie), die Evidenz basiert ausschließlich auf Studien auf Stufe 1 und/oder 2; Kategorie B (»vorgeschlagen«; »suggested« in der ursprünglichen Leitlinie), die Evidenz basiert auf wenigen Studien auf Stufe 1 bis 2 oder auf zahlreichen Studien auf Stufe 3 bis 4; Kategorie C (»möglich«; »may be considered« in der ursprünglichen Leitlinie), die Evidenz basiert ausschließlich auf Studien auf Niveau 3 bis 4. Balasubramaniam und Kollegen kommen so zu einer nuancierten Schlussfolgerung für klinische Behandlungsleitlinien: Kategorie B für Yoga bei Depressionen (basierend auf vier RCTs), Kategorie B für Yoga ergänzend zur Medikation bei Schizophrenie (basierend auf drei RCTs), Kategorie C für Yoga bei Schlafproblemen (basierend auf drei RCTs). Somit besteht keine Evidenz auf höchstem Niveau (Kategorie A), was dadurch zu erklären ist, dass die entsprechenden RCTs meist eine niedrige Bewertung erhalten, was ihre Qualität betrifft (Niveau 2 RCTs), zum Beispiel wegen unzureichender Langzeitdaten, sodass keine Aussagen über das Fortbestehen der Effekte über längere Zeiträume hinweg möglich sind.

3.1 Wie wirkt Yoga eigentlich?

Die Wirkmechanismen von Yoga und MBPs überschneiden sich wahrscheinlich teilweise. So zeigt sich zum Beispiel, dass die positiven Effekte von Yoga auf Stress und die Lebensqualität auf einem Anstieg des achtsamen Bewusstseins und des Selbstmitgefühls beruhen (Gard, Brach, Hölzel, Noggle, Coboy, Lazar, 2012). Die Rolle von achtsamem Bewusstsein und Selbstmitgefühl als Mediator konnte für MBPs schon früher belegt werden (zum Beispiel Bränström, Kvillemo, Brandberg, Moskowitz, 2010; Kuyken, Watkins, Holden, White, Taylor, Byford u. a., 2010), aber die Studie von Gard und Kollegen (2012) kann ergänzend zeigen, dass Yoga und MBPs diesen zugrunde liegenden Wirkmechanismus teilen. Riley und Park (2015) unternehmen den Versuch einer systematischen Übersichtsarbeit zu den Veränderungsmechanismen, die die stressreduzierende Wirkung von Yoga erklären. Obwohl viele Untersuchungen zu den stressreduzierenden Effekten von Yoga existieren, wurden nur fünf Studien in diese Übersichtsarbeit aufgenommen, da sich die übrigen Studien als methodisch zu schwach erwiesen. Einige psychologische (zum Beispiel positiver Affekt und Selbstfürsorge) und biologische Mechanismen (zum

Beispiel die Reduzierung der Aktivität im hinteren Hypothalamus und eine verminderte Ausschüttung von Cortisol) erklären die Wirkung von Yoga bei der Stressreduktion. Die Autoren betonen, dass es etliche interessante Theorien rund um andere psychologische (zum Beispiel positive Herangehensweise an Stress, Selbstbewusstsein, Gefühl der Kontrolle) und biologische Wirkmechanismen (zum Beispiel Herstellung eines Gleichgewichts von sympathischen und parasympathischen Nervensystem) von Yoga gibt, dass diese aber zurzeit wegen methodischer Mängel nur unzureichend belegt sind und dass weitere Forschung hierzu unbedingt notwendig ist (Riley, Park, 2015).

3.2 Yoga in der Arbeitswelt

In einer Reihe von Studien werden die Effekte von kurzen Yoga-Interventionen bei stressbasierten Symptomen bei Arbeitnehmenden betrachtet. Hartfiel, Havenhand, Khalsa, Clarke en Krayer (2011) untersuchten die Effekte einer sechswöchigen Yoga-Intervention im Vergleich zu einer Wartelistenkontrollgruppe (RCT) bei Universitätsmitarbeitern (n = 48). Im Vergleich zu den Probanden auf der Warteliste haben die Teilnehmenden der Yoga-Gruppe mehr Energie (Effektstärke = 1.06), Selbstvertrauen und können in Situationen mit Stress klarer denken (Effektstärke = 1.15 und 0.97), haben weniger Gefühle der Angst und Niedergeschlagenheit (Effektstärke = 0.97 und 0.87) und fühlen sich insgesamt zufriedener (Effektstärke = 0.91). Vergleichbare Effekte fanden sich bei einer zehnwöchigen Yoga-Intervention für Arbeitnehmer bei einem großen Finanzunternehmen (n = 33). In diesem RCT wurden die Effekte von kognitiver Verhaltenstherapie und Yoga verglichen, hinsichtlich verschiedener psychologischer und physiologischer Messdaten, die im Zusammenhang mit Stress stehen. Für alle Zielvariablen wurden überwiegend große bis mittlere Effekte gefunden, sowohl für die kognitive Verhaltenstherapie als auch für Yoga: Stressempfinden

(1.42 versus 0.82), mentale Erschöpfung (0.88 versus 0.87), Reizbarkeit und Aggression (0.75 versus 0.57), Lebensqualität (0.44 versus 0.19), Herzschlag (0.34 versus 0.56) und Cortisolspiegel (0.31 versus 0.56) (Granath, Ingvarsson, Von Thiele, Lundberg, 2006). Wolever und Kollegen (2012) führten ein großes RCT durch, in dem sie die Machbarkeit und die Effektivität von zwei unterschiedlichen zwölfwöchigen Mind-Body-Stressreduzierungsprogrammen untersuchten. Arbeitnehmer einer großen Versicherungsgesellschaft (n = 239) mit zumindest mäßigen Stresssymptomen wurden randomisiert auf eine Achtsamkeits-Gruppe, eine Yoga-Gruppe und eine Kontrollgruppe aufgeteilt. Verglichen mit der Kontrollgruppe sind die Effekte in der Yoga- und der Achtsamkeits-Gruppe ähnlich: In beiden Gruppen erleben die Teilnehmenden eine deutliche psychologische Stressreduzierung (0.51 versus 0.77), eine verbesserte Schlafqualität (0.41 versus 0.41), eine Verbesserung der physiologischen Marker von Stress wie eine ruhigere Atmung (0.35 versus 0.29) und eine Verbesserung der Herzkohärenz (0.94 versus 0.35) (Wolever u. a., 2012). Hierin sind sich allerdings nicht alle Studien einig. So wurden in einem RCT unter Universitätsmitarbeitern (n = 37) die Effekte eines zehnwöchigen Hatha Yoga-Programms mit einer Kontrollgruppe von Mitarbeitern ohne Intervention verglichen. Das intensive Yoga-Programm zeigte keinen signifikanten Effekt bei der Herzfrequenzvariabilität als physiologischem Hinweis auf Stress (Cheema, Houridis, Busch, Raschke-Cheema, Melville, Marshall u. a., 2013). Obwohl die Ergebnisse in Arbeitnehmerpopulationen also vielversprechend sind, muss gesagt werden, dass nur die Studie von Cheema und Kollegen (2013) von guter Qualität ist, während die Studien von Hartfiel und Kollegen (2011) sowie Wolever und Kollegen (2012) eine schwächere methodische Qualität mit Blick auf die Jadad-Kriterien aufweist. Der Jadad-Score beschreibt die Qualität eines RCT in Bezug auf die Vorgehensweise bei der Randomisierung, (wurde eine adäquate Vorgehensweise bei der Randomisierung gewählt und wurde sie beschrieben, wurde eine adäquate Verblindung gewählt und beschrieben) (Jadad, Moore, Carroll, Jenkinson, Reynolds, Gavaghan u. a., 1996).

Als Wissenschaftlerinnen haben wir ein Interesse daran, die genauen Details der Effektstärken und Populationsgrößen in den oben genannten systematischen Übersichtsarbeiten und Metaanalysen zu kennen, aber welche Kernaussage lässt sich für uns als Kliniker und für die Arbeit in der Praxis daraus ableiten, wenn wir nach dem Nutzen von Yoga-Interventionen fragen?

»Yoga-Studien« sind in Bezug auf ihre methodische Qualität verbesserungsbedürftig, sodass die Effektivität von Yoga weniger gut untermauert ist als die von Bewegungsinterventionen (vor allem bei Depressionen). Dennoch sind die körperlichen und psychischen Effekte von Yoga vielversprechend, sowohl bei klinischen als auch bei nicht-klinischen Populationen sowie speziell bei Arbeitnehmerpopulationen.

4 Stresssymptome und Achtsamkeit

Montagmorgen, acht Uhr, ich habe meine Tochter gerade verabschiedet, sie ist auf dem Fahrrad unterwegs zur Schule. Gerade noch rechtzeitig renne ich mit der Brotdose und ihrem Geschichtsbuch hinter ihr her. Vor dem Frühstück bin ich meine Termine für diese Woche durchgegangen. Meinen ersten Arbeitstermin habe ich (Susan Bögels) erst um neun Uhr – Zeit zu meditieren. Im Lotussitz setze ich mich aufs Sofa und entscheide mich für eine Meditation zu beliebigen Wahrnehmungen, also einfach schauen, was in mir aufsteigt. Ich spüre meinen Unterkörper, der stabil auf dem Sofa ruht, eine gute Basis … der Rücken aufgerichtet, er schmerzt ein wenig vom Tennisspielen … aber bis ins Halbfinale gekommen am letzten Samstag, schade, dass wir dann verloren haben … aber so habe ich den Sonntag frei gehabt … nett, die unerwarteten Besuche gestern … wenn wir nicht verloren hätten, hätte ich das verpasst … ich schweife ab … zurück zur Erfahrung des gegenwärtigen Moments … der Atem, der durch meinen Körper strömt … ein Druckgefühl in der Nähe des Brustbeins … was ist das … ich habe das öfter … ist das ein Herzstolpern, habe ich zu viel Stress? … ich lasse mich von einer Geschichte mitreißen … zurück zum Gefühl … was fühle ich … es ist nicht mehr da … bei dem verweilen, was gerade geschieht … Geräusche von der Kita … eine Tür schlägt zu … ich muss die Kita-Leitung doch noch einmal bitten, einen Türschließer anzubringen … oder ein Türkissen … ich bin schon wieder dabei, Probleme zu lösen … zurück zur Erfahrung … ein Kind weint … ein Kind lacht … das Geräusch der Tür, die ins Schloss fällt … Schritte, die sich immer weiter entfernen … ein Lieferwagen auf der Straße … das sind die Geräusche meines Lebens in der Stadt … das Konzert meines Lebens … und ich sitze hier … und es gibt nichts, das anders sein sollte, als es gerade ist … ich fühle mich leicht und leer … mein Computer, der zu wenig Speicherplatz hat … noch immer keinen Termin im Computer-Laden gemacht … warum muss man den auch online machen … oder noch mal eine Mail an meinen Systemadministrator schreiben … sie hatten doch versprochen, die Laptops auszutauschen … sie wollen wahrscheinlich sparen … Verärgerung … wie bin ich jetzt wieder in diesem Gedankenstrudel gelandet … Druck auf der Brust … Herzstolpern … angespannte Kiefer … warm … schwitzen … ich lasse es zu … und dann lass ich es wieder los … es gibt nichts, was ich jetzt regeln müsste … es darf so sein … alles darf so sein … ich sitze hier inmitten der Geräusche der Stadt, die vom Lärm meines Denkens überstimmt werden und mein Körper bringt mich zurück in diesen Moment … Verweilen bei dem, was ist …

Nach der Meditation radele ich zur Arbeit, bin offen für das, was mir unterwegs begegnet, Sonnenstrahlen, die durch die Bäume fallen … das Glitzern auf dem Wasser, alle sind unterwegs … ich bin ein Teil dieses großen Ganzen, ein Lächeln. Ich fange mit einer offenen Haltung an zu arbeiten, für alle hier beginnt eine neue Woche, mit Terminen, mit Schreibarbeiten, und ich bin ein Teil davon. Eine Doktorandin kommt herein, sie hält ihren Laptop in der Hand, ich sehe ihr Lächeln. Das ist es, was die Meditation bei mir bewirkt: In all dem Trubel, bei all dem Druck, den ich fühle, neige ich dazu, mich zu isolieren und zu arbeiten, als wäre ich auf einer einsamen Insel, als wäre ich nur über das WLAN mit der Außenwelt verbunden. Meditation macht mir bewusst, dass ich zutiefst verbunden bin mit der Welt um mich herum und darin entspannen kann. Ich trage und werde getragen.

Achtsamkeit zu praktizieren hat in den letzten Jahrzehnten in den Vereinigten Staaten und Europa sehr weite Verbreitung gefunden. Das spiegelt sich auch in der gigantischen Zunahme von Publikationen über die Effekte von MBPs. Die Anzahl internationaler Publikationen hat von 1990 bis 2010 um das Vierzigfache zugenommen (Harnett, Dawe, 2012). Achtsamkeit hat ihren Ursprung in einer 2500 Jahre alten buddhistischen Tradition. Beim Praktizieren von Achtsamkeit geht es darum, die Aufmerksamkeit auf eine bestimmte Art auszurichten: bewusst, im Hier und Jetzt und ohne zu urteilen (Kabat-Zinn, 2003). Im Grunde genommen ist jeder dazu in der Lage, einer Sache seine volle Aufmerksamkeit zu schenken, allerdings sind die Momente, in denen wir dies auch tun, oft nur von kurzer Dauer. Wir vergessen meist, die Dinge immer wieder von Neuem achtsam auszuführen. Oder wie Feldman (2001) es formuliert: »Mindfulness is easy. Remembering to be mindful is the challenge.« Oft sind wir mit unserer Aufmerksamkeit nicht im Hier und Jetzt, nicht bei dem, was wir gerade tun. Unsere Gedanken schweifen vielmehr in die Vergangenheit oder die Zukunft ab. Das sorgt nicht nur für Unruhe und kostet Energie, sondern führt auch dazu, dass wir viel vom gegenwärtigen Moment versäumen. Außerdem haben wir die Tendenz, uns sofort ein Urteil über unsere Erfahrungen zu bilden: Wir finden Dinge angenehm oder unangenehm, gut oder schlecht. Indem wir die Dinge ununterbrochen mit einem Etikett versehen und über Erfahrungen urteilen, erkennen wir nicht mehr, wie die Dinge wirklich sind. Wenn wir uns in Achtsamkeit üben, fördern wir ein nicht-urteilendes Bewusstsein, mithilfe von formellen Übungen (zum Beispiel in einer Sitzmeditation oder bei einem Bodyscan) und informellen Übungen im Alltag (zum Beispiel, wenn wir mit voller Aufmerksamkeit und nicht im Autopilot-Modus auf dem Fahrrad, im Auto oder zu Fuß zur Arbeit unterwegs sind). Während der Meditationen nehmen wir den Geist wahr, ohne ihn verändern zu wollen. Wir üben uns darin, eine andere Haltung zu inneren Ereignissen wie Gefühlen und Gedanken einzunehmen. Statt uns in eine Spirale aus (negativen) Gedanken hineinziehen zu lassen, werden diese Gedanken mit Abstand betrachtet, ohne darüber zu urteilen. Dabei lässt sich beobachten, wie diese Gedanken, genau wie Gefühle oder körperliche Empfindungen, ganz von alleine vorübergehen. Es sind keine permanenten, sondern vergängliche Zustände (*anicca*). Das Praktizieren von Achtsamkeit ist natürlich kein Wundermittel, das immer funktioniert oder sämtlichen Stress oder Schmerz im Leben verschwinden lässt, aber man lernt auf diese Weise, bewusster, ruhiger und mit mehr Selbstmitgefühl zu reagieren, was einen positiven Effekt auf unseren Geist, den Körper und unsere Beziehung zu anderen und uns selbst hat, sodass unser Leiden (*dukkha*) reduziert wird.

Wie viele unkontrollierte Studien, RCTs, systematische Übersichtsarbeiten sowie Metaanalysen zum Thema verfügbar sind, spiegelt sich auch in einer Studie, die einen Überblick über 23 systematische Übersichtsarbeiten und Metaanalysen gibt, die sich mit MBSR und MBCT in verschiedenen Populationen befassen (Personen mit Krebs, chronischen Schmerzen, kardiovaskulären Erkrankungen, verschiedenen psychischen Erkrankungen, Depressionen usw.) (Gotink, Chu, Busschbach, Benson, Fricchione, Hunink, 2015). In dieser »über-systematischen Übersichtsarbeit und Metaanalyse« werden MBSR und MBCT mit Kontrollinterventionen verglichen, die sich über reguläre Behandlungen, Wartelistenkontrollgruppen bis hin zu aktiven anderen Behandlungen erstrecken. MBSR und MBCT haben einen signifikant größeren Effekt als die Kontrollinterventionen bei depressiven Symptomen (Effektstärke = 0.37), Ängsten (Effektstärke = 0.49), Stress (Effektstärke = 0.51), der Lebensqualität (Effektstärke = 0.39) und dem körperlichen Wohlbefinden (Effektstärke = 0.27). An dieser Stelle kann kein kompletter Überblick über alle systematischen Übersichtsarbeiten oder Metaanalysen gegeben werden, die sich mit MBPs im Vergleich zu anderen Behandlungen befassen. Wir erwähnen hier daher nur diejenigen, die am relevantesten für Mindful2Work und diejenigen Personen sind, für die das Programm entwickelt wurde.

Kognitive Verhaltenstherapie wird in internationalen klinischen Leitlinien, wie zum Beispiel der des NICE oder des Trimbos-Instituts, für die Behandlung von Angststörungen – mit oder ohne gleichzeitige Medikation – als Behandlungsmethode erster Wahl empfohlen (Van Balkom u. a., 2013). Die kognitive Verhaltenstherapie (KVT) folgt einem grundlegend anderen Ansatz bei der Behandlung von Angststörungen als MBPs. Die KVT geht davon aus, dass bei Angststörungen die Informationsverarbeitung im Gehirn gestört ist, sodass es zu maladaptiven Kognitionen kommt. Bei einer Behandlung, die auf KVT basiert, wird der Therapeut die maladaptiven, unrealistischen und wenig hilfreichen Gedanken im sokratischen Dialog mit dem Patienten herausarbeiten und dort, wo sie nicht realistisch erscheinen, durch hilfreichere, adaptivere, realistische Gedanken ersetzen. Daneben kommt in der Behandlung einiger Angststörungen auch die stärker verhaltensorientierte Komponente des *Exposure* – mit oder ohne Reaktionsverhinderung (ERP) – zum Einsatz. Sowohl das Korrigieren von (unrealistischen) Gedanken als auch die direkte Konfrontation mit Ängsten (exposure) sind Techniken, die in MBPs nicht vorkommen. In MBPs wird vielmehr geübt, sich Ängsten gegenüber anders zu verhalten, sie mit einem größeren Abstand wahrzunehmen, sie kommen und gehen zu lassen, anstatt sich von ihnen mitreißen zu lassen und sich damit zu identifizieren. Es ist nicht beabsichtigt, die maladaptiven Kognitionen selbst zu korrigieren, wie in der KVT. In MBPs geht es eher darum, sich den Gefühlen der Angst zu öffnen, sie akzeptieren zu lernen oder sogar zu umarmen, statt sich von ihnen zu entfernen, sie zu kontrollieren oder verschwinden zu lassen, wie in der KVT. Zu den Effekten von MBPs in Bezug auf Angstsymptome zeigen sich unterschiedliche Ergebnisse. Hofmann, Sawyer, Witt und Oh (2010) betrachten 39 Studien, in denen MBPs in psychiatrischen Populationen eingesetzt wurden. In Bezug auf Angstsymptome stellen sie einen mittleren Effekt im Prä-Post-Vergleich fest (Effektstärke = 0.63) und bei Personen mit Angststörungen (die schwerwiegender sind) sogar einen großen Effekt (Effektstärke = 0.97). Die Effektstärken in diesen Übersichtsarbeiten sind nach Hedges g und nicht nach Cohens *d* definiert, aber für Gruppen mit mehr als 20 Personen macht dies wenig bis keinen Unterschied, es gelten also dieselben Grundsätze bei der Interpretation. Zu einem etwas späteren Zeitpunkt betrachteten Vøllestad, Nielsen en Nielsen (2011) die Effekte von Achtsamkeit und Akzeptanz-basierten Interventionen (Mindfulness and Acceptance Based Interventions, MABIs) in 19 Studien (davon 13 unkontrollierte Studien) mit Personen mit Angststörungen. Es zeigte sich eine starke Reduzierung der Angstsymptome im Prä-Post-Vergleich (Effektstärke = 1.08). Und auch bei Studien mit einer Kontrollgruppe ist der Effekt von MABIs bei Angstsymptomen groß (Effektstärke = 0.83). In derselben Periode untersuchten Chen, Berger, Manheimer, Forde, Magidson, Dachman u. a. (2012) 36 RCTs auf die Effekte von »meditativen Therapien« bei Angstsymptomen und Angststörungen. Zu den meditativen Therapien zählen sie nicht nur MBSR, sondern auch Yoga und Qigong. Im Allgemeinen berichten die Forscher in ihrer Metaanalyse über einen mittleren Effekt dieser meditativen Therapien auf Angstsymptome, wenn sie mit Wartelistenkontrollgruppen (Effektstärke = 0.52) verglichen werden, und einen kleineren, aber signifikanten Effekt beim Vergleich mit aktiven Kontrollgruppen wie zum Beispiel Entspannungstraining (Effektstärke = 0.27). Allerdings kommen nicht alle Übersichtsarbeiten zu positiven Ergebnissen in Bezug auf die Effekte von MBPs auf Angststörungen. Strauss, Cavanagh, Oliver und Peltman (2014) raten zur Vorsicht bei der Verschreibung von MBPs bei Personen, bei denen Angstsymptome oder eine Angststörung im Mittelpunkt stehen. Sie stellen in ihrer Metaanalyse von acht RCTs bei Patienten mit einer akuten Angststörung keine signifikanten Effekte fest. Dabei benennen sie drei Kritikpunkte in Bezug auf frühere Übersichtsarbeiten: Oft werden nicht nur RCTs in die Arbeiten einbezogen, sondern auch Untersuchungen mit einem »schwächeren« Design, oft werden nicht nur reine Angststörungen betrachtet, sondern auch Studien zu Personen mit leichteren Angstsymptomen und oft wird eine sehr weitgefasste Definition von *Mindfulness Based Program* zugrunde gelegt.

Die Evidenz der Effektivität von MBPs bei Angstsymptomen und Angststörungen scheint also nicht völlig konsistent zu sein. Bei der Prävention und Behandlung von (rezidivierenden) Depressionen ist dies dagegen sehr wohl der Fall. MBCT ist inzwischen sogar in die multidisziplinären Leitlinien zur Depression des Trimbos Instituts (Spijker u. a., 2013) aufgenommen worden sowie in die NICE-Leitlinien für die Behandlung von Depressionen (NICE, 2009). Diese Leitlinien beruhen auf jahrelanger, gründlicher wissenschaftlicher Forschung. In verschiedenen Ländern wurden umfassende RCTs durchgeführt, in denen die Effektivität von MBCT in der Rückfallprävention bei Depressionen gezeigt wurde (Godfrin, Van Heeringen, 2010; Kuyken, Byford, Taylor, Watkins, Holden, White u. a. 2008; Segal, Bieling, Young, MacQueen, Cooke, Martin u. a., 2010; Teasdale, Segal, Williams, Ridgeway, Soulsby, Lau, 2000). Auch in verschiedenen Metaanalysen zeigt sich die Effektivität von MBCT bei (der Rückfallprävention von) Depressionen (z. B. Hofmann u. a., 2010; Khoury, Lecomte, Fortin, Masse, Therien, Bouchard u. a., 2013; Piet, Hougaard, 2011). Dabei erweist sich MBCT als besonders effektiv bei Personen, die drei oder mehr depressive Episoden durchlebt haben. Angesichts der Tatsache, dass eine Depression bei der Hälfte aller Personen, die jemals eine Depression durchlebt haben, im Durchschnitt sieben- bis achtmal im Leben erneut auftritt, und Personen mit einer rezidivierenden Depression im Durchschnitt 21 Prozent ihres Lebens im depressiven Zustand verbringen, so das Trimbos-Institut (Smit, Vlasveld, Beekman, Cuijpers, Schoevers, Ruiter u. a., 2013), ist MBCT also von unschätzbarem Wert. Die meisten Untersuchungen befassen sich mit den Effekten von MBPs auf rezidivierende Depressionen, wobei die Teilnehmenden an diesen Studien sich zum Zeitpunkt der Untersuchung nicht in einem depressiven Zustand befinden. Es gibt jedoch auch eine interessante Metaanalyse über 4 RCTs, die zeigt, dass MBPs auch bei Personen effektiv sind, die sich gerade in einer depressiven Episode befinden (Effektstärke = 0.73) (Strauss u. a., 2014). Mindful2Work wurde nicht speziell für Menschen mit Depressionen entwickelt, aber Burn-out-Symptome und depressive Symptome überschneiden sich teilweise (siehe auch Abschnitt 1), sodass diese Studien für die wissenschaftliche Fundierung von Mindful2Work relevant sind, vor allem da ungefähr 60–70 Prozent des Programms aus klassischen Achtsamkeitsübungen bestehen, die unter anderem auf MBCT basieren. Bemerkenswert ist auch, dass Freudenberger, der 1974 den Begriff *Burn-out* einführte, noch der Meinung war, es wäre nicht sinnvoll, dass Menschen mit Burn-out-Symptomen meditierten oder Yoga machten, weil dies zu Unteraktivierung und mentaler Trägheit führen würde. Stattdessen sei körperliche Aktivität grundlegend (Iacovides, Fountoulakis, Kaprinis, Kaprinis, 2003). Wie sich diese Annahme in kaum 50 Jahren doch verändert hat! Im Mindful2Work-Programm, das sich an Personen mit Burn-out-Symptomen richtet, werden die genannten drei Elemente sogar kombiniert.

Wir wissen nicht nur, dass die Achtsamkeitspraxis heilsam für unser geistiges Wohlbefinden ist, sondern auch, dass MBPs unser körperliches Wohlbefinden verbessern können. Es ist schließlich kein Zufall, dass der Begründer der MBSR, Kabat-Zinn, sein Programm aus seiner Arbeit mit Patienten entwickelte, die unter chronischen körperlichen Schmerzen litten (Kabat-Zinn, 1982). In einer Metaanalyse über 20 Studien, in denen sowohl die körperlichen wie seelischen Effekte von MBSR betrachtet werden, wird deutlich, dass der gesamte Effekt auf körperlicher Ebene (Effektstärke = 0.53) vergleichbar ist mit dem gesamten Effekt auf das seelische Wohlbefinden (Effektstärke = 0.54) (Grossman, Nieman, Schmidt, Walach, 2004). MBPs werden auch zur Verbesserung der Schlafqualität eingesetzt sowie zur Behandlung von Schlaflosigkeit (Ong, Shapiro, Manber, 2008; Wong, Zhang, Li, Yip, Chan, Ling u. a., 2017), und wir wissen, dass das Ausmaß an achtsamem Bewusstsein positiv mit der Schlafqualität korreliert. Und obwohl wir als Achtsamkeitstrainerinnen, die auch selbst Achtsamkeit praktizieren, die heilsamen Effekte von Achtsamkeit sehr genau kennen, erscheint uns als Wissenschaftlerinnen an dieser Stelle dennoch eine kritische Anmerkung gerechtfertigt, da uns daran gelegen ist, dass die große Anzahl an positiven Achtsamkeitsstudien richtig eingeschätzt wird. 2016 wurde in Nature News* gewarnt: »Power of positive thinking skews mindfulness studies«, also: Die Kraft des positiven Denkens verzerrt Achtsamkeitsstudien (Anm. der Übersetzerin). Diese Aussage bezog sich auf einen Artikel aus PLOS ONE, in dem darauf hingewiesen wurde, dass fast 90 Prozent der veröffentlichten RCTs, vor allem jene mit Bezug auf Depressionen, positive Ergebnisse zeigten und dass es kaum Achtsamkeitsstudien gibt, die negative oder Null-Befunde veröffentlichen (Coronado-Montoya, Levis, Kwakkenbos, Steele, Turner, Thombs, 2016). Die Autoren des Artikels haben nicht die Absicht, auf diese Weise den Wert von MBPs zu entkräften, sie wollen Forscher und Kritiker lediglich dazu anhalten, MBP-Studien vorab zu registrieren, die primären Untersuchungsziele im Vorfeld darzulegen und auch negative Resultate zu publizieren, denn auch diese liefern dem Gesundheitssystem wichtige Informationen.

---

* www.nature.com/news/power-of-positive-thinking-skews-mindfulness-studies-1.19776

4.1 Wie wirkt Achtsamkeit eigentlich?

Natürlich ist es wichtig zu wissen, dass MBPs – ebenso wie (bewusste) aktive Bewegung und Yoga – effektiv sind, aber dies klärt noch nicht die Frage, über welche Wirkmechanismen diese Effekte erreicht werden? Dazu wurde in den vergangenen Jahren sehr viel geforscht, inzwischen sogar so viel, dass 2015 gleich zwei systematische Übersichtsarbeiten und Metaanalysen zu Mediations-Studien verfügbar waren und 2017 eine weitere systematische Übersichtsarbeit. Eine der Arbeiten aus dem Jahr 2015 (20 Studien) betrachtet besonders potenzielle Mediatoren von MBCT sowie MBSR in Bezug auf Wohlbefinden und Lebensqualität in verschiedenen Populationen (Gu, Strauss, Bond, Cavanagh, 2015), die zweite Arbeit (23 Studien) konzentriert sich speziell auf potenzielle Mediatoren eines MBCT-Trainings bei der Behandlung von Depressionen (Van der Velden, Kuyken, Wattar, Crane, Pallesen, Dahlgaard u. a., 2015). Die beiden Arbeiten unterscheiden sich außerdem in ihrer Definition von »Wirkmechanismus«. Gu und Kollegen (2015) betrachten gezielt Mediationsstudien, während Van der Velden und Kollegen (2015) den Begriff etwas weiter fassen und sowohl assoziative (Korrelationen), prädikative (Regressionsanalysen) als auch Mediationsstudien sichten.

Auch wenn in diesen beiden systematischen Übersichtsarbeiten also etwas andere Akzente gesetzt werden, befassen sich doch beide mit der für uns zentralen Frage: Wie, über welche Wege, erzielen MBPs ihre positiven Effekte auf das geistige (und körperliche) Wohlbefinden? Dasselbe gilt für die zurzeit aktuellste systematische Übersichtsarbeit auf diesem Gebiet (Alsubaie, Abbott, Dunn, Dickens, Keil, Henley u. a., 2017). In dieser Arbeit werden die Wirkmechanismen von MBSR sowie MBCT bei Personen mit körperlichen und/oder psychologischen Erkrankungen untersucht (18 Studien). Die größte Evidenz ergibt sich dabei für das achtsame Bewusstsein als zugrunde liegendem Wirkmechanismus, auch wenn hier nicht alle Studien von hoher Qualität sind (Alsubaie u. a.,

2017; Gu u. a., 2015). Der Anstieg des achtsamen Bewusstseins nach einem MBP erklärt, sagt voraus oder mediiert die anschließende Reduzierung von depressiven Symptomen und verbessert das geistige Wohlbefinden in unterschiedlichen Populationen (Batink, Peeters, Geschwind, Van Os, Wichers, 2013; Bränström u. a., 2010; Kuyken u. a., 2010; Nyklíček, Beugen, Denollet, 2013). Daneben stellen sich verschiedene Formen des repetitiven negativen Denkens (zum Beispiel Grübeln über die Zukunft oder über die Vergangenheit) als Wirkmechanismen heraus. Eine Verringerung des Grübelns nach einem MBCT-Training wird positiv assoziiert mit einer Reduzierung der depressiven Symptome und des Rückfallrisikos und sagt diese voraus (Michalak, Hölz, Teisman, 2011; Van Aalderen, Donders, Giommi, Spinhoven, Barendregt, Speckens, 2012). Zugleich mediieren Grübeln und Akzeptanz die Ergebnisse (Reduzierung der Depression) nach einem MBCT-Training (Batink u. a., 2013; Heeren, Philippot, 2011; Van Aalderen u. a., 2012). Allerdings gibt es auch Studien, in denen diese Assoziation und Mediation von Grübeln nicht gefunden wird (Bieling, Hawley, Bloch, Corcoran, Levitan, Young, u. a., 2012). Weiterhin gibt es einige Evidenz für (kognitive und emotionale) Reaktivität als Mediator für die Zielgröße Depression nach einem MBCT-Training (Raes, Dewulf, Van Heeringen, Williams, 2009; Scher, Ingram, Segal, 2005). Kognitive und emotionale Reaktivität verweist hier auf die Ausprägung der Anfälligkeit einer Person mit Depressionen, unter Stress sofort wieder in negative Denk- und negative emotionale Muster zu verfallen, was das Risiko für einen Rückfall in die Depression begünstigt. Obwohl hierzu nur eine begrenzte Anzahl Studien zur Verfügung steht, sind diese jedoch von hoher methodischer Qualität (Gu u. a., 2015). Zukünftige Studien werden zeigen, ob Reaktivität auch in anderen MBPs und anderen Populationen zu den Wirkmechanismen gezählt werden kann.

»Ich hatte immer zu allem sofort eine Meinung, alles berührte direkt mein Innerstes, ich reagierte auf alles, auch auf meine Arbeit. Aber inzwischen brauche ich das nicht mehr, und das habe ich aus dem Mindful2Work-Training mitgenommen, dass ich nicht mehr auf alles sofort reagiere, dass ich nicht mehr sofort ausflippe, nicht mehr über alles informiert sein und nicht mehr zu allem eine Meinung haben muss.«

Darüber hinaus kann ein möglicher Wirkmechanismus von Achtsamkeit in der Fähigkeit bestehen, Gedanken und Gefühle mit Abstand zu betrachten, sie als vorübergehende Geschehnisse im Geist und nicht als feststehende Fakten zu betrachten, in denen man vollständig aufgehen müsste. Dieser Prozess ist auch bekannt als metakognitives Bewusstsein oder Dezentrierung. Und obwohl uns keine Studien bekannt sind, in denen *Dezentrierung* als Mediator getestet wird, zeigen Korrelationsstudien und Regressionsanalysen, dass *Dezentrierung* mit MBCT-Behandlungsergebnissen assoziiert ist oder diese prognostiziert. So lässt sich zum Beispiel bei Patienten, die an einem MBCT-Training sowie einer regulären Behandlung teilnahmen, bei einem Anstieg des metakognitiven Bewusstseins eine Reduzierung des Risikos für eine rezidivierende Depression prognostizieren, während dies bei Patienten, die nur an einer regulären Behandlung teilnahmen nicht der Fall ist (Bieling u. a., 2012; Teasdale, Moore, Hayhurst, Pope, Williams, Segal, 2002).

»Seit ich am Mindful2Work-Training teilgenommen habe, bin ich in der Lage, ein wenig Abstand zu gewinnen, wenn ich Stress habe, sodass ich ein wenig ruhiger werde. Zumindest aber vereinnahmt mich der Stress dann nicht so sehr. Es bildet sich eine Art Kokon um mich herum, ohne dass ich apathisch oder distanziert bin. Es ist nicht ganz einfach zu beschreiben, aber es hat einen großen Effekt.«

Schließlich wird auch die Rolle des Selbstmitgefühls immer häufiger untersucht, allerdings liefert zurzeit nur ein RCT von hoher Qualität (Kuyken u. a., 2010) Belege für den Anstieg des Selbstmitgefühls als mediierendem Mechanismus. Zwei weitere Studien weisen zwar Effekte von MBSR auf das Selbstmitgefühl nach, aber das gesteigerte Selbstmitgefühl mediiert in der Folge nicht die Effekte mit Blick auf die primären Endpunkte Wut und Angst in diesen RCTs (Bergen-Cico, Cheon, 2013; Keng, Smoski, Robins, Ekblad, Brantley, 2012). Selbstmitgefühl ist im Übrigen ein entscheidendes Element im Mindful2Work-Programm.

Als wir drei Autorinnen die Selbstmitgefühl-Meditation für uns »entdeckten«, mussten wir uns erst daran gewöhnen. Warum sollten wir freundlich zu uns selbst sein? Warum uns selbst nur das Beste wünschen? Wieso die Hand aufs Herz legen? Das waren wir als unsere eigenen Sklaventreiberinnen nicht gewöhnt. Wir hatten sogar Angst davor, dass wir, wenn wir freundlich zu uns selbst wären, bei der Arbeit nicht mehr so viel leisten würden, und wir fragten uns, ob wir überhaupt Selbstmitgefühl verdienten. Aber gleichzeitig reizte es uns auch, wir waren neugierig, wollten selbst erleben und später wissenschaftlich untersuchen, was der Begriff »Selbstmitgefühl« eigentlich genau beinhaltet.

Es ist schon sehr interessant festzustellen, dass es etwas ganz Natürliches, ja Alltägliches, für uns ist, anderen Mitgefühl entgegenzubringen – in Freundschaften, in Beziehungen und auch am Arbeitsplatz. Wenn uns aber etwas Blödes passiert, an dem wir selbst schuld sind, wenn wir zum Beispiel unseren Koffer im Bus stehen lassen und so unser Flugzeug verpassen, unsere Rechnungen nicht bezahlen und ein Bußgeld kassieren und im schlimmsten Fall der Gerichtsvollzieher vor der Tür steht oder wenn wir unser Auto falsch parken und es abgeschleppt wird, dann neigen wir dazu, uns selbst zu beschimpfen, »wie blöd von mir«, »selbst schuld«, »dass du das immer noch nicht kapiert hast«. Wenn jedoch unseren Freunden so etwas passiert, dann sagen wir nicht »wie blöd von dir«, sondern »wie blöd für dich«, und auch eher: »was für ein Mist« und »kann ich dir helfen?«. Wenn wir bei unseren Freunden so reagieren würden wie bei uns selbst, dann hätten wir bald kaum noch Freunde!

> »Selbstmitgefühl stellt sich bei mir inzwischen – seit ich Achtsamkeit praktiziere – ganz von alleine ein. Weil ich (während und außerhalb der Meditationen) Ereignisse, Gefühle und Gedanken einfach mit Abstand betrachte, nicht sofort reagiere oder urteile, entsteht beinahe von selbst eine größere Nachsicht, sowohl mir als auch anderen gegenüber. Es ist eine Vertiefung, ein Teil oder eine selbstverständliche Folge davon, dass ich mich in Achtsamkeit übe.«

Auch in der neuesten systematischen Übersichtsarbeit auf diesem Gebiet zeigt sich die größte Evidenz für achtsames Bewusstsein als Weg, der zu anderen positiven Befunden führt (zum Beispiel Reduzierung von Stress, Depressionen oder Angst). Alsubaie und Kollegen (2017) erwähnen zwar, dass es eine vielversprechende Evidenz für andere Mechanismen gibt, wie Grübeln, Dezentrierung oder Selbstmitgefühl so wie oben beschrieben, dass aber viele Studien methodisch zu schwach sind, um diese Wirkmechanismen zuverlässig testen zu können. Sie stützen sich dabei auf Kazdin (2007, 2009), der Leitlinien entwickelte, anhand derer sich besser verstehen und untersuchen lässt, auf welche Weise eine psychotherapeutische Behandlung zu Veränderungen führt und welche Mechanismen hierbei zugrunde liegen. Es geht also genau um die Fragen, mit denen sich auch die genannten Untersuchungen zu MBPs beschäftigen.

Um solch komplexe und manchmal schwer greifbare Begriffe wie Selbstmitgefühl oder Achtsamkeit zu untersuchen, scheint es beinahe unabdingbar, selbst über einige Meditationserfahrung zu verfügen. So hörte ich (Esther de Bruin), wie Ferris Urbanowski auf einem amerikanischen Retreat, das sie leitete, erzählte, wie sie Mark Williams, John Teasdale und Zindel Segal, junge ehrgeizige Forscher – sie nannte sie die drei Musketiere –, kennenlernte, die die Erfolge von MBSR mit ihrem Wissen und ihren Forschungen zur kognitiven Verhaltenstherapie bei Depressionen verbinden wollten. »Eine wunderbare Idee, wir erwarten Sie dann in einem Jahr wieder zurück«, sagte Ferris. »Setzen Sie sich in dieser Zeit erst mal selbst täglich auf das Kissen, dann werden wir ja sehen, wie Sie darüber denken.« Also taten die drei Musketiere das und kehrten ein Jahr später zurück – und sehen Sie sich an, zu welcher Explosion von MBPs und zugehöriger Forschung das geführt hat!

In der buddhistischen Tradition gibt es den Begriff des Mitgefühls schon seit Tausenden von Jahren, in der Sprache der sozialen Berufe der westlichen Welt und auch in der wissenschaftlichen Forschung rund um unsere psychische Gesundheit ist dieser Begriff dagegen relativ »neu« und beginnt erst in den letzten Jahrzehnten eine größere Rolle zu spielen. Es gibt verschiedene Definitionen von (Selbst)mitgefühl, die aber alle nah beieinander liegen. Gilbert (2009) betrachtet Mitgefühl als eine biologische, evolutionär bedingte Fähigkeit, die einen Teil unseres Fürsorgesystems ausmacht und die Fähigkeit, für unsere Nachkommen zu sorgen, verbessert. Seine weit gefasste Definition beinhaltet Aspekte wie Fürsorge, Sympathie, Empathie, aber auch Urteilsfreiheit. Feldman und Kuyken (2011) entscheiden sich für eine stärker psychologische Definition. Sie betrachten (Selbst)mitgefühl als eine Qualität unseres Geistes, die uns dazu befähigt, Schmerz und Leiden zu erkennen und anzuerkennen, ihre Universalität zu begreifen und Schmerz bei anderen und uns selbst mit Freundlichkeit, Ruhe, Empathie und Geduld zu begegnen. Auch die Definition von Neff (2009) ist eher psychologischer Natur. Sie beschreibt Selbstmitgefühl als die Fähigkeit, in schwierigen Zeiten, in Zeiten, in denen wir versagen oder nicht genügen, freundlich und nicht zu hart zu uns selbst zu sein. Hierzu gehört auch, dass wir anerkennen, dass Leiden, Versagen und Unzulänglichkeit nun einmal zum menschlichen Leben gehören. Neff beschreibt drei Komponenten des Selbstmitgefühls: 1. *Freundlichkeit*, Verständnis und Mitgefühl uns selbst gegenüber, wenn die Zeiten schwierig sind (anstelle von Kritik und Urteil); 2. *Gemeinsame Menschlichkeit.* Wir erkennen an, dass wir als Menschen qua Definition alle unvollkommen sind, Fehler machen und Schwächen haben, in dieser Hinsicht sind wir nicht alleine, das gibt uns ein Gefühl der Verbundenheit; 3. *Achtsamkeit* bezieht sich auf unser Bewusstsein von Erfahrungen im gegenwärtigen Moment, in einer ausgewogenen Art und Weise, sodass wir unsere Schwächen oder diejenigen Aspekte an uns, die wir nicht so sehr schätzen, nicht verdrängen, aber uns auch nicht davon mitreißen lassen (Neff, 2003a).* Den engen Zusammenhang zwischen Selbstmitgefühl und Wohlbefinden bestätigen Zessin, Dickhäuser und Garbade (2015) in ihrer Metaanalyse von 79 Studien. Wohlbefinden wird dabei in vier Formen unterteilt: psychologisches Wohlbefinden ($r = 0.62$ mit Selbstmitgefühl), negativer Affekt ($r = 0.47$ mit Selbstmitgefühl), kognitives Wohlbefinden ($r = 0.47$ mit Selbstmitgefühl) und positiver Affekt ($r = 0.39$ mit Selbstmitgefühl). Diese Korrelationen zeigen eine mittlere bis große Effektstärke. Der andere Teil dieser Metaanalyse betrachtet den Zusammenhang zwischen Selbstfürsorge und Psychopathologie (als Gegensatz zu Wohlbefinden) und zeigt vergleichbare Effektgrößen. Psychopathologie drückt sich

* In einem YouTube-Video erklärt Neff die genannten Aspekte von (Selbst)mitgefühl sehr anschaulich: www.youtube.com/watch?v=11U0h0DPu7k.

in dieser Metaanalyse über 20 Studien in depressiven Symptomen aus ($r = 0.52$ mit Selbstmitgefühl), in Angst ($r = 0.51$ mit Selbstmitgefühl) und Stress ($r = 0.54$ mit Selbstmitgefühl) (MacBeth, Gumley, 2012). Schließlich existieren auch Theorien über beispielsweise Aufmerksamkeitskontrolle, Aufmerksamkeitsregulation und Körperbewusstsein als mögliche Wirkmechanismen, die den Ergebnissen von MBPs zugrunde liegen, allerdings sind diese Faktoren bis heute noch unzureichend durch methodisch zufriedenstellende Studien erforscht (Hölzel, Lazar, Gard, Schuman-Olivier, Vago, Ott, 2011).

4.2. Achtsamkeit in der Arbeitswelt

In den letzten Jahren werden immer mehr achtsamkeitsbasierte Programme speziell für die Arbeitswelt entwickelt, besonders mit Blick auf die Reduzierung von (arbeitsbedingten) Stresssymptomen bei Arbeitnehmenden. MBPs, die speziell für den Einsatz in bestimmten Organisationen oder für spezielle Gruppen von Arbeitnehmenden entwickelt wurden, sind oft anders konzipiert als klassische MBPs für klinische Populationen (zum Beispiel kürzere Sitzungen, weniger Sitzungen). Ihre Effektivität muss daher gesondert bewertet werden. Vor allem die Effekte von MBPs bei Arbeitnehmern im Gesundheitswesen sind gut untersucht. Irving, Dobkin und Park (2009) veröffentlichten eine Übersichtsarbeit über zehn Studien, in denen MBSR zur Stressreduzierung bei Arbeitnehmern im Gesundheitswesen (Ärzte, Pfleger, Medizinstudenten, Physiotherapeuten, Psychologen) eingesetzt wurde. Die Autoren stellen fest, dass die Teilnahme an einem MBSR-Training positive physische und mentale Auswirkungen in der Zielgruppe hatte (Effektstärken nicht angegeben). Eine aktuelle Metaanalyse über neun Studien (nur zwei RCTs) ergibt ein vergleichbares Bild: Verschiedene Arten von MBPs (nicht nur MBSR wie in der oben genannten Untersuchung) für Mitarbeiter im Gesundheitswesen führten zu einer signifikanten Stressreduktion (Effektstärke = 0.73) (Burton, Burgess, Dean, Koutsopoulou, Hugh-Jones, 2017). Eine weitere Metaanalyse umfasst 19 Studien (davon neun RCTs) zu Arbeitnehmerinnen aus verschiedenen Berufsgruppen (zum Beispiel Lehrerinnen, Sozialarbeiterinnen, Universitätsangestellte). Hier wird ein mittlerer Effekt von MBPs auf (arbeitsbedingten) Stress festgestellt (Effektstärke = 0.68) und diese Effekte bleiben bis zu einigen Monaten nach dem Training erhalten (Effektstärke = 0.60). Wenn MBPs mit Wartelistenkontrollgruppen (in fünf RCTs) verglichen werden, ergibt sich ebenso ein mittlerer Effekt (Effektstärke = 0.68). MBPs erweisen sich als genauso effektiv wie andere Interventionen zum Stressmanagement in der Arbeitswelt, wobei die Effekte der kürzeren MBPs und der längeren klassischen Versionen vergleichbar sind und identisch bei verschiedenen Berufsgruppen (Virgili, 2015). Nicht alle Studien bestätigen diese positiven Effekte von MBPs in der Arbeitswelt. In einer niederländischen Studie wurden Arbeitnehmer (*n* = 257) randomisiert entweder einem achtwöchigen MBP (mit anschließendem achtwöchigen E-Coaching) oder einer Kontroll-Intervention zugeteilt. Die Mitarbeiterinnen in der Kontrollgruppe erhielten eine einzige E-Mail mit einer Übersicht über alle gesundheitsfördernden Maßnahmen, die der Betrieb anbot (ohne das Achtsamkeitstraining). Nach sechs und zwölf Monaten konnten keine Effekte auf die Arbeitszufriedenheit, das achtsame Bewusstsein oder die mentale Gesundheit festgestellt werden (Van Berkel, Boot, Proper, Bongers, Van der Beek, 2014). Eine mögliche Erklärung für diesen Null-Befund ist die relativ »gesunde« Zielgruppe (die Teilnehmenden wurden nicht nach ihrer Stressbelastung ausgewählt, das Training war eher präventiv). Obwohl die Anwesenheit während der Trainingseinheiten recht hoch war, führten nur acht Prozent der Teilnehmenden die täglichen Meditationen, die Bestandteil von MBPs sind, zu Hause durch. Die übrigen Mitarbeiter hielten das nicht für notwendig. Möglicherweise spiegelt dies den geringen Leidensdruck in der Gruppe und damit die eingeschränkten Möglichkeiten für eine Verbesserung. Eine andere Erklärung für den ausbleibenden Effekt hängt mit dem Zeitpunkt der Messungen zusammen. Die Effekte direkt nach dem Training wurden nicht untersucht, die Messzeitpunkte lagen bei sechs und zwölf Monaten nach dem Training, weil sich an das Training ein E-Coaching anschloss, mit dessen Hilfe die Achtsamkeitsübungen fortgesetzt werden sollten. Aber nur 6,3 Prozent der Teilnehmenden nahmen überhaupt an diesem E-Coaching teil und die Messungen fanden direkt nach diesem Teil der Intervention statt (Van Berkel, Boot, Proper, Bongers, Van der Beek, 2013). Wir wissen also nicht, ob es direkt nach dem Training Effekte gab, Langzeiteffekte gab es jedenfalls nicht. So verwundert es nicht, dass dieses MBP auch auf längere Sicht nicht kosteneffizient war und dem Arbeitgeber keine Kostenersparnis einbrachte (Van Dongen, Van Berkel, Boot, Bosmans, Proper, Bongers u. a., 2016).

Schließlich werden MBPs heute auch immer häufiger in großen Betrieben und multinationalen Firmen wie Google, General Mills, Apple und McKinsey eingesetzt (Hansen, 2012). Für Google wurde sogar ein eigenes Programm entwickelt (Tan, 2012). Dieses zunehmende Interesse der Wirtschaft hängt womöglich mit den dort herrschenden herausfordernden und kompetitiven Arbeitsbedingungen zusammen, also langen Arbeitstagen, frei gestaltbaren Arbeitszeiten, Multitasking, unklaren Grenzen zwischen Arbeit und Freizeit und einer ständigen Erreichbarkeit, sodass Arbeitnehmer ein höheres Risiko für Burn-out und Erschöpfung tragen. Reb und Choi (2014) referenzieren im Kapitel »Mindfulness in Organizations« ihres Buches auf verschiedene Studien, die zeigen, dass MBPs im Arbeitsleben zu einer Verbesserung des psychologischen Wohlbefindens, der Arbeitsleistung, interpersoneller Beziehungen und der Führungsstärke bei den Arbeitnehmern führen. Auch die zuvor erwähnte Studie von Wolever und Kollegen (2012) gehört in diese Reihe, und auch von uns wurden in einer neueren Studie zum Einsatz des Programms »Mindfulness: a practical path to finding peace in a frantic world« (Williams, Penman, Cullen, 2011, dt. Titel: Das Achtsamkeitstraining, 2015) bei Arbeitnehmern des multinationalen Konzerns Unilever (n = 150) vergleichbare Effekte gefunden. In der Wartezeit traten keine Veränderungen auf, aber direkt nach dem achtwöchigen MBP sowie zwei und sechs Monate später wurden in folgenden Bereichen signifikante Verbesserungen festgestellt: persönliche Ziele, psychologisches Wohlbefinden (Stress, Depression, Angst, allgemeine Zufriedenheit, positiver und negativer Affekt), arbeitsbezogene Kriterien (Arbeitsausfall, physischer und geistiger Arbeitseinsatz, Identifikation mit der Arbeit und Funktionieren im Betrieb) (De Bruin, Van der Meulen, De Wandeler, Zijlstra, Formsma, Bögels, 2018).

Als Wissenschaftlerinnen haben wir ein Interesse daran, die genauen Details der Effektstärken und Populationsgrößen in den oben genannten systematischen Übersichtsarbeiten und Metaanalysen zu betrachten, aber welche Kernaussage lässt sich für uns als Kliniker und für die Arbeit in der Praxis daraus ableiten, wenn wir nach dem Nutzen von achtsamkeitsbasierten Programmen fragen?

Es gibt eine deutliche Evidenz für die positiven Effekte von MBPs auf die Reduktion von Stress. Vor allem für die Behandlung von (rezidivierenden) Depressionen gibt es hinreichende, methodisch gut untermauerte Belege (daher auch die Aufnahme von MBPs in nationale und internationale Behandlungsleitlinien). Obwohl nicht alle Studien dies zeigen, gibt es im Allgemeinen auch hinreichende Belege für die angstreduzierende Wirkung von MBPs, die zurzeit in der Arbeitswelt gerne und mit überwiegend positiven Resultaten eingesetzt werden.

5 Mindful2Work – das Grundprinzip: die Synergie

Das Trainingsprogramm Mindful2Work umfasst sechs zweistündige wöchentliche Sitzungen und ein Abschlusstreffen sechs Wochen nach dem Training. Während sämtlicher Sitzungen wird mit einer Kombination aus bewusster aktiver Bewegung im Freien (am besten in einem Park, Garten oder auf einer begrünten Dachterrasse), Yoga und Achtsamkeitsmeditationen gearbeitet. Außerdem werden die Teilnehmenden gebeten, täglich zu Hause zu üben, sodass sie von Anfang an dazu angehalten werden, das Gelernte auch in die Praxis zu übertragen. Gerade dadurch, dass (auch) zu Hause geübt wird, entsteht ein Gefühl des Empowerments. Die Teilnehmenden können so alle Effekte sich selbst zuschreiben und sind nicht von externen Einflüssen abhängig, wie zum Beispiel von einer Medikation oder von der Trainingsleitung. Auch die Untersuchungen zu den Effekten von MBPs zeigen, dass diese Effekte größer sind, wenn zu Hause geübt wird (Crane, Crane, Eames, Fennell, Silverton, Williams u. a., 2014; Hawley, Schwartz, Bieling, Irving, Corcoran, Farb u. a., 2014). Synergie ist ein Grundprinzip des Mindful2Work-Programms. Die oben angeführten Studien haben den stressreduzierenden und das Wohlbefinden steigernden Effekt von physischer Aktivität, Yoga sowie Achtsamkeitsmeditationen gezeigt. Im Programm Mindful2Work werden diese drei effektiven Elemente aus der Überlegung heraus kombiniert, dass Stresssymptome sich sowohl mental als auch körperlich äußern. Ein Training, das auf beiden Ebenen ansetzt, und drei effektive Elemente kombiniert, wird aller Wahrscheinlichkeit nach deutlichere und länger anhaltende Effekte zeigen, als jedes der Elemente für sich genommen. Auf der körperlichen Ebene wird die Muskelspannung verringert, Entspannung und Erholung werden gefördert. Dabei ist es entscheidend, dass die Übungen achtsam ausgeführt und den Signalen des Körpers volle Aufmerksamkeit geschenkt wird, auch wenn sich während der Bewegungsübungen der Herzschlag erhöhen darf. Die Teilnehmenden werden daher aufgefordert, lediglich 70 Prozent ihrer Kraft auf die Übungen zu verwenden und nicht 100 oder sogar mehr als 100 Prozent. Gerade Personen mit einem erhöhten Risiko für Burn-out(-Symptome) überschreiten oft ihre eigenen Grenzen und stellen hohe Anforderungen an sich selbst, sodass sie körperlich und seelisch ausbrennen. Um dieser Bitte noch stärkeren Nachdruck zu verleihen, werden die Übungen auch in einem ruhigeren Tempo gezeigt. Wir betonen in diesem Zusammenhang, dass bei der Durchführung der Übungen eine Verlagerung vom Denken und der Willensstärke (»Was will ich?«) hin zum Fühlen (»Wie geht es mir?« »Was brauche ich gerade?«) stattfinden sollte. Indem die Teilnehmenden ihr Gefühl stärker einsetzen, stellen sie den Kontakt zu ihrem Körper wieder her, sodass die intuitive Weisheit und die Signalfunktion des Körpers wieder zum Tragen kommen können. Körperliche Signale sagen uns, wie es uns geht, wo unsere Grenzen liegen und was wir im Moment brauchen. Wenn wir wirklich auf unseren Körper hören und für ihn sorgen, reduziert sich die Tendenz, die eigenen Grenzen zu überschreiten. Diese Haltung gilt auch bei der Ausführung der Yoga-Übungen im Mindful2Work-Programm. Daher haben wir uns bewusst für eine Kombination aus Yin-Yoga und Hatha restorative-Yoga entschieden. Dabei handelt es sich um ruhige Formen des Yoga, bei denen man längere Zeit in bestimmten Positionen verweilt. Sie zielen vor allem auf die Beweglichkeit des Körpers ab, auf Stressreduzierung und Entspannung, sodass die psychische und körperliche Regenerierung unterstützt wird (Hanson, 2011). Bei diesen Übungen geht es im Wesentlichen darum, (körperlich) zur Ruhe zu kommen, bewusst zu entspannen, das Loslassen zu üben und sich den Positionen hinzugeben. Yin-Yoga bietet genau hierfür genügend Raum und Zeit. Doch auch wenn die Entspannung während der Positionen im Zentrum steht, können die Übungen sehr anstrengend sein, zum Beispiel wegen des intensiven Stretchings (körperliche Erfahrung) oder weil wir es nicht gewohnt sind, längere Zeit in einer Haltung zu verweilen (mentale Erfahrung). Damit die einzelnen Positionen körperlich nicht zu viel von unserer Zielgruppe fordern, die häufig mit einem Mangel an Energie oder körperlichen Beeinträchtigungen zu kämpfen hat, werden Alternativen angeboten, sodass die Übungen für jeden gut durchführbar sind. So werden zum Beispiel Kissen zur Unterstützung eingesetzt, sodass die Positionen weniger fordernd sind und eher zu einer *restorative pose* (aus dem Hatha restorative-Yoga) werden, die für jeden geeignet sind, ungeachtet eventueller körperlicher Einschränkungen. Der sanfte Umgang mit dem Körper zieht sich durch das gesamte Yoga-Programm von Mindful2Work. So lernen die Teilnehmenden, ihre körperlichen Grenzen während der Yoga-Positionen zu spüren, auf sie zu hören und sie zu respektieren. Denn es geht darum, (wieder) zu lernen, wo sich die Bremse befindet und zur Ruhe zu kommen, anstatt aufs Gaspedal zu treten und weiterzurasen.

Im Mindful2Work-Programm wird nicht nur geübt, Stresssignale des Körpers wahrzunehmen, sondern auch zu beobachten, wie unser Geist funktioniert. Die Achtsamkeitsübungen des Programms basieren sowohl auf dem Mutterprogramm MBSR (Kabat-Zinn, 1982), MBCT (Segal, Williams, Teasdale, 2012) als auch auf dem Achtsamkeitstraining von Mark Williams und Dan Penman (Williams, Penman, 2015), sind aber etwas mehr auf die spezielle Zielgruppe von Personen mit (arbeitsbedingtem) Stress und Burn-out-bedingten Symptomen und die entsprechende Arbeitsumgebung zugeschnitten. In einem anschaulichen Artikel (Crane u. a., 2016) zu der Frage, was nun eigentlich der gemeinsame Nenner der vielen verschiedenen MBPs ist, wird auf das Bild von »Kette und Faden« verwiesen. Die Metapher vom Weben eines Stoffes verdeutlicht, dass jedes MBP eine Anzahl wesentlicher, fester Variablen hat (ansonsten ist es kein MBP), zum Beispiel die Entwicklung einer neuen Beziehung zu unseren Erfahrungen, die sich u. a. durch die Aufmerksamkeit für den gegenwärtigen Moment ausdrückt, und die Fähigkeit, Dinge mit Abstand betrachten zu können (Dezentrierung), durch Erfahrungslernen in Kombination mit dem Prozess des »Inquiry« (der vertiefenden Befragung in Dialogform am Ende der Meditation, mit deren Hilfe es den Teilnehmenden ermöglicht wird, selbst zu erkennen, wie unser Geist auf Erfahrung reagiert) und »Verkörperung« in der Person des Trainers oder der Trainerin. Dies ist sozusagen die Kette, die bereits auf dem Webrahmen vorhanden ist. Ansonsten kann jedes MBP an einen spezifischen Kontext angepasst werden oder an eine spezielle Population, was bestimmte variable Elemente voraussetzt (im Mindful2Work-Programm zum Beispiel die Integration von aktiven Bewegungsübungen im Freien, die Anwendung mancher Übungen während der Arbeit, relativ viel Aufmerksamkeit für Selbstfürsorge und ein sechs- statt eines achtwöchigen Programms). Dies sind dann sozusagen die Fäden, die durch die bereits vorhandenen Kettfäden gewoben werden, ein Prozess, der jeden Stoff letztendlich einzigartig macht. Auch die Gruppe spielt im Mindful2Work-Programm eine besondere Rolle. Wir versuchen bewusst, die Gruppen relativ klein zu halten, sodass ein individueller Kontakt mit allen Teilnehmenden möglich ist (idealerweise sind dies sechs bis maximal zwölf Teilnehmende). Obwohl jeder seine eigenen Gründe hat, am Programm teilzunehmen, und dies nicht im Plenum offengelegt werden muss, haben wir die Erfahrung gemacht, dass nicht nur die Wahrnehmung und die Anerkennung des jeweiligen »Leidens« und das »Mitgefühl« mit dem anderen, sondern auch das gemeinsame Üben und das gemeinsame »Leiden« verbindend wirkt – Neff nennt dies die »Erfahrung unserer gemeinsamen Menschlichkeit« in der Selbstfürsorge (Neff, 2003a).

> »Die Gruppe hat wirklich viel dazu beigetragen, da ich ähnliche Menschen getroffen habe, Menschen, die ungefähr dasselbe Problem hatten wie ich.«

»Am meisten hat mir geholfen, dass ich gesehen habe, womit die anderen Teilnehmer zu kämpfen hatten, so trivial manche Beobachtungen auch gewesen sein mögen, es war eine wichtige Erkenntnis und hat einen großen Einfluss auf mich gehabt.«

Außerdem ist es denkbar, dass der achtsame Aufenthalt in der Natur (die Bewegung im Grünen) an sich einen positiven Effekt hat, welcher dann auch in die bewussten aktiven Bewegungsübungen, das Yoga und die Meditationen einfließt. Die Übungen werden bewusst im Freien gemacht, da die positiven Effekte von aktiver Bewegung und Sport größer sind, wenn er in der Natur stattfindet (Van Cuijck, Holterman, Hettinga, 2013). Metastudien im Zusammenhang mit *Nature Assisted Therapies* (NAT) belegen, dass der Kontakt zur Natur und die frische Luft einen positiven Effekt auf verschiedenste Symptome haben, zu denen auch stressbedingte Symptome gehören (Annerstedt, Währborg, 2011). Eine Studie aus Schweden hat sogar ergeben, dass Personen mit schwerwiegenden stress- und depressionsbedingten Symptomen, die an einem zwölfwöchigen Rehabilitationsprogramm in der Natur teilnahmen, bis zu einem Jahr nach dem Programm deutlich weniger ärztliche oder psychologische Hilfe in Anspruch nahmen (Währborg, Petersson, Grahn, 2014).

»Besonders positiv war die Tatsache, dass ich während des Mindful2Work-Trainings morgens um 10.00 Uhr, wenn ich sonst arbeitete, durch den Park laufen durfte. Das war ein echtes Geschenk. Beim ersten Mal war die Erkenntnis, wie schön es ist, draußen zu sein, am intensivsten, danach nahm dies ein wenig ab. Aber auch heute, während des Abschlusstreffens und nachdem ich eine Zeit lang nicht hier gewesen bin, fiel mir genau das wieder unglaublich positiv auf.«

»Dass wir uns zuerst draußen bewusst aktiv bewegt haben, war sehr erfrischend.«

Während der ersten drei Sitzungen werden Basis-Achtsamkeits-Fähigkeiten geübt, wie das Ausrichten und Aufrechterhalten der Aufmerksamkeit und die bewusste Wahrnehmung von Körper und Atem. In der zweiten Hälfte des Kurses wird darauf aufbauend der achtsame Umgang mit inneren und äußeren (auf die Arbeit bezogenen) Ereignissen verfeinert. Dabei geht es um den Umgang mit Stress und schwierigen Situationen sowie um Selbstmitgefühl und Selbstfürsorge. Wenn die Aufmerksamkeit stärker im Hier und Jetzt verweilt und weniger in die Vergangenheit und die Zukunft abschweift, beruhigt sich auch der Geist. Die Meditation und der anschließende Prozess des »Inquiry« können die Einsicht fördern, dass wir unser Leiden selbst verstärken. So üben wir zum Beispiel, Abstand zu inneren (Gedanken, Gefühlen, körperlichen Empfindungen, Handlungsimpulsen) und äußeren Ereignissen zu gewinnen und lernen so, dass wir selbst entscheiden können, wie wir auf unsere Erfahrungen reagieren. Und das schafft Raum und ein befreiendes Gefühl. So erleben die Teilnehmenden, dass Gedanken vorübergehen, dass sie keine unverrückbaren Fakten sind. Sie werden auf diese Weise nicht mehr so schnell in eine negative Gedankenspirale hineingezogen. Und da unser Körper und unser Geist in Wechselwirkung stehen, ist es wahrscheinlich, dass die Arbeit auf diesen beiden Ebenen zu synergetischen Effekten führt: Die Summe ist größer als jedes Element für sich genommen.

»Ich habe besonders die Kombination aus Bewegung an der frischen Luft, Yoga und Achtsamkeit genossen. Gerade die Kombination dieser drei Elemente hat mir sehr geholfen, zu mir selbst und zu einem besseren Leben zu finden.«

Kapitel 2

Mindful2Work – Inhalt

»Ich hoffe, in diesem Training zu lernen, wieder zu mir selbst zu finden, zu spüren, was ich möchte, meine Grenzen deutlich zu machen und ›Nein‹ sagen zu können.«

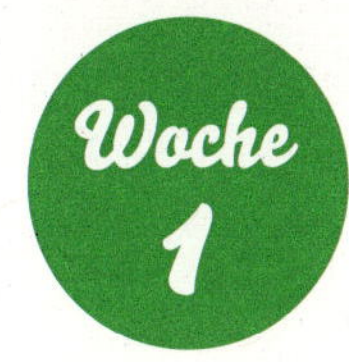

Hintergrundwissen zur ersten Woche: Vom Autopiloten zur Achtsamkeit

Multitasking, hohe Geschwindigkeit, Konkurrenzdruck, Arbeitsplatzunsicherheit, ständige Erreichbarkeit über die sozialen Medien, Reizüberflutung und andauernder Zeitdruck bestimmen heute das Leben in der westlichen Gesellschaft. Wenn uns jemand fragt, wie es uns geht, lautet unsere Antwort oft: »Viel zu tun«. Auch wenn hohe Geschwindigkeit, Konkurrenzdruck, ständige Erreichbarkeit und eine Menge Aufgaben und Reize für manche Menschen vielleicht inspirierend sein mögen, bringt all das doch Stress mit sich. Stress aber beeinflusst unser Wohlbefinden und unsere Gesundheit negativ. Kurzfristig kann Stress zu Symptomen wie Kopf- und Muskelschmerzen, erhöhtem Herzschlag und Blutdruck, Schlafproblemen und einem Gefühl der mentalen Instabilität führen, langfristig sogar zu chronischer Erschöpfung, Burn-out, Angst, Depressionen, verminderter kognitiver Leistungsfähigkeit (Probleme mit der Aufmerksamkeit, bei Planung und Organisation, mit dem Gedächtnis, bei der Priorisierung), somatischen Symptomen sowie kardiovaskulären Erkrankungen. Sind wir bei der Arbeit lang anhaltendem Stress ausgesetzt, kann dies die unterschiedlichsten Folgen haben: geringere Produktivität, häufigere Erkrankungen, Zunahme von Betriebsunfällen, Zunahme von Fehlern und Konflikten. In Deutschland klagen nach repräsentativen Studien über 50 Prozent der Arbeitnehmerinnen und Arbeitnehmer über Burn-out-Symptome(Pronovabkk, 2018). 2018 wurden je 100 Versicherter durchschnittlich 5,3 Arbeitstage aufgrund von Arbeitsunfähigkeitsbescheinigungen mit dem Diagnoseschlüssel Z73 „Burn-out") versäumt (DAK, 2019, 8). Ausführlichere Informationen dazu finden Sie in Kapitel 1.

Erschöpfung und Burn-out sind also häufig auftretende Phänomene – aber was genau benennen diese beiden Begriffe eigentlich? Der neue Katalog der internationalen Klassifikation der Krankheiten (ICD) der WHO führt und definiert erstmals Burn-out als Krankheit (ICD-11). Danach zeigen Menschen mit Burn-out die folgenden drei Symptome: das Gefühl von Erschöpfung, eine zunehmende geistige Distanz oder negative Haltung gegenüber der beruflichen Tätigkeit und ein merklich verringertes Leistungsvermögen. Diese Symptome können so stark ausgeprägt sein, dass betroffene Menschen ihre Aufgaben bei der Arbeit und/oder im sozialen Leben nicht mehr richtig erfüllen können. Erschöpfung kann allmählich in ein Burn-out übergehen, wenn die oben genannten Beschwerden länger als ein halbes Jahr andauern und Gefühle der Müdigkeit und (emotionalen) Erschöpfung das Leben dominieren. Es geht uns an dieser Stelle nicht darum, genau festzulegen, wer diese Kriterien erfüllt und wer nicht. Wenn jemand das Bedürfnis hat, dies genauer zu klären, kann er sich hierzu an seinen Betriebsarzt oder andere Fachkräfte wenden. Wir wissen aber, dass sich die bisherigen Teilnehmenden wegen folgender Symptome zum Mindful2Work-Programm angemeldet haben: Gefühle der Trauer oder Angst, körperliche Stresssymptome, Gefühle der Überforderung, dem Gefühl, dass sie nicht mehr sämtliche anfallenden Aufgaben bewerkstelligen können oder wollen und wegen einem Gefühl der Negativität und Aussichtslosigkeit mit Blick auf die Arbeit oder die Work-Life-Balance, Schlafproblemen oder Vergesslichkeit. Im Mindful2Work-Training versuchen wir mithilfe einer Kombination aus bewusster aktiver Bewegung, Yoga und Achtsamkeit an diesen Symptomen zu arbeiten, wobei der Schwerpunkt auf der Achtsamkeit liegt.

»Ich bin zurückhaltender geworden, wenn es darum geht, hundert Prozent zu geben, aber wenn ich es mache, ist es jetzt eine bewusste Entscheidung.«

Achtsamkeit wird von ihrem Begründer Jon Kabat-Zinn als eine bestimmte Art der Aufmerksamkeit definiert, die bewusst auf den gegenwärtigen Moment bezogen und nicht wertend ist. Was dies bedeutet, lässt sich am Gegenteil veranschaulichen: Jemand stellt sich uns vor und wir vergessen seinen Namen sofort wieder, wir kommen am Arbeitsplatz an, können uns aber nicht mehr wirklich daran erinnern, wie wir dort hingekommen sind. Körperlich sind wir dort, aber mit unserem Kopf (unserer Aufmerksamkeit) sind wir ganz woanders. Unsere Aufmerksamkeit ist häufig nicht an dem Ort, an dem sich unser Körper befindet: Wir sind bei Dingen, die noch geschehen werden oder die schon geschehen sind und so verpassen wir den gegenwärtigen Moment. In unserem Kopf ist so viel los, weil wir ständig Ausflüge in die Vergangenheit oder in die Zukunft unternehmen. Die Fähigkeit, mit dem Körper an dem einen und mit dem Kopf (unserer Aufmerksamkeit) an einem anderen Ort sein zu können, besitzen wir, weil wir mit einem Autopiloten ausgestattet sind.

Im wörtlichen Sinn ist der Autopilot ein Mechanismus, mit dem ein Fahrzeug ohne menschliches Eingreifen gesteuert werden kann. Dinge, die uns zur Routine geworden sind, wie zum Beispiel den Weg zur Arbeit, können wir erledigen, ohne groß darüber nachzudenken, ohne ihnen bewusste Aufmerksamkeit schenken zu müssen. Wir tun sie automatisiert. Etwas im Autopiloten-Modus erledigen zu können, hat sicherlich Vorteile. Stellen Sie sich vor, wir müssten jedes Mal ganz bewusst darüber nachdenken, welchen Weg wir zur Arbeit nehmen sollen. Und es ist natürlich praktisch, dass wir auf diese Weise mehrere Dinge gleichzeitig tun können. Aber genau das ist auch das Tückische! Es bedeutet nämlich, dass wir, während wir handeln, mit unserer Aufmerksamkeit ganz woanders sein können, was wiederum zur Folge hat, dass wir dem gegenwärtigen Moment viel weniger Aufmerksamkeit schenken und so den einzigen Moment, den wir wirklich erleben, verpassen. Außerdem kostet es viel Energie, sorgt für Unruhe und belegt unseren Arbeitsspeicher, der – wenn wir mit sehr vielen Dingen gleichzeitig beschäftigt sind –, überlastet werden kann. Dewulf (2010) vergleicht dies mit einem Computer, auf dem viele Dokumente gleichzeitig geöffnet sind. Je mehr Programme laufen und Dokumente geöffnet sind, desto langsamer wird der Rechner, er hängt sich auf und stürzt schließlich ab. Das Gleiche≠ kann mit unserem Arbeitsspeicher geschehen, wenn er überlastet ist. Er gerät ins Stocken, wir verlieren den Überblick und können nicht mehr klar denken. Glücklicherweise kann man daran etwas ändern. Wir können diesen Prozess umkehren! Anstatt den Autopiloten einzuschalten und mit schrecklich vielen Dingen gleichzeitig beschäftigt zu sein, können wir uns des gegenwärtigen Moments bewusst werden und uns auf eine Sache fokussieren. Wenn wir Achtsamkeit praktizieren, ist das zwar keine Garantie dafür, dass wir ständig im gegenwärtigen Moment leben, auch dann unternehmen wir manchmal noch Ausflüge im Kopf, zum Beispiel um zu planen oder über etwas zu reflektieren, was geschehen ist. Das ist ganz normal. Der Unterschied ist allerdings, dass dieses Abschweifen dann immer öfter zu einer bewussten Entscheidung wird, bei der wir selbst Regie führen.

Als ich (Anne Formsma) begann, mich mit Achtsamkeit zu beschäftigen, empfand ich es als sehr herausfordernd festzustellen, wie voll mein Kopf war und wie oft meine Gedanken auf Wanderschaft gingen: Ich war mit meiner Aufmerksamkeit meist nicht dort, wo ich mich in diesem Moment in Wirklichkeit aufhielt! Meine Aufmerksamkeit wurde sozusagen ständig gekidnappt. Durch Achtsamkeit wurde ich mir dessen bewusst und konnte es ändern. Wenn ich heute am Wochenende zum Beispiel eine Wanderung durch die

Heide mache und bemerke, dass ich in meinem Kopf damit beschäftigt bin, das Training für Montag vorzubereiten (also eigentlich nicht in der Natur bin, sondern im Büro!), kann ich inzwischen darüber lächeln und meine Aufmerksamkeit wieder in den gegenwärtigen Moment zurückbringen und so wirklich genießen, draußen zu sein.

In der Meditation entwickeln wir Achtsamkeit und trainieren unsere Aufmerksamkeit, indem wir sie auf eine Sache richten, zum Beispiel auf den Atem oder den Körper, aber auch auf andere Erfahrungen (wie Geräusche, Gedanken, Bilder). Oder wir meditieren mit offener Aufmerksamkeit, werden uns über alles bewusst, was in ihren Fokus gerät. Wenn wir die Aufmerksamkeit trainieren möchten, müssen wir zunächst lernen, uns auf eine einzige Erfahrung zu fokussieren, zum Beispiel auf den Atem. Denken Sie an die Computer-Metapher: Wir machen uns bewusst, wie viele Dokumente in unserem Kopf geöffnet sind und schließen alle Fenster, außer das der Aufmerksamkeit für den Atem. Jedes Mal, wenn uns bewusst wird, dass unsere Aufmerksamkeit abschweift (ein neues Dokument geöffnet wird), nehmen wir wahr, worauf sich unsere Aufmerksamkeit gerichtet hat. Anschließend bringen wir sie freundlich, aber bestimmt wieder zurück zu dem Objekt, das wir ausgewählt haben, zum Beispiel zum Atem. Diesen Prozess wiederholen wir immer wieder und trainieren so unsere Aufmerksamkeit. Wir können sie dann ausdauernder und tiefgehender ausrichten und bemerken schneller, wenn wir abschweifen. Allerdings führt diese Übung nicht dazu, dass wir nie wieder abgelenkt sind oder überhaupt keine Gedanken mehr haben. Es geht darum, Abstand zu gewinnen, einen Schritt zurückzutreten. Man kann es mit einem Fluss vergleichen: Normalerweise befinden wir uns mitten in einem Strom von Gedanken und Gefühlen, der uns mitreißt. Manchmal geraten wir dabei sogar mit dem Kopf unter Wasser. Wenn es uns gelingt, Abstand zu gewinnen, ist es, als würden wir am Ufer stehen. Den Strom gibt es immer noch, aber wir erleben ihn anders, können anders mit ihm umgehen, weil wir uns nicht mehr so schnell überrumpeln lassen. Wir sind nicht mehr Teil des (brodelnden) Flusses, sondern können ihn in Ruhe betrachten.

In der Meditation betrachten wir also die inneren Prozesse aus einem Abstand heraus und gewinnen so eine Vorstellung davon, wie wir mit den Dingen umgehen und auf sie reagieren. Wir haben meist keinen Einfluss darauf, was uns auf unserem Weg begegnet, das gilt für unser Leben wie für die Gedanken und Gefühle, die ständig durch unseren Kopf rasen. Aber wir haben Einfluss darauf, wie wir uns dazu verhalten, wir haben die Wahl. Der Begründer der Achtsamkeitbewegung in der westlichen Welt, Jon Kabat-Zinn, erlebte im Massachusetts General Hospital, dass chronisch kranken Menschen, die medizinisch betrachtet austherapiert waren, ständig gesagt wurde, dass sie »lernen müssten«, mit ihren Beschwerden zu leben. Gut und schön, sie sollten damit leben … aber wie? Seine persönliche Erfahrung mit Meditation und Yoga war der Ausgangspunkt für sein Trainingsprogramm MBSR, das mit dem Erleben der Beschwerden arbeitete und so den Patienten ermöglichte, auch ihre Gesundheit und ihr Wohlbefinden anders wahrzunehmen. Im MBSR-Training lernten die Teilnehmenden zu erkennen, dass sie durch ihren Umgang mit ihren Beschwerden das Leiden verschlimmerten. Manchmal werden wir montagmorgens wach, es ist viel zu früh, wir sind müde, angespannt und haben Kopfschmerzen (physisches Erleben). Die gesamte Arbeitswoche scheint über uns hereinzubrechen, weil wir denken: »Wenn ich mit diesen Beschwerden zur Arbeit gehe, schaffe ich nichts von dem, was noch ansteht!« (Gedanken). So kann ein Gefühl der Panik entstehen (Gefühle) und die Kopfschmerzen werden noch schlimmer. Wir möchten uns am liebsten krankmelden oder sofort unsere Mails checken, obwohl es noch so früh am Morgen ist (Handlungsimpuls). Wenn es uns allerdings gelingt, diesen Prozess mit Abstand zu betrachten, so wie wir es in der Meditation üben, können wir die primäre Erfahrung und ihre sekundäre Interpretation besser unterscheiden. Wenn wir genau erkennen, worin die primäre Erfahrung besteht, können wir leichter bei dieser Erfahrung bleiben, ohne sie mit weiterer Bedeutung aufzuladen. Wir unterbrechen sozusagen die Kettenreaktion und machen es nicht noch schlimmer, als es bereits ist.

»Ich nehme die Dinge, Gedanken und Routinen jetzt öfter bewusst wahr und bemerke, wie ich mich im Moment gerade fühle.«

Achtsamkeit bedeutet, sich alle Erfahrungen bewusst zu machen, so wie sie sind, anstatt sich von der Interpretation der Erfahrung mitreißen zu lassen. Das unterscheidet ein Achtsamkeitstraining von anderen Trainings oder Kursen. Es gibt viele Kurse, in denen »der Kopf« (die Ratio) geschult wird, in denen wir kognitiv lernen und in denen der Schwerpunkt darauf liegt, bestimmte Gefühlen, Gedanken oder Verhaltensweisen, die nicht förderlich sind, zu verändern oder zu »beseitigen«. Aber unsere Ratio ist schon ziemlich weit entwickelt. In der Achtsamkeit trainieren wir nicht den »konzeptuellen Geist«, sondern den »nicht-konzeptuellen (experientiellen oder erlebnisorientierten) Geist«. Es geht darum, sich der eigentlichen Erfahrung bewusst zu werden, bevor wir diese interpretieren oder in Konzepten denken. »Knowing what's on your mind«, wie Kabat-Zinn es formuliert. Dies setzt voraus, dass wir die Dinge, so wie sie wirklich sind, mit einem unvoreingenommenen Blick betrachten. Achtsamkeit kann dann dazu führen, dass wir – wenn wir zum Beispiel durch einen Park laufen – alles um uns herum bewusster wahrnehmen und dann bemerken, welchen Effekt dies hat. Plötzlich sehen wir, wie die Sonne durch die Blätter scheint, spüren wir die frische Luft, riechen den Geruch des frisch gemähten Grases, hören die Vögel, während wir sonst oft alles dem Autopiloten überlassen haben und in Gedanken noch bei dem Gespräch mit unserer Chefin waren oder schon bei der Einladung zum Abendessen.

Wenn wir der Erfahrung bewusste Aufmerksamkeit schenken, können wir sie intensiver erleben und den Augenblick besser genießen. Andererseits kann es natürlich auch sein, dass wir mit dieser bewussten Aufmerksamkeit entdecken, dass wir etwas unangenehm finden. Zum Beispiel dann, wenn wir ganz aufmerksam eine Rosine essen, wie wir es während der ersten Sitzung dieser Trainingseinheit tun. Vielleicht bemerken wir plötzlich, dass wir die Konsistenz der Rosine unangenehm oder sie im Nachgeschmack zu sauer finden, obwohl wir schon unser ganzes Leben lang Rosinen essen und das noch nie bemerkt haben! Eine solche Erfahrung mag in diesem Moment nicht angenehm sein, aber wir erkennen, wie die Dinge wirklich liegen und können dann etwas daran ändern (zum Beispiel andere oder keine Rosinen mehr essen).

Manchmal lässt sich an den unangenehmen Dingen, die wir erleben oder die wir gerne anders hätten, nichts ändern. Achtsamkeit kann uns jedoch dabei helfen, mit diesen Dingen besser umzugehen. Jon Kabat-Zinn führte 1990 die Begriffe Tun-Modus *(doing-mode)* und Sein-Modus (*being-mode)* ein. Wenn etwas störend ist und wir es loswerden wollen oder etwas ist wünschenswert und wir streben danach, dann handeln wir meist zielgerichtet, analysierend und problemlösend, dann befinden wir uns im Tun-Modus. Dieser ermöglicht es uns, unsere Ziele zu erreichen und Veränderungen herbeizuführen, den Abstand zwischen dem, was wir sein wollen, und dem, was wir sind, zu verringern. Unsere Fähigkeit, Dinge zu analysieren und Lösungen herbeizuführen, ist fantastisch, aber wir können nicht alles in unserem Leben auf diese Weise verändern oder lösen. Das gilt für manche Probleme bei der Arbeit, für unsere Stimmungen, für bestimmte körperliche Beschwerden und anderes mehr. Der Sein-Modus steht dem Tun-Modus gegenüber: In diesem Modus erleben wir die Welt unmittelbar, sind nicht auf das Ziel ausgerichtet, sondern mit dem Weg dorthin befasst – dies ist der eigentliche Mindful-Modus.

In der Meditation schalten wir in den Sein-Modus. Statt die Dinge verändern zu wollen, lassen wir das zu, was im Moment ist. Erfahrungen werden wahrgenommen, wie sie sind, im gegenwärtigen Moment und ohne Urteil. Der Meditationslehrer Thich Nhat Hanh nennt das *»Being with the suchness of things«*. Der Sein-Modus hilft uns, das, was im Moment ist, besser auszuhalten. Das Schöne an der Achtsamkeit ist also, dass sich die Umstände nicht ändern müssen, damit eine Veränderung geschieht! Das bedeutet natürlich nicht, dass sich an den Umständen nie wieder etwas ändern muss, wenn wir nur achtsam sind. Aber wenn wir zunächst wirklich erfahren, wie es im Moment ist, statt vor dieser Erfahrung davonzulaufen oder dagegen anzukämpfen und eine schnelle Lösung zu suchen, entsteht ein Freiraum. Diese Bewusstwerdung und der neu gewonnene Freiraum ermöglichen es uns dann, bewusster zu leben, zu entscheiden und zu handeln, sodass wir uns und anderen nicht mehr schaden.

Seit ich (Susan Bögels) den Unterschied zwischen Sein- und Tun-Modus kenne, sehen meine To-do-Listen mit all den Aufgaben, die ich mir selbst stelle, anders aus. Es gibt jetzt auch eine To-be-Liste, in der ich festhalte, mit welcher Einstellung, welcher Absicht ich meine To-dos abarbeiten möchte. Das sieht dann zum Beispiel so aus:

To do	To be
Artikel erneut einsenden	Ruhig
Quittungen einreichen	Aufmerksam
Seminar vorbereiten	Freundlich
Wegen der hohen Rechnung anrufen	In Beziehung
Hausarbeiten korrigieren	Dankbar
Kurs auf die Website stellen	Gegenwärtig
Mitarbeitergespräch führen	Geduldig

Programm Woche 1

1 Bewusste aktive Bewegung (25 Minuten)
2 Yoga (25 Minuten)
3 Achtsamkeit (insgesamt 65 Minuten)
3a Meditation: Was ist meine Absicht? (5 Minuten)
3b Kennenlernen (20 Minuten)
3c Rosinenmeditation + Inquiry (5 + 5 Minuten)
3d Psychoedukation: Achtsamkeit (5 Minuten)
3e Sitzmeditation mit Achtsamkeit auf den Atem + Inquiry (15 + 10 Minuten)
4 Übungen für zu Hause (5 Minuten)

1 Bewusste aktive Bewegung

Die erste Sitzung beginnt im Trainingsraum. Im Kreis angeordnet, liegen für jeden Teilnehmenden eine Matte, ein Meditationskissen und eine Decke bereit. Außerdem sind Stühle für diejenigen vorhanden, die dies angenehmer finden. Wir begrüßen alle und bitten sie, sich einen Platz im Kreis zu suchen. Auf jedem Platz liegt ein unbeschriftetes Namensschild, auf das die Teilnehmenden zunächst ihren Namen schreiben sollen. Nachdem sich alle gesetzt haben, beginnen wir mit einigen einleitenden Worten. Wir skizzieren den Aufbau des Programms und erläutern, dass in der heutigen Sitzung zunächst ein wenig bewusste aktive Bewegung und Yoga auf dem Programm stehen und erst daran anschließend eine Vorstellungsrunde stattfindet. Das Programm der ersten Sitzung wurde auf dem Flipchart festgehalten. Wir weisen kurz darauf hin, dass die Teilnehmenden selbst dafür verantwortlich sind, während des Trainings gut für sich zu sorgen. Zusätzliche Decken oder Meditationskissen, Stühle oder Wasser stehen bereit und können jederzeit geholt werden, die Toilette kann ebenfalls zwischendurch aufgesucht werden, eine Pause ist nicht vorgesehen. Dann stellen wir die bewusste aktive Bewegung vor, bevor wir nach draußen gehen. In den folgenden Sitzungen treffen wir uns nur kurz im Trainingsraum, um dort die Taschen und Arbeitsbücher abzulegen, und gehen dann direkt nach draußen.

Es ist nichts Neues, dass uns körperliche Aktivität guttut. Oft denken wir jedoch nicht daran, dass physische Aktivität auch zu Erschöpfung führen kann. Sport gibt uns nicht nur neue Energie, wir verbrauchen dabei auch Energie. Außerdem werden beim Sport Stresshormone wie Adrenalin und Dopamin ausgeschüttet. Bei extremem Stress und/oder großer Müdigkeit ist Sport bei niedriger Intensität in Kombination mit Ruhe für unseren Energiehaushalt meist vorteilhafter als intensiver Sport. Das Tempo sollte bei körperlichen Aktivitäten auf die momentane Situation angepasst sein. Wenn wir also unter großem Stress stehen und/oder sehr müde sind, ist es wichtig, dass Geschwindigkeit und Intensität zu Anfang etwas unter unserem Niveau liegen, um zu verhindern, dass sich die Erschöpfung noch verstärkt oder wir unseren Körper sogar überlasten. Während des Mindful2Work-Trainings arbeiten wir daran, Sport mit einem anderen »Mindset« zu machen, wir nennen dies »bewusste aktive Bewegung«. Oft treiben wir Sport mit der Kraft des Willens (ratio): Ich will fünf Kilometer laufen oder ich will diese Übung 30 Minuten lang machen. In diesem Training geht es jedoch darum, vom Denken zum Fühlen zu gelangen (Was sagt unser Körper?), sich also nicht so sehr über die Ratio Ziele zu stecken, sondern zu erleben, was die Bewegung mit uns macht, während der Übung und auch danach. Spüren wir, dass uns die Übung guttut? Fühlen wir uns vitaler, haben wir mehr Energie? Oder hat die Übung uns erschöpft? Häufig erleben wir nämlich, dass Teilnehmende, die wegen ihrer Beschwerden (teilweise) nicht mehr arbeiten, also zu Hause sind, »trotzdem noch jeden Tag ordentlich Sport machen, denn das ist gut für mich und ich habe dann zumindest etwas getan«. Wenn wir dann fragen, wie sie sich danach fühlen, wird uns oft berichtet, dass sie sich kurzzeitig besser fühlen, doch danach vollkommen erschöpft sind und nur noch auf dem Sofa liegen. Bewegung ist gut für uns, aber nur in einem Umfang, der für jeden und in jedem Moment anders ist. Wir bitten die Teilnehmenden also, freundlich zu sich zu sein und nicht alles zu geben, 70 Prozent sind hier eine gute Orientierung. Außerdem wissen wir aus Untersuchungen, dass dreimal 20 Minuten Bewegung in der Woche, bei der der Herzschlag erhöht ist und leicht geschwitzt wird, bereits ausreichend sein kann, um positive Effekt zu erzielen. (Mehr über die Effekte von aktiver Bewegung in Kapitel 1.) Das steht im klaren Widerspruch zu der häufigen Annahme, dass wir mehrere Stunden intensiv Sport treiben müssten, um Erfolge zu sehen.

Nach diesen einleitenden Erläuterungen gehen wir mit der Gruppe nach draußen. Es ist wichtig, dass es sich dabei um einen Ort im Grünen handelt, zum Beispiel einen Park. So profitieren die Teilnehmenden zusätzlichen von den positiven Effekten, die Bewegung in einer natürlichen Umgebung mit sich bringt. Wenn zwei Trainerinnen den Kurs begleiten, macht eine der beiden die Übungen in einem sehr langsamen Tempo vor, während die andere sie in einem etwas schnelleren Tempo ausführt, aber dennoch ruhig und vor allem mit voller Aufmerksamkeit. Auf diese Weise können alle Teilnehmenden die Übungen gut bewältigen und die Intensität wählen, die gut für sie ist. Einige Teilnehmenden werden schneller sein als andere, beides ist in Ordnung. Wir betonen, dass die Übungen vor allem achtsam ausgeführt werden sollen, und fragen nach, was die Teilnehmenden fühlen, ohne es an dieser Stelle konkret zu besprechen, das machen wir später. Wir erinnern daran, die Übungen mit 70 Prozent der Intensität auszuführen, die ihnen möglich wäre, und sich nicht sofort mit ganzer Kraft darauf zu stürzen. Wir bitten sie, vor allem darauf zu achten, was währenddessen in ihrem Körper und in ihrem Kopf geschieht. Es geht um den Prozess der bewussten aktiven Bewegung im gegenwärtigen Moment, es gibt kein Ziel, das erreicht werden müsste.

Bevor wir mit der Aufwärmphase beginnen, halten wir kurz inne. Wir laden die Teilnehmenden ein, ihre Aufmerksamkeit nach innen zu richten und zu fühlen, wie es ihnen in diesem Moment geht. Vielleicht merken sie, wie müde oder angespannt sie sind, vielleicht aber auch, dass es ein guter Tag ist und sie viel Energie haben. An dieser Beobachtung sollen sie sich bei der aktiven Bewegung an diesem Tag orientieren. Wir werden diesen bewussten Wechsel von der Kraft des Willens hin zum Körper und zum Spüren jedes Mal, wenn wir uns bewusst bewegen, erneut vollziehen, da jede Woche, jeder Tag, ja sogar jeder einzelne Moment sich in Bezug darauf unterscheidet, wie wir uns fühlen und was wir gerade brauchen. Was sich in der letzten Woche noch gut angefühlt hat, kann heute schon zu viel sein oder auch zu wenig. Die anschließende Aufwärmphase dauert ungefähr fünf Minuten (siehe Anhang). Sollte es direkt beim Trainingsraums keinen Park geben, kann auch der Weg in einen Park oder eine Grünanlage als Aufwärmphase (und Cool-down-Phase) dienen. In diesem Fall kann von der zweiten Sitzung an auch darüber nachgedacht werden, mit dem Training sofort draußen zu beginnen, um Zeit zu sparen.

Nachdem wir mit den Teilnehmenden eine Runde gejoggt (oder flott gegangen) sind, stellen wir uns im Kreis auf und fahren mit den Kernübungen fort (siehe Anhang).

Nach jeder Übung bitten wir die Teilnehmenden, kurz innezuhalten und der Übung nachzuspüren, denn meistens rasen wir einfach immer weiter, vor allem wenn wir gerade einen guten Lauf haben. Doch auf diese Weise verlieren wir den Kontakt mit dem Körper und überschreiten womöglich unsere Grenzen schneller. Wir versuchen, diese Gewohnheit zu durchbrechen und ein neues Verhalten zu erlernen. Wir betonen, wie wichtig es ist, nicht nur zwischendurch kurze Pausen zu machen, sondern auch am Ende der Übung. Auf jede Anspannung sollte idealerweise Entspannung folgen, um unserem Körper die Möglichkeit zu geben, zurückzuschalten und zur Ruhe zu kommen. Ansonsten treten wir sozusagen ununterbrochen aufs Gaspedal, und es wird auf die Dauer schwierig, sich zu entspannen (zu bremsen). Auf die Kernübungen folgt eine Cool-down-Phase (siehe Anhang), anschließend gehen wir ruhig zum Trainingsraum zurück, wobei wir die Teilnehmenden bitten, dies achtsam zu tun: Anstatt zu reden, sollen sie bewusst auf alles achten, was draußen und in ihrem Inneren zu beobachten ist. Spüren sie die Luft in ihren Lungen? Die Sonne auf der Haut oder den Regen, den Wind, die Kälte? Hören sie die Vögel, die Geräusche der Stadt? Sehen sie das Grün inmitten all der Gebäude? Und welchen Effekt hat das auf sie?

»Schön, sich zu bewegen«; »Wunderbar, draußen aktiv zu sein«; »Nicht einfach, weil ich jetzt merke, dass ich viel weniger leisten kann, als ich gerne möchte«; »Ich hatte nicht wirklich das Gefühl, Sport gemacht zu haben, weil ich nicht alles gegeben habe.«

Wenn die Teilnehmenden im Trainingsraum wieder auf ihren Plätzen sitzen, beginnen wir mit den Yoga-Übungen. (Hier können die Trainerinnen eventuell die Rollen tauschen.) Nach unserer Erfahrung ist es am besten, in Stille zu den Yoga-Positionen überzugehen und sowohl die Erfahrungen mit den aktiven Bewegungs- als auch mit den Yoga-Übungen erst später zu besprechen. Die Teilnehmenden befinden sich nach der bewussten aktiven Bewegung in Stille in einem Flow, der eher erhalten bleibt, wenn auch der allmähliche Übergang zum Yoga in Stille stattfindet.

Übrigens: Wir haben uns bereits während der Anmeldung bei den Teilnehmenden erkundigt, ob sie körperliche Probleme haben. Es ist für uns wichtig, darüber informiert zu sein, nur so können wir darauf Rücksicht nehmen. Vor den Bewegungsübungen betonen wir noch einmal, dass die Teilnehmenden vorsichtig sein sollen, wenn sie wissen, dass sie Verletzungen haben oder empfindlich reagieren könnten. Wenn sich während der Übungen etwas nicht gut anfühlt oder Schmerzen bereitet, bitten wir die Teilnehmenden, uns dies zu sagen und die Übungen so auszuführen, dass es sich für den eigenen Körper in diesem Moment gut anfühlt. Die Übungen können auch ausschließlich in der Vorstellung durchgeführt werden. Auf den Körper zu hören und Grenzen zu respektieren, steht dabei immer im Vordergrund.

2 Yoga

Das Wort Yoga stammt aus dem Sanskrit und bedeutet »Einheit« oder »Vereinigung«. Gemeint ist die Vereinigung von Körper und Geist, die Bewegung in voller Aufmerksamkeit. Im Yoga geht es nicht so sehr darum, wie die Position nach außen wirkt, sondern darum, wie wir sie erfahren: *»If you are feeling it, you are doing it!«* Das Spüren und die Qualität der Aufmerksamkeit stehen im Zentrum. Wir sagen den Teilnehmenden, dass wir keinen Wettkampf austragen, nicht mit anderen und auch nicht mit uns selbst. Es ist vielmehr entscheidend, auf unseren Körper zu hören und unsere Grenzen zu respektieren. Auf den Körper zu achten, ist dabei wichtiger, als den Anweisungen des Trainers zu folgen. Die Anleitung ist lediglich eine Einladung, kein Befehl.

Wenn sich etwas nicht gut anfühlt (oder wir bereits wissen, dass eine bestimmte Position wegen einer Verletzung nicht ausgeführt werden kann), sollten die Teilnehmenden die Position beenden oder sie so abändern, dass sie keine Beschwerden mehr verursacht. Wir suchen dann gemeinsam mit dem Teilnehmenden nach möglichen Alternativen. Sollten die Teilnehmenden auf einer Matte nicht gut sitzen können, ist es auch möglich, die sitzenden Positionen auf einem Stuhl auszuführen. Während der Yoga-Übungen erläutern wir, an welchen Stellen im Körper die Übung gespürt werden kann (Wirkungsbereich) und wo sie nicht gespürt werden sollte (sensible Bereiche). Eine Haltung darf ruhig als intensiv erlebt werden (brennen), sollte aber keine Schmerzen verursachen, also stechende oder andere extreme Empfindungen hervorrufen. Eine gute Orientierung bietet dabei die Frage, inwieweit wir uns in der jeweiligen Position noch entspannen können. Wenn dies nicht mehr möglich ist, gehen wir wahrscheinlich zu weit, unser Körper leistet sozusagen Widerstand. Wir bitten die Teilnehmenden dann, die Haltung ein wenig zu lockern und nicht so intensiv auszuführen. Denn es ist wichtig, sich während der ruhigen Positionen (wenn wir uns zum Beispiel sitzend vorbeugen wie beim Schmetterling oder in der Liegenden Drehung), so gut wie möglich zu entspannen. Wenn wir uns entspannen, entfalten diese Übungen ihre Wirkung bis in das feste Bindegewebe hinein, sodass mehr Weite und eine bessere Hydration ermöglicht wird. Der Atem unterstützt uns dabei, er hilft, sich während der Yoga-Übungen zu entspannen und mit intensiven Erfahrungen umzugehen. Es ist möglich, über den Atem eine Verbindung zu einzelnen Körperbereichen aufzubauen, indem wir uns vorstellen, dass wir beim Einatmen zu der jeweiligen Stelle hin atmen und den Atem hindurchströmen lassen und beim Ausatmen von dieser Stelle weg atmen. Jede Einatmung kann auf diese Art Weite herstellen (die Qualität der Einatmung ist die Ausdehnung), jede Ausatmung bringt Entspannung (die Qualität der Ausatmung ist das Loslassen).

Im Fokus der Yoga-Serie während der ersten Sitzung steht der Rückenbereich, der häufig verspannt ist und den Teilnehmenden nicht selten Beschwerden bereitet. Wir arbeiten hierbei mit einer Kombination aus dynamischen Bewegungen und ruhigen Positionen. Dabei geht es darum, mehr Weite und Flexibilität in Rücken, Schultern und Nacken zu erzeugen und die Spannung loszulassen. Wir beginnen mit der Lockerung des Nackens und der Schultern mithilfe von langsamen dynamischen Bewegungen. Die erste ruhige Position der Serie für den Rücken ist die sitzende Vorbeuge (Schmetterling). Diese Position ist gut für den Rücken, da auf diese Weise alle Wirbel ausreichend Raum erhalten. Außerdem hat die Vorbeuge einen beruhigenden Effekt und unterstützt uns bei der Ausrichtung nach innen.

Bei der anschließenden Übung gehen wir in die liegende Rückbeuge (Sphinx). In dieser Haltung wird der Rücken (besonders der untere Rücken) komprimiert. So wird die natürliche Krümmung des Rückens gefördert, während die Kompression (sakral-lumbaler Bereich) den Energiefluss stimuliert. Nach dieser Position verweilen wir kurz in der Kindhaltung, um den Rücken zu entspannen. Anschließend begeben wir uns in die Liegende Drehung. Eine Drehung ist gut für den Rücken, mobilisiert die Wirbelsäule und löst Verspannungen und Blockaden. Außerdem reguliert diese Position das Gleichgewicht im Nervensystem. Bei der abschließenden Position handelt es sich um eine Umkehrhaltung (Halbe Kerze). Umkehrhaltungen fördern die körperliche Gesundheit, sie stimulieren das Herz und die Blutgefäße, das Lymph- und Nervensystem und die Hormondrüsen. Außerdem haben sie einen mental sehr beruhigenden Effekt, helfen bei Stress, Angst, Niedergeschlagenheit und fördern einen guten Schlaf. Die Yoga-Serie dieses ersten Treffens wird mit einer entspannten liegenden Position (Savasana) abgeschlossen. Savasana wird auch die »Totenstellung« genannt, weil wir in dieser Haltung vollkommen still liegen und dem Körper so Zeit geben, die Yoga-Positionen des Treffens zu integrieren. (Im Anhang finden Sie die ausführlichen Anleitungen zu den Übungen.)

Die Teilnehmenden finden es manchmal unangenehm, wenn ihnen beim liegenden Yoga (zu helles) Licht in die Augen scheint. Darum schalten wir das Licht aus oder verteilen Lavendel-Augenkissen, um damit die Augen zu bedecken. Das Gewicht der Kissen auf den Augen sorgt außerdem dafür, dass sich dieser Bereich schneller entspannt. Auch der Lavendelgeruch trägt hierzu bei. Anschließend fragen wir die Teilnehmenden, welche Erfahrungen sie während der Übungen gemacht haben.

Manchmal entscheiden wir uns allerdings auch bewusst dazu, den natürlichen Flow von der bewussten aktiven Bewegung unter freiem Himmel hin zu Yoga und zu den Achtsamkeitsmeditationen nicht zu unterbrechen, sondern stattdessen die Stille aufrechtzuerhalten, bis sich die erste natürliche Sprechsituation während des Treffens ergibt. Das kann zum Beispiel während der Nachbesprechung der Übungen für zu Hause oder während eines Inquirys sein.

»Herrlich!«; »Wunderbar«; »Sehr entspannend«; »Beruhigend«; »Nicht einfach, weil ich meine Grenzen gespürt habe«; »Ungewohnt, Yoga ist neu für mich.«

3 Achtsamkeit

Falls das Licht ausgeschaltet war, schalten wir es nach den Yoga-Übungen wieder ein, die Meditationsmatten werden zusammengelegt. Wir erläutern kurz, dass nun der Achtsamkeitsteil mit den Meditationsübungen beginnt. Davor gehen wir auf die Vertraulichkeit in der Gruppe ein, die grundlegend ist. Alles, was in der Gruppe besprochen wird, bleibt ausschließlich in der Gruppe. Wir versichern uns, dass jeder dieser Vereinbarung zustimmt. Natürlich können eigene Erfahrungen außerhalb der Gruppe geteilt werden, jedoch nicht die der anderen Teilnehmenden.

3 a Meditation: Was ist meine Absicht?

Wir beginnen mit einer Übung, in der die Teilnehmenden Kontakt zu ihrer Motivation und ihren Zielen für das Mindful2Work-Training aufnehmen. Wir wählen hierfür die Form der Meditation, da auf diese Weise die Erfahrung angesprochen wird und nicht die Ratio. Wir erklären kurz, dass sich an die Übung eine Vorstellungsrunde anschließen wird. Dann zeigen wir mögliche Sitzhaltungen, um eine angenehme Haltung auf dem Meditationskissen, Bänkchen oder Stuhl zu finden, wobei es darum geht, bequem und ausreichend stabil zu sitzen. Gleichzeitig bitten wir die Teilnehmenden, eine wache Haltung einzunehmen, bei der der Rücken aufgerichtet ist und die Körpervorderseite entspannt bleiben kann. Die Schultern sind locker – so gut wie es in diesem Augenblick möglich ist –

und ein wenig nach hinten gezogen, sodass Weite im Brustkorb entstehen kann. Wenn jemand im Schneidersitz auf einem Meditationskissen sitzt, ist es wichtig, nicht aufrecht auf dem Kissen zu sitzen, sondern sozusagen ein wenig nach vorne hinabzugleiten. So kippt das Becken leicht nach vorne und die natürliche Wölbung des Rückens wird unterstützt, sodass man aufrechter sitzt und nicht in sich zusammensackt. Die Knie liegen dabei auf dem Boden auf. Wenn dies nicht möglich oder unangenehm ist, kann ein Kissen unter beiden Knien unterstützend eingesetzt werden. Eine weitere mögliche Sitzhaltung ist der Fersensitz. Hierbei kann man auf einem Meditationskissen sitzen (oder auf zwei Kissen, um noch höher zu sitzen und die Knie zu entlasten), das zwischen den Unterschenkeln liegt, oder man benutzt ein Meditationsbänkchen. Bei den Teilnehmenden, die lieber auf einem Stuhl sitzen, berührt der Rücken möglichst nicht die Lehne und die Füße stehen flach auf dem Boden. Wir schauen uns die Haltung aller Teilnehmenden an und versorgen sie mit extra Kissen (zum Beispiel für mehr Unterstützung oder zur Entlastung der Knie). Erst dann beginnen wir mit der Absichtsmeditation (siehe Infobox 1).

Infobox 1 Meditation: Was ist meine Absicht?

Wählen Sie eine bequeme Sitzposition … Sie können Ihre Augen schließen oder Ihren Blick in einem sanften Fokus auf dem Boden vor Ihnen ruhen lassen …

[Glocke]

Spüren Sie, wie Sie hier sitzen … wo Ihr Körper die Matte, das Kissen oder den Stuhl berührt … Fühlen Sie, wie Ihr Atem durch den Körper fließt. Folgen Sie einigen Atemzügen mit voller Aufmerksamkeit … Denken Sie dann zurück an den Moment, in dem Sie sich für das Mindful2Work-Training angemeldet haben … und denken Sie kurz an all die Dinge, die Sie regeln mussten, um heute hier sein zu können … vielleicht mussten Sie sich um eine Betreuung für Ihre Kinder kümmern … oder um eine Vertretung bei der Arbeit … oder um etwas anderes … Stellen Sie sich nun die folgenden Fragen und versuchen Sie, nicht über eine Antwort nachzudenken, sondern lassen Sie die Antwort einfach aufsteigen: Warum bin ich hier? … Welche Erwartungen habe ich? … Was möchte ich von diesem Mindful2Work-Training für mich mitnehmen? … Und wovor habe ich Angst? …

[Glocke]

»Während der Meditation kam ›das‹ in mir auf. ›Das‹ steht für den Grund, warum ich hier bin: sitzen, meine Augen schließen und meine Aufmerksamkeit nach innen richten. Mir wurde bewusst, wie lange es her ist, seit ich mir zuletzt einen Moment für mich selbst gegönnt habe. Dass ich wegen all der vielen Dinge, die zu tun waren, lange Zeit nicht daran gedacht habe, wie es mir geht und was ich brauche. Ich hoffe, dass mir dieses Training hilft, dies wieder öfter zu tun.«

»Die Antworten, die in mir aufkamen, waren Ruhe und Energie. Ich hoffe während des Trainings zu lernen, wie ich mehr Ruhepausen in mein Leben einbauen kann, um wieder tatkräftiger zu werden.«

»Bei mir kam als Antwort ›glücklich‹ auf. Ich bin hier, weil ich wieder glücklich sein und mich nicht ständig erschöpft, gehetzt und leer fühlen möchte. Das wünsche ich mir nicht nur für mich selbst, sondern ich möchte auch wieder eine bessere Partnerin und Mutter sein.«

3 b Kennenlernen

Nach der Meditation bitten wir die Teilnehmenden, sich zu zweit zusammenzufinden und miteinander über ihre Erfahrungen zu sprechen. Zuerst stellen sie sich gegenseitig mit Namen vor und erzählen ein wenig über ihre Situation zu Hause und in der Arbeit. Anschließend besprechen sie, welche Gedanken während der Meditation in ihnen aufkamen. Wir teilen der Gruppe mit, dass nach der Hälfte der Zeit eine Glocke läutet, damit sie wissen, wie viel Zeit sie noch haben und damit beide Gesprächspartner an die Reihe kommen. Nach den Yoga-Übungen ist die Gruppe meist zur Ruhe gekommen, um dies aufrechtzuerhalten kann die Trainerin die Teilnehmenden bitten, das Gespräch ruhig zu führen. Es ist wichtig, darauf zu achten, denn Reizempfindlichkeit (zum Beispiel gegenüber Licht und Geräuschen) ist ein häufig genanntes Problem. Anschließend machen wir in der Gruppe eine Vorstellungsrunde und sprechen über die Absichtsmeditation. Wir bitten die Teilnehmenden, kurz ihren Namen, den Arbeitsplatz und den Grund für ihre Teilnahme zu nennen und ebenfalls kurz zu berichten, was sie gerne lernen würden und welche Bedenken sie eventuell haben. Nach unserer Erfahrung nehmen die Teilnehmenden sich hierfür gerne viel Zeit. Unsere Aufgabe ist es, dies gut im Blick zu behalten und deutlich, aber freundlich darauf hinzuweisen, dass sie sich bitte kurzfassen möchten. Eventuell ist es sinnvoll, vorher auszurechnen, wie viel Zeit für jede Person zur Verfügung steht und deutlich zu machen, dass jeder zum Beispiel eine Minute Zeit hat. Wir rufen niemanden auf, die Teilnehmenden können selbst entscheiden, wann sie sprechen möchten. Darauf sollte kurz hingewiesen werden, da wir meist gewohnt sind, in einer solchen Situation nacheinander gefragt zu werden.

Nachdem jeder an der Reihe gewesen ist, stellen wir uns selbst vor. Hierbei sollten Mitteilungen über uns selbst selbstverständlich sein, eigene Erfahrungen mit Stress und Stresssymptomen sind wertvoll. Wir erwähnen auch kurz, welche Rolle die einzelnen Elemente des Trainings (bewusste aktive Bewegung, Yoga, Achtsamkeit) in unserem Leben spielen.

Ich (EdB) profitiere bereits mein ganzes Leben von den heilsamen Effekten von Sport oder aktiver Bewegung; Achtsamkeit und Yoga haben sich erst vor kürzerer Zeit dazugesellt. Und gerade durch diese Kombination ist mir erst wirklich bewusst geworden, worin der Unterschied zwischen bewusster aktiver Bewegung und Sport besteht: wirklich darauf zu hören, was mein Körper mir mitteilt, anstatt immer so intensiv und schnell wie möglich unterwegs zu sein. Ich kombiniere die Elemente auch selbst oft in der Reihenfolge, wie wir es auch im Mindful2Work-Programm machen, erst ein wenig bewusste aktive Bewegung im Freien und danach zu Hause meditieren. So begebe ich mich wortwörtlich von außen nach innen, was sich auf diese Weise ganz natürlich anfühlt und mir Ruhe und Energie gibt.

3 c Rosinenmeditation

In dieser Meditation wird es darum gehen, eine Tätigkeit (hier: eine Rosine essen), bei der wir normalerweise den Autopiloten einschalten, einmal ganz bewusst auszuführen. Wir bitten die Teilnehmenden, das Objekt (die Rosine) mit allen Sinnen zu erkunden, so als würden sie es zum ersten Mal sehen, mit einem unbefangenen Blick (siehe Infobox 2). Diese Übung ermöglicht die Erfahrung, was Achtsamkeit bedeutet: bewusste Aufmerksamkeit für den gegenwärtigen Moment, für die tatsächliche Erfahrung, ohne zu interpretieren oder in Konzepten zu denken. Die Trainerin geht herum, gibt jedem mit einem Löffel zwei der »Objekte« und erklärt währenddessen, dass die Teilnehmenden sich vorstellen sollen, sie kämen vom Mars, wären gerade auf der Erde gelandet und hätten diese Objekte noch nie gesehen. Zunächst sollen sie bewusst entscheiden, mit welchem der beiden Objekte sie beginnen möchten, und dabei darauf achten, wie sie diese Wahl treffen.

Infobox 2 Rosinenmeditation

Nach: Williams, J.M.G. Teasdale, J., Segal, Z.V., Kabat-Zinn, J., *Der achtsame Weg durch die Depression*, 4. Aufl. 2013, 76f.

In der Hand halten

Halten Sie das Objekt Ihrer Wahl auf der Handfläche oder zwischen Daumen und Zeigefinger … Konzentrieren Sie sich auf das Objekt, stellen Sie sich vor, Sie kommen vom Mars und sehen so etwas zum ersten Mal in Ihrem Leben …

Sehen

Nehmen Sie sich Zeit, das Objekt wirklich zu sehen, betrachten Sie es sorgfältig und mit voller Aufmerksamkeit … Erkunden Sie jedes Detail mit Ihren Augen, Licht … Schatten …, alle Vertiefungen und Erhebungen, Form, Farbe, ist es durchscheinend, wenn man es gegen das Licht hält? …

Berühren

Drehen Sie das Objekt zwischen den Fingern, mit geschlossenen Augen, wenn Sie so besser fühlen können … Nehmen Sie ganz genau wahr, wie sich das Objekt anfühlt, drücken Sie es …

Riechen

Halten Sie sich das Objekt unter die Nase … Was riechen Sie? … Achten Sie darauf, was in Ihrem Mund oder Magen geschieht …

In den Mund stecken

Bringen Sie das Objekt jetzt langsam an die Lippen und nehmen Sie wahr, dass Hand und Arm ganz genau wissen, wie sie es dorthin bewegen … Legen Sie das Objekt vorsichtig in den Mund – kauen Sie noch nicht – und achten Sie darauf, wie es in Ihren Mund gelangt … Nehmen Sie sich einige Augenblicke, um die Wahrnehmungen zu erforschen … Untersuchen Sie das Objekt mit der Zunge …

Schmecken

Wenn Sie so weit sind, bereiten Sie sich darauf vor zu kauen, achten Sie darauf, wo sich das Objekt befinden muss, wenn Sie es kauen möchten ... Beißen Sie ganz bewusst ein- oder zweimal zu und achten Sie darauf, was dann geschieht, nehmen Sie jede kleine Geschmackswelle wahr, die entsteht, während Sie kauen ... Schlucken Sie noch nicht, sondern achten Sie darauf, wie Sie Geschmack und die Beschaffenheit in Ihrem Mund empfinden und wie diese sich verändern, von einem Moment zum nächsten ... achten Sie dabei auch auf die Veränderungen am Objekt selbst ...

Schlucken

Wenn Sie bereit sind zu schlucken, achten Sie darauf, ob Sie die Absicht, schlucken zu wollen, wahrnehmen können, sobald sie entsteht, sodass Sie sogar das bewusst erleben, bevor Sie das Objekt wirklich herunterschlucken ...

Nachspüren

Können Sie spüren, wie das, was von dem Objekt übrig ist, in Ihren Magen gleitet? ... Spüren Sie, wie sich Ihr gesamter Körper nach dieser Übung in achtsamem Essen anfühlt? ... Machen Sie sich bewusst, dass Sie genau eine Rosine schwerer geworden sind!

Essen Sie die zweite Rosine so, wie Sie es normalerweise tun würden.

Inquiry

Nun bitten wir die Teilnehmenden, uns ihre Erfahrungen mitzuteilen.

Trainerin: »Wer möchte über die Erfahrungen sprechen, die er oder sie während der Übung gemacht hat?«
Teilnehmender: »Bei der ersten Rosine habe ich bemerkt, dass meine Rosine noch einen Stiel hatte, dass ich sie kaum riechen konnte, aber sie sehr intensiv und unangenehm geschmeckt hat. Die zweite Rosine hab ich einfach so gegessen, sie schmeckte besser.«
Trainerin: »Bei der ersten Rosine haben Sie also viel mehr wahrgenommen, was die Erfahrung aber nicht notwendigerweise angenehm gemacht hat. Wir essen meist im Autopilot-Modus, sodass wir einen Großteil der Erfahrungen nicht mitbekommen. Und das gilt nicht nur fürs Essen, sondern auch für alles andere, was wir im automatischen Modus tun.«

Wir hören von den Teilnehmenden, dass ein bewussteres Wahrnehmen ganz unterschiedliche Effekte hat. Manche berichten, dass sie die Rosine plötzlich nicht mehr so gerne mögen, weil sie zum Beispiel die Struktur oder den sauren Nachgeschmack wahrnehmen. Manche genießen die Rosine so besonders und wollen öfter auf diese Weise essen. Und andere meinen, dass sie vorher dachten, »Ah, igitt, eine Rosine«, aber dann war es gar nicht so schlimm. Die Erfahrung gestaltete sich also anders als das Konzept in ihrem Kopf. Oft bemerken wir dies erst, wenn wir bewusst anwesend sind, erst dann sehen wir, wie die Dinge wirklich sind. Viele Teilnehmenden berichten uns, wie sie die erste Rosine mit voller Aufmerksamkeit gegessen haben, wie sie vollständig damit befasst waren, dass gerade das Entspannung und Ruhe brachte. Aber es gibt auch Gedanken wie die folgenden: »Was um Himmels willen mache ich hier?« und Vorurteile: »Das ist total verrückt.« Erfahrungen gehen oft mit Gedanken einher, so als würden die Erfahrungen ständig untertitelt. In der Achtsamkeit üben wir, diese Urteile zurückzustellen, damit wir die Erfahrung ganz erleben können. Wir beenden die Übung, indem wir noch einmal festhalten, dass die Art und Weise, wie wir die Rosine gegessen haben, verdeutlichen soll, was Achtsamkeit ist, um dann gleich zum nächsten Teil, zur Psychoedukation, überzugehen.

3 d Psychoedukation: Achtsamkeit

Ausgehend von dem Hintergrundwissen zur ersten Woche (siehe Anfang des Kapitels) erläutern wir den Teilnehmenden, was Achtsamkeit bedeutet. Da Lernen am effektivsten ist, wenn es in Interaktion stattfindet, legen wir den Teilnehmenden unten stehende Fragen vor. Auf diese Weise nutzen wir die Gruppendynamik und beschreiten einen gemeinsamen Weg, sodass die Teilnehmenden spüren, dass sie den Prozess selbst steuern. Wir führen das Gespräch mit der Gruppe anhand der Fragen, wobei wir die Zeit und den roten Faden im Auge behalten und darauf achten, dass alle zentralen Themen besprochen werden. So gestaltet sich der Prozess beinahe wie ein Tanz, bei dem die Trainerin führt, indem sie den Teilnehmenden folgt. Dabei ist es von grundlegender Bedeutung, dass sich die Trainerin gut auf die Teilnehmenden einstellt, sowohl was die Sprache betrifft als auch die Einschätzung der Vorkenntnisse und das Timing.

Was ist Achtsamkeit?

- Was ist der Autopilot?
- Welche Folgen hat es, wenn der Arbeitsspeicher überlastet ist?
- Wie lässt sich Aufmerksamkeit trainieren?
- Wie erlangt man durch Meditation Einblick in die Arbeitsweise des Geistes?
- Welche Effekte hat Achtsamkeit?

3 e Sitzmeditation mit Aufmerksamkeit auf den Atem

Wir erläutern den Teilnehmenden, dass die Sitzmeditation eine Methode ist, um die Aufmerksamkeit zu trainieren und so einen Einblick zu bekommen, wie unser Geist funktioniert. Bevor wir mit der eigentlichen Meditation beginnen, nehmen wir uns Zeit, die richtige Sitzhaltung zu finden (eine bequeme und wache Haltung mit aufgerichtetem Rücken, aber dennoch entspannt). Schließlich fragen wir die Teilnehmenden, ob sie gut sitzen, eventuell bitten wir sie, hier und da noch etwas zu verändern.

Infobox 3 Sitzmeditation mit Achtsamkeit auf den Atem

Wenn Sie bereit sind, suchen Sie sich eine angenehme Sitzhaltung auf einem Stuhl, einem Kissen oder einem Meditationsbänkchen. Sollten Sie auf einem Stuhl sitzen, lehnen Sie sich möglichst nicht an, die Füße stehen nebeneinander auf dem Boden. Oder Sie sitzen im Schneidersitz auf einem Kissen, sodass Ihr Becken ein wenig höher liegt als Ihre Knie. Sie sitzen so, als würden Sie vom Kissen heruntergleiten. Ihre Beine sind gekreuzt, die Knie berühren möglichst den Boden. Oder Sie knien etwas erhöht auf einem oder zwei Meditationskissen oder einem Meditationsbänkchen. Probieren Sie aus, welche Sitzhaltung Sie am angenehmsten finden … Nun lade ich Sie ein, die Augen zugehen zu lassen oder mit einem sanften Fokus auf einen Punkt vor Ihnen zu richten …

[Glocke]

Nehmen Sie wahr, wie Sie hier sitzen: Der Rücken ist aufrecht, aber nicht verspannt, die Schultern locker, die Brust geöffnet … Eine würdevolle, wache und offene Haltung, die Ihnen hilft, während der Meditation präsent zu sein … Spüren Sie, wo Ihr Körper die Unterlage berührt? … Nehmen Sie sich Zeit, diesen Kontakt wahrzunehmen … Spüren Sie, wo Ihre Füße, Beine, Oberschenkel und das Gesäß den Untergrund berühren … wo Ihre Hände Kontakt zu Ihren Beinen oder Ihrem Schoß haben … und dabei müssen Sie sich überhaupt nicht anstrengen … vielleicht können Sie einfach etwas neugierig sein und sich sanft für die Empfindungen in Ihrem Körper öffnen …

Wenn Sie so weit sind, richten Sie Ihre Aufmerksamkeit auf die Stelle in Ihrem Körper, an der Sie die Bewegung Ihres Atems wahrnehmen … Spüren Sie zum Beispiel, wie sich Ihr Bauch bei jedem Einatmen hebt und beim Ausatmen wieder senkt … achten Sie dabei auf alle Empfindungen, die Sie in und um Ihren Bauch herum wahrnehmen können, während die Luft hinein- und wieder hinausströmt … Achten Sie auch darauf, wie sich Ihr Brustbein beim Atmen mitbewegt. Wie sich der Brustkorb beim Einatmen ausdehnt und beim Ausatmen wieder zusammenzieht, achten Sie auf alle Empfindungen, die während des Atmens in und um Ihren Brustkorb herum zu spüren sind … Richten Sie Ihre Aufmerksamkeit auch einmal auf Ihre Nase … Spüren Sie, wie der Atem an Ihren Nasenlöchern entlangstreicht, wie er etwas kühler hineinfließt und etwas wärmer wieder herauskommt … Wenn Sie möchten, können Sie auch einmal ausprobieren, eine Hand auf die Stelle am Körper zu legen, an der Sie den Atem im Moment am besten spüren …

Atemzug folgt auf Atemzug … Der sanfte Rhythmus der Atmung … die Pausen zwischen den Atemzügen … Spüren Sie den Unterschied zwischen Ein- und Ausatmen? … Wie mit jedem Einatmen Raum entsteht und mit jedem Ausatmen ein Loslassen möglich wird … Suchen Sie die Stelle in Ihrem Körper, an der Sie den Atem am besten spüren und lassen Sie die Aufmerksamkeit auf dieser Stelle ruhen … oder folgen Sie dem Atem während seines gesamten Weges nach innen und seines gesamten Weges zurück nach außen … Sie müssen den Atem nicht verändern, nicht kontrollieren, der Atem atmet sich selbst …

Früher oder später werden Sie bemerken, dass Ihre Aufmerksamkeit abschweift. Wenn Sie bemerken, dass Sie abgelenkt sind, machen Sie sich selbst ein Kompliment, weil Sie es bemerkt haben … Denn sobald Sie dies bemerken, sind Sie wieder im gegenwärtigen Moment … Erinnern Sie sich, wohin Ihre Aufmerksamkeit abgeschweift ist … Sie können das auch kurz benennen, zum Beispiel: denken, planen, träumen, To-do-Listen machen, sich erinnern, dösen, oder was auch immer für ein Etikett Sie wählen möchten … Bringen Sie Ihre Aufmerksamkeit, nachdem Sie dies bemerkt haben, freundlich, aber beharrlich wieder zurück zum Atem … Seien Sie dabei sanft mit sich selbst, denn das ist es nun einmal, was unser Geist tut: herumschweifen, sich von Geschichten entführen lassen … Und selbst wenn Sie hundert Mal abgelenkt werden, bringen Sie Ihre Aufmerksamkeit hundert Mal wieder zurück … Es ist eine Übung, das ist Meditation … Wir trainieren sozusagen unseren Aufmerksamkeitsmuskel, indem wir unsere Aufmerksamkeit immer wieder sanft und freundlich zurück zur Atmung bringen …

Und wo ist Ihre Aufmerksamkeit jetzt? … Wo immer sie ist, Sie können jederzeit zurückkommen zu Ihrem Atem … Denken Sie daran, dass der Atem immer bei Ihnen ist … Es gibt immer einen nächsten Atemzug, der Sie zurück zum gegenwärtigen Moment bringen kann … einen Ruhepunkt in Ihnen selbst …

[Glocke]

Inquiry

Im Anschluss an die Meditation fragen wir, wer etwas über seine Erfahrungen mit der Übung berichten möchte. Die Teilnehmenden berichten dann oft, wie die Aufmerksamkeit abgeschweift ist und wie schwierig es ist, sie beim Atem zu halten. Das kann herausfordernd sein und sich wie harte Arbeit anfühlen. Viele erwähnen, dass es sie unruhig macht, wenn sie all die Unruhe in ihrem Kopf wahrnehmen. Manche erkennen ständig wiederkehrende Gedankenmuster, auch wenn das normalerweise eher in späteren Sitzungen zur Sprache kommt, wenn die Teilnehmenden mehr Übung haben. Wir betonen dann, dass unser Geist nun einmal abschweift: Er wird abgelenkt, kommt vom Hölzchen aufs Stöckchen – das ist ganz normal. In dem Moment, in dem wir bemerken, dass wir abgelenkt sind, befinden wir uns allerdings bereits wieder auf einer bewussten Ebene. Dann haben wir die Möglichkeit, unsere Aufmerksamkeit wieder auf den Atem zu richten, der als Anker dient, der uns mit dem gegenwärtigen Moment verbindet. Wir bitten die Teilnehmenden, dann nicht ärgerlich auf sich zu sein (so wie wir es gerne tun), sondern es sanft und geduldig zur Kenntnis zu nehmen. Es kann herausfordernd sein zu bemerken, dass wir immer wieder abschweifen, aber wenn wir es bemerken, können wir es auch verändern: Indem wir die Aufmerksamkeit zurück zum Atem bringen, trainieren wir sie. So entsteht ein Abstand zwischen uns und unserem Denken, und es wird leichter, sich nicht in Gedankenketten zu verlieren oder davon mitgerissen zu werden. Es ist wie bei einem Muskel: Wenn wir dicke Muckis haben wollen, dann müssen wir ins Fitnessstudio und ordentlich trainieren. So ist es auch mit dem »Aufmerksamkeitsmuskel«. Wenn wir ihn häufiger trainieren, wird er stärker (spannen Sie zur Erläuterung Ihren Bizeps an und entspannen Sie ihn wieder). Je öfter wir also abgelenkt werden, desto intensiver ist das Training!

Teilnehmer: »Das mit der Meditation ist total schiefgegangen, ich war ständig abgelenkt.«
Trainerin: »Eine Meditation kann nicht schiefgehen, jede Erfahrung, die Sie machen, ist in Ordnung. Es ist ganz normal, häufig abgelenkt zu sein, so funktioniert unser Geist nun mal. Es geht ja gerade darum, dass Sie bemerken, wie es funktioniert, sich dessen bewusst zu werden und es – so gut Sie können – wahrzunehmen, ohne darüber zu urteilen, oder eben wahrzunehmen, dass Sie über diese Erfahrung urteilen.«
Andere denkbare Reaktion der Trainerin: »Wer war sonst noch ständig abgelenkt? Zeigen Sie doch mal kurz auf.« (Trainerin zeigt als Erste auf, schaut sich um. Normalerweise melden sich auch viele Teilnehmenden.): »Unser Geist lässt sich eben ständig ablenken, 90 Prozent unseres Denkens ist überflüssig. Und wir wollen ja gerade üben, dies zu bemerken, um die Aufmerksamkeit dann immer wieder zur Atmung zurückzubringen, so trainieren wir unseren Aufmerksamkeitsmuskel.«

Teilnehmerin: »Ich fand die Meditation sehr schön, angenehm, ich bin ganz ruhig geworden.«
Trainerin: »Was hat es so angenehm gemacht? Wie fühlte sich ›angenehm‹ im Körper an? Woran haben Sie gemerkt, dass Sie ruhiger wurden? Sind dabei auch Gedanken entstanden?«

Häufig wird auch angesprochen, dass während der Meditation intensive Empfindungen aufkommen, vor allem, wenn wir längere Zeit sitzen.

Teilnehmer: »Mein rechter Fuß ist eingeschlafen, ich habe ihn nicht mehr gespürt.«

Trainerin: »Was genau haben Sie bemerkt, welche körperlichen Empfindungen waren es und wie haben Sie darauf reagiert (Gedanken, Gefühle)?«

Teilnehmer: »Erst hat es gekribbelt, dann war der Fuß völlig taub, und ich habe gedacht, dass es doch nicht gut für meinen Körper sein kann, wenn ich so sitzen bleibe, ich habe mich gefragt, ob der Fuß vielleicht absterben kann.«

Trainerin: »Und welchen Effekt hatte der Gedanke, dass der Fuß absterben könnte?«

Teilnehmer: »Ich war total gestresst, ich wollt mich anders hinsetzen, dachte, wann ist die Meditation endlich vorbei, ich fing an, auf die Uhr zu gucken, habe mich gefragt, warum ich den Kurs eigentlich mache, ob ich nicht lieber etwas anderes machen sollte.«

Trainerin (lächelnd): »Interessant, dass es nur ein paar Schritte von der Wahrnehmung eines eingeschlafenen Fußes zu der Frage sind, ob Sie den richtigen Kurs besuchen – und wie ich höre, waren es wirklich heftige Zweifel.«

Wir erläutern anschließend, wie eine solche innere Kettenreaktion entsteht: Die physische Empfindung steht nie für sich, sondern löst einen regelrechten Schub an Gedanken, Gefühlen und Handlungsimpulsen aus. Diese haben ihrerseits wieder Auswirkungen auf die physischen Empfindungen. Wir bitten die Teilnehmenden, in einer solchen Situation nicht sofort zu reagieren (zum Beispiel indem sie sich anders hinsetzen), sondern die physische Empfindung zunächst offen und mit Neugier zu untersuchen. Wir bitten sie auch, die innere Reaktion auf das Erlebte wahrzunehmen sowie alle Interpretationen, die der physischen Empfindung zugeordnet werden. Und wir erklären den Teilnehmenden, dass man sich anschließend immer noch dazu entscheiden kann, aktiv zu werden und sich dann zum Beispiel anders hinsetzt. Aber dann sollte dies bewusst geschehen und genau darauf geachtet werden, welchen Effekt diese Reaktion hat.

4 Übungen für zu Hause

Gemeinsam besprechen wir die Übungen, die bis zur nächsten Sitzung zu Hause durchgeführt werden sollen. Sie beinhalten in jeder Woche bewusste aktive Bewegung, Yoga und Achtsamkeit. Während dieser ersten Sitzung sprechen wir etwas ausführlicher über die praktischen Aspekte bei der Durchführung der Übungen. In dieser Woche steht für die Teilnehmenden eine Einheit bewusste aktive Bewegung auf dem Programm. Wenn sie bereits sportlich aktiv sind, bitten wir sie, in den ersten zehn Minuten achtsam Sport zu machen und zu beobachten, wie sich das anfühlt und was es in ihnen bewirkt. Wenn sie keinen Sport machen, bitten wir sie, eine physische Aktivität, die angenehm und gut zu bewältigen ist, zehn Minuten lang durchzuführen (natürlich darf es auch länger sein). Sie können zum Beispiel joggen, Fahrrad fahren, schwimmen oder sich für die Übungen aus dem Trainingsprogramm entscheiden (siehe Anhang des Übungsbuchs mit den bewussten aktiven Bewegungsübungen). Dann bitten wir die Teilnehmenden, die Yoga-Positionen, die während des Treffens geübt wurden, noch einmal in ihrem Übungsbuch anzuschauen (siehe Anhang des Übungsbuchs). Welche Positionen wurden als angenehm und hilfreich erlebt? Diese sollen in dieser Woche auch zu Hause einmal 10 Minuten lang wiederholt werden (natürlich darf auch länger geübt werden), sodass die Teilnehmenden sich mit ihnen vertraut machen. Außerdem bitten wir sie, jeden Tag zu einem beliebigen

Zeitpunkt eine kurze Yoga-Übung in den Alltag zu integrieren, zum Beispiel während der Arbeit die Schultern lockern oder vor dem Schlafengehen die Halbe Kerze (liegend die Beine in die Luft strecken), sodass sie sich besser entspannen können. Mit Blick auf die Achtsamkeitsübungen sprechen wir zunächst darüber, welche Orte und Zeiten sich besonders für die Meditation eignen, sodass die Teilnehmenden während der Meditation nicht gestört werden. Sie sollten sich also einen ruhigen Ort aussuchen. Was den Zeitpunkt angeht, gibt es sehr unterschiedliche Vorlieben. Viele mögen die Abendstunden, wenn die Arbeit erledigt ist und die Kinder im Bett liegen. Manche Teilnehmenden berichten, dass sie so besser schlafen können. Andere sagen, dass sie abends zu müde sind und ihre Aufmerksamkeit dann nicht mehr ausreicht. Manche finden es angenehm, den Wecker etwas früher zu stellen, um so ihre Übungen machen zu können, bevor die anderen im Haus wach sind. Sie bevorzugen diesen Zeitpunkt, weil sie merken, dass es ihre Stimmung für den Rest des Tages beeinflusst, wenn sie den Tag in Achtsamkeit beginnen. Auch tagsüber kann meditiert werden, zum Beispiel während einer Arbeitspause. Wir betonen, dass es hier keine richtige oder falsche Vorgehensweise gibt, dass jeder seinen oder ihren eigenen Moment finden sollte. Darum laden wir die Teilnehmenden auch ein, mit verschiedenen Tageszeiten zu experimentieren.

Die Übung für diese Woche ist täglich eine Sitzmeditation mit Achtsamkeit auf den Atem. Die Audiodatei dazu kann von den Teilnehmenden heruntergeladen werden, der entsprechende Code findet sich im Übungsbuch. Außerdem werden die Teilnehmenden gebeten, täglich eine wiederkehrende Alltagstätigkeit, bei der sie normalerweise im Autopilot sind, in Achtsamkeit auszuführen. Das muss nicht lange dauern, einige Minuten reichen aus. Dabei kann an Folgendes gedacht werden: Zähne putzen, duschen (teilweise in Achtsamkeit), Tee oder Kaffee trinken, die ersten paar Minuten auf dem Weg zur Arbeit. Wir bitten die Teilnehmenden, uns die Tätigkeit, die sie dafür wählen wollen, bereits jetzt zu nennen, so wird ihr Vorhaben gestärkt! Außerdem sollen sie täglich den ersten Bissen einer Mahlzeit in Achtsamkeit zu sich nehmen, so wie bei der Rosinen-Übung: bewusste Wahrnehmung der Erfahrung mit allen Sinnen. Vielleicht ist es einfacher, jeden Tag dieselbe Mahlzeit zu wählen (zum Beispiel das Abendessen oder das Frühstück), damit man es nicht so leicht vergisst. Es ist möglich, dass die Teilnehmenden erst während der Mahlzeit daran denken, dass sie einen Bissen achtsam hätten essen sollen. Dann können sie es auch später noch tun. Es kann auch der zwanzigste Bissen sein. Wir regen an, sich Notizen zu den Übungen auf den hierfür vorgesehenen Seiten im Übungsbuch zu machen, das jeder Teilnehmenden inzwischen besitzen sollte. Wenn die Teilnehmenden ihre Beobachtungen notieren, hält sie das dazu an, die Übungen zu Hause auch weiterhin zu machen, und es hilft bei der Nachbesprechung in der folgenden Woche. Wir betonen, dass die Teilnehmenden sich jederzeit per Mail an uns wenden können, wenn sie Fragen haben oder mit den Übungen nicht zurechtkommen. Nach unserer Erfahrung ist es für sie sehr hilfreich, wenn sie wissen und spüren, dass wir auch außerhalb der Sitzungen für sie da sind, wenn dies nötig sein sollte, auch wenn in der Praxis nur selten davon Gebrauch gemacht wird.

Übungen für zu Hause – Woche 1

- sich einmal pro Woche bewusst aktiv bewegen (10 Minuten)
- einmal pro Woche Yoga (10 Minuten)
- täglich eine Sitzmeditation mit Achtsamkeit auf den Atem
- täglich eine Routine-Tätigkeit achtsam ausführen
- täglich den ersten Bissen einer Mahlzeit achtsam essen

Woche 2

Hintergrundwissen zur zweiten Woche:

Den Körper wahrnehmen

Der menschliche Körper ist ein intelligentes, autonomes System: Er regelt die Atmung, den Herzschlag, die Blutzirkulation, er kann sich selbst heilen, verdaut Essen und wandelt es in Blut, Knochen und Muskeln um. Wir benutzen unseren Körper und verlangen viel von ihm, denken aber nur selten daran, was er alles für uns tut, ganz zu schweigen davon, dass wir ihm dafür dankbar wären. Wir haben oft kaum Kontakt zu unserem Körper und leben vor allem in unserem Kopf: Statt zu spüren, handeln wir über den Willen und das Denken. Unser Körper ist eine Art Anhängsel unseres Kopfs, ja, wir vergessen beinahe, dass wir einen Körper haben. Bis wir zum Beispiel irgendwo Schmerzen bekommen, krank werden oder uns verletzen. Erst wenn der Körper nicht so funktioniert, wie wir es gerne hätten, nehmen wir ihn wahr. Aber Körperbewusstsein ist nicht nur dann wichtig, wenn der Körper nicht funktioniert oder sich anders anfühlt, als er es sollte. Unser Körper sagt uns ganz genau, wie es uns geht, er sendet ständig Signale aus. Normalerweise flüstert er nur, sodass wir es nicht hören, oder wir haben einfach keine Lust, darauf zu achten, weil es uns gerade nicht in den Kram passt. Wenn wir diese Signale aber immer und immer wieder ignorieren und unsere Grenzen ständig überschreiten, sendet uns der Körper ganz von selbst deutlichere Signale. Diese Signale werden zu einem bestimmten Zeitpunkt so eindeutig, dass wir nicht mehr anders können, als auf sie zu hören. Wir sind »plötzlich« übermüdet oder haben ein Burn-out. Es scheint aus dem Nichts zu kommen, aber wenn wir zurückdenken (oder besser zurückfühlen, zurückspüren), wird uns klar, dass es schon früher (subtilere) Anzeichen und Signale gegeben hat, die wir ignoriert haben.

> »Ich nehme inzwischen die Anspannung in meinem Körper viel bewusster wahr. Wenn ich unruhig bin, bewege ich mich kurz, das mache ich zweimal am Tag.«

Unser Körper ist eine Quelle der Weisheit, aber manchmal erlauben wir unserem Kopf (dem Verstand), sie zu überstimmen, zum Beispiel wenn wir Kopfschmerzen haben, durch die unser Körper uns etwas mitteilen will. Vielleicht haben wir zu wenig getrunken, zu viel Stress, zu wenig geschlafen, zu viel Alkohol getrunken oder wir machen uns über irgendetwas Sorgen oder sind verärgert (Spannungskopfschmerz). Dann unterdrücken wir dieses Signal einfach mit einer Schmerztablette und machen weiter, als wäre nichts geschehen. Der Körper sagt uns auch, wann wir Ruhe brauchen – wir werden dann müde. Aber das passt uns nicht, denn wir wollen weitermachen. Was tun wir also? Wir trinken einen Kaffee und das Koffein bewirkt, dass wir eine Zeit lang wieder voller Energie sind. Oder wir kommen übermüdet und gestresst von der Arbeit nach Hause und trinken ein Glas Bier oder Wein, das uns entspannt, und so merken wir nicht mehr, welche Folgen der lange Arbeitstag für uns hat. Kurzfristig kann man all diese Signale unterdrücken, aber letztendlich holen sie uns ein. Weglaufen ist zwecklos. Wir können uns darüber ärgern, dass unser Körper nicht so funktioniert, wie wir das wollen, auch wenn er sich eigentlich immer bemüht, uns zu Diensten zu sein. Es ist von entscheidender Bedeutung, dass wir unseren Körper als Freund betrachten, der so gut er kann für uns da ist, der weiß, was wir brauchen, statt ihn zum Feind zu erklären, der uns Steine in den Weg legt. Wir hören dann nicht nur besser auf die Signale des Körpers, wir kümmern uns auch besser um ihn. Wenn wir nicht so oft über unsere eigenen Grenzen gehen, sondern sie respektieren, werden wir vitaler! Und unser Körper dient uns dabei als Kompass.

Wir können lernen, auf unseren Körper zu hören, indem wir unser Bewusstsein schulen und so den Kontakt zum Körper wiederherstellen oder verbessern. Anstatt zum Beispiel nur aus der Kraft des Willens heraus zu handeln, wenn wir Sport treiben, sollten wir gut in uns hineinspüren. Das könnte so aussehen: »Ich will heute fünf Kilometer laufen, aber was sagt mein Körper eigentlich dazu?« Vielleicht fühlt er sich richtig gut, aber vielleicht merken wir auch, wie müde wir eigentlich sind und dass ein kleiner Spaziergang heute vielleicht angebrachter wäre. Dies zu bemerken, ist ein erster Schritt – danach zu handeln der zweite. Denn wie unangenehm kann es sein, etwas anderes tun zu müssen als das, was wir uns in den Kopf gesetzt hatten! Wir werden also nicht nur vorher, sondern auch während und nachdem wir uns bewegt haben, innehalten und spüren, welche Auswirkungen die Bewegung auf uns hat. Yoga hilft zum Beispiel, das Körperbewusstsein zu schulen, da es sich dabei um eine achtsame Art der Bewegung handelt. Auch Meditation verschafft uns Einblicke in die momentane Befindlichkeit unseres Körpers, zum Beispiel während eines Bodyscans – einer Meditation im Liegen, bei der jeder einzelne Körperteil mit Aufmerksamkeit betrachtet wird. So nehmen wir wahr, was wir in diesem Moment fühlen – und wenn wir nichts fühlen, bemerken wir auch das. So können wir mithilfe dieser Übung den Kontakt zu unserem Körper verbessern und seine Signale sensibler wahrnehmen.

Abgesehen davon, dass unser Körper Signale aussendet und uns auf diese Weise als Kompass dient, kann er auch als ein sicherer Hafen betrachtet werden, ein innerer Rückzugsort, unsere Basis. Wir können unser

Denken am einfachsten verlassen, indem wir uns dem Körper zuwenden. Wenn wir viel Stress haben und es in unserem Kopf rauscht, kann der Körper ein wunderbarer Ort sein, um sich ein wenig auszuruhen. Statt mehr oder weniger zu vergessen, dass wir einen Körper haben, kann er uns als Zuhause dienen. Meditationslehrer Pra Ajahn Thanadith (persönliche Korrespondenz, Juli 2017) hat dafür den folgenden Vergleich gefunden: Unser wilder Geist ist das Kind, unser Körper ist die Mutter, zu der das Kind immer wieder zurückkehren kann.

Programm Woche 2

1 Bewusste aktive Bewegung + Erläuterungen Gehmeditation/achtsames Gehen (25 Minuten)
2 Yoga (25 Minuten)
3 Achtsamkeit (insgesamt 65 Minuten)
3a Wetterbericht (5 Minuten)
3b Besprechung der Übungen für zu Hause (20 Minuten)
3c Psychoedukation: Körperbewusstsein (10 Minuten)
3d Körperzeichnung (5 Minuten)
3e Bodyscan + Inquiry (15 + 10 Minuten)
4 Übungen für zu Hause (5 Minuten)

1 Bewusste aktive Bewegung

Auch heute gehen wir mit der Gruppe nach draußen in den Park. Vorher erklären wir im Trainingsraum die Grundlagen der Gehmeditation, wie wir sie auf dem Weg zum Park durchführen werden. So nutzen wir die Strecke, die wir sowieso zurücklegen. Von dieser Sitzung an werden wir diesen Weg jedes Mal achtsam zurücklegen. Wir bitten die Teilnehmenden, vor der Bewegung draußen erst in den Übungsraum zu kommen, damit wir die Sitzung dort gemeinsam beginnen können (es sei denn, der Park ist weiter weg und es wurde gemeinsam beschlossen, sich direkt dort zu treffen). So beginnt die Sitzung nicht erst, wenn alle im Park sind, sondern sofort beim Eintreffen, wenn wir gemeinsam achtsam und in voller Aufmerksamkeit zum Park gehen. Für die komplette Anleitung zur formellen Gehmeditation siehe Infobox 13. Wir führen sie in einer verkürzten Version (ungefähr 5 Minuten) zunächst im Trainingsraum durch, bevor wir nach draußen gehen. So kommen die Teilnehmenden schon einmal in Kontakt mit den Grundlagen der Gehmeditation, um sie anschließend jeder auf seine Weise während des achtsamen Gehens auf dem Weg zum Ziel anzuwenden. Eine längere formelle Gehmeditation ist in Woche 4 vorgesehen. Für die übrigen bewussten aktiven Bewegungsübungen siehe Anhang.

2 Yoga

Nachdem wir von der bewussten aktiven Bewegung im Park zurückgekehrt sind, ziehen wir unsere Schuhe aus und betreten den Trainingsraum in Stille, um dort mit Yoga fortzufahren. Es kann noch einmal darauf hingewiesen werden, dass diese Reihenfolge und die Art des Übergangs in jeder Woche gleich sein werden. In der Yoga-Serie der zweiten Sitzung geht es um den Schulterbereich. Verspannungen in diesem Bereich sind typisch und die Teilnehmenden klagen oft über Schmerzen im Schultergürtel. Wir arbeiten mit einer Kombination aus dynamischen Bewegungen und ruhigen Positionen. Dabei geht es darum, mehr Bewusstsein, Raum und Flexibilität im Bereich der Schultern herzustellen und die Spannung loszulassen. Wir beginnen damit, Nacken und Schultern mit langsamen, dynamischen Bewegungen zu lockern. In der ersten ruhigen Position der Serie (Offene Flügel) dehnen wir die Vorderseite der Schultern. Anschließend begeben wir uns in die Kindhaltung mit gespreizten Beinen, wobei wir uns Wirbel für Wirbel auf unseren Armen ablegen, sodass die Schultern gedehnt werden. Nach dieser Übung verweilen wir kurz in der Kindhaltung. Anschließend gehen wir in das »Schmelzende Herz« und öffnen den Bereich der Brust und der Schultern. Diese Haltung wird oft als anstrengend erlebt, darum ruhen wir danach erneut in der Kindhaltung aus und spüren der Übung nach. Dann folgt der »Fisch«. In dieser Position liegen wir mit einem untergelegten Kissen auf dem Rücken. Die Position öffnet ebenfalls Brustbereich und Schultern. Schließlich gehen wir wie in der ersten Sitzung in die »Halbe Kerze« und enden auch dieses Mal in einer liegenden, entspannten Haltung (Savasana). Für genauere Erläuterungen siehe Anhang.

3 Achtsamkeit

3 a Wetterbericht

Das Achtsamkeitstraining beginnen wir mit einem »achtsamen Check-in« (siehe Infobox 4). Während dieser Meditation richten die Teilnehmenden ihre Aufmerksamkeit nach innen und spüren so, wie es ihnen in diesem Moment geht. Wir bitten sie, dieses Gefühl in ein oder zwei Wort zu fassen, vielleicht auch in eine Metapher – einen »Wetterbericht«. Anschließend tragen die Teilnehmenden diesen Wetterbericht laut in der Gruppe vor. Wenn wir die Gruppe zu zweit leiten, erteilt die Trainerin/der Trainer, der dies erläutert hat, zunächst dem oder der anderen das Wort. Dann stelllen alle nacheinander ihren Wetterbericht vor, endend beim ersten Trainer. Falls nur eine Person das Training leitet, beginnt diese mit ihrem Wetterbericht. Es sollte darauf hingewiesen werden, dass sowohl positive Gefühle (zum Beispiel ruhig, froh, warm, sonnig) als auch negative Gefühle (wie niedergeschlagen, gestresst, müde, Regen, Sturm, Unwetter) genannt werden dürfen. Die Metapher des Wetters hilft zu erkennen, dass wir das Wetter genauso wenig beeinflussen können wie unsere Stimmung oder unsere Befindlichkeit – wir haben lediglich Einfluss darauf, wie wir uns dazu verhalten. Das Wetter ändert sich ständig, geht vorüber, genauso wie unsere Stimmungen – keine Stimmung hält ewig an. Wenn das Wetter schön ist, genießen wir das, aber es ist nicht immer schön. Manchmal regnet es, manchmal stürmt es, manchmal ist es neblig und manchmal herrscht sogar eine Art Monsunregen, der sehr lange anhalten kann, aber auch der geht vorbei. Wir können uns darüber ärgern, uns dagegen wehren, doch all das ändert nichts. Es macht alles nur noch schlimmer.

Eines Tages goss es in Strömen, gerade als ich (AF) mit dem Fahrrad einmal quer durch Amsterdam unterwegs war. Ich wurde klatschnass: Das Wasser drang durch meine Jacke, es tropfte mir in den Nacken, und als ein Auto neben mir durch eine Pfütze fuhr, spritzte das Wasser auch noch in meine Schuhe. Ich war unglaublich sauer, saß zusammengekrümmt und fluchend auf dem Fahrrad. Keine wirklich entspannte Haltung! Als ich mir meiner Reaktion bewusst wurde und merkte, dass sie mich vom Regen in die Traufe brachte, ging ich anders mit dieser Erfahrung um. Ich richtete mich auf, saß nicht mehr verkrampft und zusammengekauert auf dem Rad. Anstatt mich in meine Wut hineinzusteigern, versuchte ich, ruhig zu atmen, und dachte daran, dass auch dieser Moment vorübergehen würde. Ich war zwar immer noch klatschnass, aber fühlte mich nicht mehr so elend.

Infobox 4 Wetterbericht

Schließen Sie Ihre Augen oder richten Sie Ihren Blick mit einem weichen Fokus auf den Boden vor Ihnen …

[Glocke]

Richten Sie Ihre Aufmerksamkeit nach innen … Spüren Sie, wie Sie hier sitzen, wo Ihr Körper Kontakt zum Kissen oder zum Stuhl hat … Sie nehmen Ihre Haltung wahr: der Rücken aufgerichtet, die Schultern entspannt, der Brustraum geöffnet … Mit dieser Haltung verkörpern wir Würde … Offenheit … Wachheit … Sie nehmen die Atmung in Ihrem Körper wahr … Folgen Sie dem Atem mit Ihrer ganzen Aufmerksamkeit …

Fragen Sie sich: Wie geht es mir in diesem Moment? … Versuchen Sie, die Antwort einfach in sich aufsteigen zu lassen, ohne darüber nachzudenken … Und versuchen Sie, die Antworten, die in Ihnen aufsteigen, in ein, zwei Worte zu fassen, wie in einem Wetterbericht, nur für das innere Wetter … So können Sie zum Beispiel merken, dass Sie niedergeschlagen sind oder verärgert, gestresst, zufrieden oder ruhig, Sie bemerken, ob es regnet, stürmt, neblig ist, sonnig oder wechselhaft … Sie müssen dieses innere Wetter nicht verändern, sondern es nur wahrnehmen, wie es gerade ist …

[Glocke]

3 b Besprechung der Übungen für zu Hause

Für diese Besprechung sollen die Teilnehmenden sich zu zweit zusammenfinden. Anhand einiger Fragen wird darüber gesprochen, wie sie in der vergangenen Woche mit dem Üben zurechtgekommen sind. Obwohl diese Nachbesprechung zum Achtsamkeitsteil des Treffens gehört und der größte Teil der wöchentlichen Übungen für zu Hause auch aus Achtsamkeitsübungen besteht, werden an dieser Stelle auch die Erfahrungen mit den bewussten aktiven Bewegungs- und Yoga-Übungen besprochen. Die

Teilnehmenden werden gebeten, sich bei der Nachbesprechung achtsam zu verhalten, indem sie achtsam sprechen und achtsam zuhören (siehe Infobox 5). Sie können dabei die Rollen (Sprecher und Zuhörer) selbst verteilen, nach der Hälfte der Zeit läuten wir die Glocke als Zeichen für den Wechsel.

Infobox 5 Achtsam sprechen und zuhören

Achtsames Sprechen bedeutet, mit der vollen Aufmerksamkeit beim Gespräch zu sein, bei dem, was wir (wirklich) sagen wollen, was dies in uns bewirkt (indem wir die Gedanken, Gefühle und körperlichen Empfindungen wahrnehmen) und bei dem Effekt, den dies auf die zuhörende Person hat. Können Sie aus dem gegenwärtigen Moment heraus sprechen? Ohne den Dingen in Ihrem Kopf vorauszueilen, ohne über das Besprochene nachzudenken? Können Sie die Dinge einfach aufkommen lassen, ohne zu versuchen, einen bestimmten Eindruck zu erzeugen, sondern indem Sie wirklich sagen, was Sie erleben? Wenn (im Moment) nichts aufkommt, dann ist das auch in Ordnung, dann lassen Sie eine kurze Stille eintreten. Indem wir achtsam sprechen, erhalten wir mehr Einblick in unsere Person und sind besser in Kontakt. Beim achtsamen Zuhören sind wir auch mit voller Aufmerksamkeit beim Gespräch, aber jetzt in der Rolle des Empfängers. Wir schenken dem Aufmerksamkeit, was gesagt wird, sowohl mit Worten als auch durch Körpersprache und Mimik, und nehmen wahr, was das Gesagte in uns bewirkt. So können wir auch spüren, dass wir geneigt sind zu reagieren, zum Beispiel zu nicken, lächeln oder etwas zu sagen: »Ja, so geht es mir auch!«. Oft ist das eine automatische Reaktion. Versuchen Sie, sich der Gewohnheit zu reagieren zuerst bewusst zu werden und dann eine bewusste Entscheidung darüber zu treffen, ob Sie dies auch in die Tat umsetzen. Schenken Sie der sprechenden Person Ihre volle Aufmerksamkeit und geben Sie ihr Raum – hören Sie wirklich zu.

Nach der Besprechung der Übungen in Zweiergruppen eröffnen wir die Diskussion im Plenum. Die Reaktionen und Erfahrungen der Teilnehmenden können sowohl inhaltlich als auch eher praktisch oder auf den Prozess bezogen sein. Oft wird berichtet, wie schwierig es ist, die Übungen in den Alltag zu integrieren. Das kann am vollen Tagesablauf der Teilnehmenden liegen, aber es betrifft auch die, die teilweise oder vollständig krankgemeldet sind und eigentlich Zeit haben. So oder so setzt es voraus, dass wir unsere alten Muster verlassen und uns selbst daran erinnern, zu üben, auch wenn wir meinen, keine Energie zu haben oder es unangenehm finden.

»Erst als ich ins Bett ging, habe ich daran gedacht, dass ich ja auch noch die Übungen machen sollte«; »Der Tag hat einfach zu wenig Stunden, eh ich mich versah, war der Tag vorbei«; »Ich hatte mir gerade einen Wein eingeschenkt, als ich mich daran erinnerte, dass ich noch nicht meditiert hatte«; »Ich hatte Angst, dass ich auch bei der Erledigung dieser Übungen wieder so perfektionistisch sein würde.«

Wir sprechen dann darüber, dass es doch erstaunlich ist, wie vollgepackt unser Leben ist, wenn sogar eine zehnminütige Meditation nicht mehr hineinzupassen scheint. Wir müssen also das Bewusstsein einschalten, um automatisierte Gewohnheiten zu ändern und erlernte Reaktionsmuster zu verlassen. Unsere Reaktionen als Trainer sollten in jedem Fall verständnisvoll und anerkennend sein. Wir fragen nach, wer das auch so erlebt hat, sodass diese Erfahrung zu etwas wird, was wir alle kennen, zur »common humanity« wie Kristin Neff es nennt. Im Verlauf des Trainings werden wir immer wieder eine Verbindung zwischen den Erfahrungen der einzelnen Teilnehmenden und unseren eigenen Erfahrungen herstellen. Dann kann gemeinsam überlegt werden, ob nicht doch noch irgendwo ein wenig Raum für die Übungen ist. Wie viel Zeit verbringen wir mit unserem Smartphone, in den sozialen Medien oder vor dem Fernseher? Wir überlegen, wo ein wenig Platz in unserem Tagesablauf geschaffen werden könnte.

Teilnehmende melden manchmal auch zurück, dass sie erst eine gewisse Hürde überwinden müssen, um zu üben, selbst wenn sie Zeit und Raum haben. Wir betonen, dass die Etablierung neuer Routinen Zeit braucht, und zwar meist mehr als einundzwanzig Tage, wie man manchmal liest. Die Idee, dass man ungefähr einundzwanzig Tage benötigt, um eine neue Gewohnheit zu erlernen, stammt aus den Fünfzigerjahren des letzten Jahrhunderts, als ein plastischer Chirurg feststellte, dass seine Patienten ungefähr einundzwanzig Tage brauchten, um sich an einen neuen Körperteil zu gewöhnen. Inzwischen hat man gezeigt, dass dies oft (viel) länger dauert, besonders, wenn es um große Veränderungen geht. Aber es ist wichtig zu wissen, dass es dennoch früher oder später möglich ist, eine neue Routine zu integrieren oder eine alte zu verändern. Und wir schauen gemeinsam, was dabei helfen kann.

Mögliche Erklärung der Trainerin: »Zähneputzen ist ein gutes Beispiel für eine Tätigkeit, die sich als Routine eingeschliffen hat. Wir denken ja auch nicht jeden Tag, bevor wir unsere Zähne putzen: Oh, ich muss noch Zähne putzen, soll ich es jetzt tun oder später? Oder vielleicht doch lieber morgen? Es gehört zu unseren täglichen Routinen, also machen wir es einfach. Es gibt einen festen Moment dafür und wir wissen, was es uns bringt (oder welches Elend es mit sich bringt, wenn wir es nicht tun).

Es kann helfen, einen festen Zeitpunkt festzulegen, wenn man eine Routine etablieren möchte. Meditation, Yoga und aktive Bewegung sind so gesehen dasselbe wie Zähneputzen. Es gehört zum täglichen Ritual, das unsere physische und mentale Gesundheit aufrechterhält. Außerdem geht es darum, nicht mit sich selbst zu verhandeln oder nach Ausreden zu suchen. Es ist wie in der Nike-Werbung: ›Just do it!‹.«

Die bestehende Hemmschwelle kann verringert werden, wenn man die Übung kürzer oder einfacher gestaltet. Wenn wir es unangenehm finden, 15 oder 20 Minuten zu meditieren und es unter diesen Umständen nicht tun würden, dann können wir auch erst einmal mit einer Minute beginnen. Wenn wir dann schon einmal dabei sind, haben wir die größte Hürde bereits überwunden und können dann immer noch beschließen, länger oder auch kürzer zu meditieren. Jeder Schritt bringt uns weiter, selbst wenn es zunächst nur ein einziger bewusster Atemzug ist! Und wir können jederzeit, jeden Tag von Neuem beginnen! Wenn eine Tür einen Spalt geöffnet ist und wir sozusagen den Fuß dazwischen bekommen, dann können wir sie auch ganz öffnen, die Übung weiter ausbauen. Meistens sind wir sehr streng mit uns selbst und fokussieren uns auf das, was wir nicht gemacht haben, statt darauf zu schauen, was wir geschafft haben. Das ist sehr schade, denn ein schlechtes Gewissen ist nicht hilfreich. Das Positive schenkt Kraft und Energie! Wenn die Teilnehmenden die Übungen als ein »Müssen« erleben, können sie versuchen zum »Wollen« zurückzufinden. Sie werden nicht gezwungen, an diesem Training teilzunehmen. Warum wollen sie es machen? Was wollen sie verändern? Was hat die Absichtsmeditation während des ersten Treffens ergeben? Wenn sie sich diese Aspekte wieder ins Bewusstsein rufen, ist es leichter, sich zum Üben zu motivieren, die Schritte zu machen, die zum Ziel führen. Schließlich zeigen wir auf, dass es nicht angenehm sein muss zu meditieren, es muss einfach nur getan werden. Wir müssen es nicht genießen oder ein bestimmtes Gefühl erzeugen. Es ist wichtig, dies zu erwähnen, da es bedeutet, dass wir auch mit Widerstand oder Abneigung meditieren können, genauso wie wir auch mit Widerwillen unsere Zähne putzen oder ins Fitnesscenter gehen können. Wir müssen es nur bemerken und nicht danach handeln.

3 c Psychoedukation: Körperbewusstsein

Ausgehend von dem Hintergrundwissen zur zweiten Woche (siehe Anfang des Kapitels) sprechen wir mit den Teilnehmenden über die Bedeutung des Körperbewusstseins. Die folgenden Fragen – die eventuell an der Tafel festgehalten werden können –, dienen dabei als Richtschnur, wobei wir auf dieselbe interaktive Weise wie in Woche 1 vorgehen:

- Wie ist es normalerweise um unser Körperbewusstsein bestellt?
- Warum ist es wichtig, sich des eigenen Körpers bewusst zu sein?
- Wie können wir das Körperbewusstsein verbessern?
- Wie können wir den Kontakt zu unserem Körper verbessern?

3 d Körperzeichnung

Auf dem Flip-Chart sind die Umrisse eines Körpers zu sehen. Wir bitten die Teilnehmenden, die körperlichen Wahrnehmungen zu benennen, die ihnen als Warnsignale dienen, also diejenigen Symptome, die mit Stress und Burn-out einhergehen. Welche Signale sendet ihnen ihr Körper? Genannt werden Kopfschmerzen, Schwindel, Bauchschmerzen, Verspannungen, zitternde Muskulatur, Übelkeit, ein Gefühl der Unruhe oder des Gehetztseins im Körper, angespannte Kiefer, hochgezogene Schultern, erhöhter Herzschlag, Schwitzen, ein Gefühl der Schwere oder Erschöpfung. Die Signale, die genannt werden, zeichnen wir in den Körperumriss auf dem Flip-Chart. Spannungskopfschmerz kann zum Beispiel als Band um den Kopf dargestellt werden, Druck auf der Brust als schweres Gewicht auf dem Oberkörper, Muskelzittern als Zickzack-Linien. Wir können dies ziemlich frei und kreativ darstellen oder von den Teilnehmenden zeichnen lassen. Der Deutlichkeit halber beschriften wir alles außerhalb des Umrisses mit den zugehörigen Beschwerden. Anschließend gibt es oft schon Äußerungen des Mitleids beim Anblick all dieser Symptome: »Oje, diese arme Person!« Wir sprechen kurz darüber, wie heftig die Beschwerden sein können und auf wie viele verschiedene Arten der Körper Signale aussenden kann.

3 e Bodyscan

Anschließend wird der »Bodyscan« als Methode zur Verbesserung des Körperbewusstseins eingeführt. Indem wir unsere Aufmerksamkeit dem Körper zuwenden, können wir den Kontakt zu unserem Körper wiederherstellen oder verbessern. Wir lernen, darauf zu achten, was wir in unserem Körper wahrnehmen und was diese Signale bedeuten. Außerdem setzt Aufmerksamkeit für den Körper Anwesenheit im gegenwärtigen Moment voraus.

Der Bodyscan ist eine Meditation im Liegen, auf die unser Körper möglicherweise so reagiert: »Ah, alles klar, es ist Schlafenszeit.« Wir betonen, wie wichtig es ist, während dieser Meditation – wie auch bei allen anderen Arten der Meditation – wach und aufmerksam zu bleiben. Da während des Bodyscans jedoch immer wieder Teilnehmenden einschlafen, sagen wir vorher, dass die Meditation auch mit offenen Augen und sitzend durchgeführt werden kann, oder wir machen die Teilnehmenden während der Meditation darauf aufmerksam: »Wenn Sie bemerken, dass Sie einnicken oder einschlafen, können Sie sich aufrecht hinsetzen und die Augen öffnen.« (Ausführliche Erläuterungen hierzu siehe Infobox 6).

Infobox 6 Bodyscan

Legen Sie sich auf den Rücken auf eine Matte, eine Matte oder Bett, wenn das angenehm für Sie ist. Legen Sie Ihre Arme neben dem Körper ab, die Beine liegen ebenfalls nebeneinander. Lassen Sie Ihre Augen zugehen oder richten Sie sie mit einem weichen Fokus auf einen Punkt an der Decke. Wenn Sie bemerken, dass Sie während der Meditation einschlafen, können Sie Ihre Augen auch offen lassen, um wach und aufmerksam zu bleiben.

[Glocke]

Nehmen Sie sich nun etwas Zeit, zu spüren, wo Ihr Körper die Unterlage berührt … Registrieren Sie, wie Sie getragen und gestützt werden … sodass Sie selber für einen Augenblick nichts mehr tragen, nichts mehr tun müssen … Überlassen Sie sich ganz der Schwerkraft … Während dieser Meditation werden wir mit unserer Aufmerksamkeit durch unseren Körper wandern … und uns jedem einzelnen Körperteil bewusst zuwenden … Dabei müssen Sie nichts verändern oder verbessern … Sie müssen keine Empfindungen hervorrufen oder darüber nachdenken, sondern nur fühlen, was immer Sie fühlen … Und wenn Sie irgendwo nichts fühlen, dann ist es eben das, was Sie wahrnehmen … Auch das ist kein Problem. In dieser Praxis geht es nicht darum, gute Ergebnisse zu erzielen, sondern um das Kultivieren von Offenheit, Wohlwollen und Akzeptanz. Wenn Sie bereit sind, richten Sie jetzt Ihre Aufmerksamkeit auf den Bauch … nehmen Sie sich Zeit, die Bewegung der Atmung in Ihrem Bauch zu spüren … Spüren Sie, wie sich der Bauch hebt und senkt? … Überlassen Sie Ihren Körper mit jedem Ausatmen etwas mehr dem Boden … Richten Sie Ihre Aufmerksamkeit jetzt auf Ihre Füße … Was nehmen Sie an Ihren Füßen wahr? … Spüren Sie, wo sie den Boden berühren? … Spüren Sie die Socken an Ihrer Haut? … Vielleicht spüren Sie einen Temperaturunterschied, ein Kribbeln oder Prickeln? … Nehmen Sie alles wahr … Und wandern Sie dann weiter zu Ihren Beinen … Was nehmen Sie hier wahr? … Spüren Sie den Kontakt Ihrer Beine mit der Unterlage? … Spüren Sie die Kleidung auf Ihrer Haut? … Nehmen Sie etwas von Ihren Muskeln oder Knochen wahr? … Was nehmen Sie noch wahr? … Es kann auch sein, dass Sie irgendwo nichts fühlen, dann nehmen Sie auch dies wahr … Und wandern Sie dann mit Ihrer Aufmerksamkeit zu Ihren Hüften und Ihrem Beckenbereich … Was spüren Sie hier? … Ihr Gesäß? … Nehmen Sie wahr, wo es die Unterlage berührt und was Sie dort spüren? … Und an Ihren Hüften? Den Leisten? … Dem ganzen Innenraum des Beckens, mit all seinen Organen?

Wenn Sie bemerken, dass Ihre Aufmerksamkeit abschweift, nehmen Sie kurz wahr, wohin sie gewandert ist, und bringen Sie sie freundlich, aber bestimmt wieder zurück zu dem Bereich, den Sie wahrnehmen wollten: jetzt zum Beckenbereich. Und wandern Sie nun von dort weiter zu Ihrem Rücken … Scannen Sie Ihren Rücken aufmerksam, Wirbel für Wirbel, von oben nach unten. Wo hat Ihr Rücken keinen Kontakt zum Untergrund? Und wo berührt er ihn? … Sind manche Stellen verspannt oder schmerzhaft oder gibt es auch entspannte Stellen? … Oder auch Bereiche, wo Sie gar nichts spüren? Und dann die Schultern … im Schulterbereich sind wir häufig verspannt … Allein schon dadurch, dass Sie Ihre freundliche, neugierige Aufmerksamkeit auf diesem Bereich ruhen lassen, kann sich dies ein wenig bessern … Ohne, dass Sie etwas dafür tun müssten. Sie können Ihren Atem in diese verspannten Bereiche fließen lassen oder in Bereiche, die Sie intensiv wahrnehmen … Indem Sie mit der Einatmung in diese Bereiche »hinein« und mit dem Ausatmen »heraus« atmen, entsteht beim Einatmen Raum und beim Ausatmen lassen Sie los … Betrachten Sie die Wahrnehmungen währenddessen mit freundlicher und neugieriger Aufmerksamkeit … Und wenden Sie sich anschließend wieder Ihrem Bauch zu … Was bemerken Sie hier? … Spüren Sie den Atem in Ihrem Bauch? … Spüren Sie, wie er sich mit dem Atem hebt und senkt … Was spüren Sie im Innenbereich Ihres Bauches? Vielleicht von Ihren Organen? … Wandern Sie dann weiter mit Ihrer Aufmerksamkeit zu Ihrem Brustkorb … Was spüren Sie hier? … Spüren Sie, wie sich Ihre Lungen beim Einatmen mit Luft füllen und sich während des Ausatmens wieder leeren? … Vielleicht spüren Sie sogar Ihren Herzschlag? … Wandern Sie dann über Ihre Schultern weiter zu den Armen … Was fühlen Sie hier? Spüren Sie, wo die Arme den Boden berühren? … Spüren Sie die Kleidung auf Ihrer Haut? … die Muskeln oder Knochen? … Was bemerken Sie noch? …

Wenn Sie bemerken, dass Ihre Aufmerksamkeit abgeschweift ist, registrieren Sie wieder kurz, wohin sie gewandert ist, und bringen Sie sie dann freundlich, aber bestimmt, wieder zurück zu dem Bereich, auf den Sie Ihre Aufmerksamkeit richten wollten: die Arme. Wandern Sie nun weiter von den Armen zu Ihren Händen … Was fühlen Sie an den Händen? Spüren Sie, wo sie den Untergrund berühren? … Vielleicht ein Kribbeln, Prickeln, Wärme oder Kälte? Können Sie die einzelnen Finger unterscheiden? Und die Daumen? … Wandern Sie dann weiter zu Ihrem Nacken, dem Hals und der Kehle … Was nehmen Sie in diesem Bereich wahr? … Und wenden Sie sich nun Ihrem Gesicht zu. Zunächst dem Kiefer … Was spüren Sie an den Kiefern? … Auch hier halten wir unbewusst oft Spannung fest, indem wir die Zähne zusammenbeißen … Um die Spannung etwas zu verringern, können Sie Ihren Unterkiefer hängen lassen. Vielleicht sogar so weit, dass Ihre Lippen sich ein ganz klein wenig öffnen … Was spüren Sie bei Ihrem Mund? Die Lippen, die Mundhöhle? … Fühlen Sie Ihre Zunge? … Was ist mit Ihrer Nase? … Den Augen? Den Augenbrauen? … Der Stirn? … Auch in diesem Bereich halten wir die Anspannung oft fest, indem wir die Stirn zusammenziehen … Ist es bei Ihnen gerade so? … Wenn Sie spüren, wo die Anspannung sitzt, können Sie versuchen, den Bereich um Ihre Augen ein wenig weicher werden zu lassen, als ob Sie die Stirn öffnen, sodass Ihre Augenbrauen sozusagen auseinanderfließen … Wandern Sie dann weiter zu Ihren Ohren … Den äußeren Ohren, den inneren Ohren … Und spüren Sie den Kopf als Ganzes. Kontakt zum Boden … Wie fühlt sich Ihr Kopf an? … Schwer oder leicht? … Voll oder leer? …

Jetzt, da wir durch alle Körperteile gewandert sind, erweitern wir die Aufmerksamkeit auf den Körper als Ganzes … Lassen Sie den Atem sozusagen durch den gesamten Körper fließen … Spüren Sie Ihren atmenden Körper … Und vielleicht können Sie ein wenig Dankbarkeit dafür empfinden, dass Sie ihn haben … Wir erwarten oft sehr viel von unserem Körper, ohne daran zu denken, was er alles für uns tut … Oft denken wir nur an ihn, wenn er nicht funktioniert oder nicht so aussieht, wie wir es gerne hätten, während er doch versucht, so gut wie möglich für uns da zu sein … Und uns am Leben zu erhalten … Vielleicht können Sie ein wenig Dankbarkeit dafür empfinden, vielleicht auch nur, weil es der einzige Körper ist, den Sie je haben werden … Indem Sie Kontakt zu ihm aufnehmen, können Sie spüren, wie es Ihnen geht und was Sie brauchen … Sie brauchen nur hinzuhören …

[Glocke]

Inquiry

Nach der Übung fragen wir die Teilnehmenden, wer etwas zu seiner/ihrer Erfahrung beim Bodyscan sagen möchte. Viele Teilnehmenden berichten, dass sie diese Meditation sehr angenehm finden, weil sie im Liegen durchgeführt wird, oder weil sie spüren, dass der Bodyscan sie aus ihrem Kopf in den Körper bringt, dass es schön ist, an diesem Ort zu verweilen. Viele Teilnehmenden bemerken, dass sie (beinahe) einschlafen, worauf sie unterschiedlich reagieren.

Teilnehmerin: »Ich wurde sehr schläfrig, bin sogar ab und zu wirklich eingeschlafen, glaube ich.«
Trainerin: »Wie haben Sie gemerkt, dass Sie schläfrig wurden oder dass Sie ab und zu einschliefen? Wie war das für Sie?«
Teilnehmerin: »Wunderbar, so entspannt, ich habe mich dem einfach hingegeben, ein kurzer Moment für mich selbst.«

Wenn Teilnehmende berichten, dass sie ihrem Schlafbedürfnis nachgeben, erinnern wir sie noch einmal an das Ziel der Übung, nämlich wach und aufmerksam zu sein. Aber wir hören auch regelmäßig andere Reaktionen:

Teilnehmer: »Ich wäre am liebsten aufgestanden und hätte weitergemacht, nur um nicht fühlen zu müssen, wie müde ich eigentlich bin. Ich musste tatsächlich während des ganzen Bodyscans gegen den Schlaf ankämpfen, das war sehr unangenehm.«
Trainer: »Es ist nicht immer angenehm zu spüren, wie es uns wirklich geht. Konnten Sie sich selbst zugestehen zu fühlen, wie es Ihnen in diesem Moment ging? Ist es Ihnen gelungen, mit sich selbst Mitgefühl zu haben, in einem Moment, der sich anders gestaltet hat, als Sie es selbst gerne gewollt hätten?«

Wenn Teilnehmende verärgert oder streng zu sich selbst sind oder bemerken, wie herausfordernd diese Übung ist, kann anhand dieses Beispiels in der Gruppe über Nachsicht und Freundlichkeit gesprochen werden. Manche Teilnehmenden bemerken während des Bodyscans vor allem Widerstand und Unruhe, sie haben dann zum Beispiel während dieser Meditation, die ziemlich lange dauert, das Gefühl, schneller vorankommen zu wollen.

Teilnehmerin: »Es hat ziemlich lange gedauert, die Zeit ging so unglaublich langsam vorbei, ich wurde wütend und habe mich gefragt, wann wir mit etwas anderem weitermachen.«
Trainer: »Wo haben Sie den Ärger in Ihrem Körper besonders gespürt? Kamen dabei auch Gedanken auf? Wie sind Sie während der Meditation mit diesem Gefühl umgegangen, konnten Sie es mit Abstand betrachten?«

Manche Teilnehmenden reagieren auch mit Scham, wenn sie zum Beispiel beinahe einschlafen.

Teilnehmer: »Ich glaube, dass ich während des Bodyscans eingeschlafen bin. Als ich wieder aufwachte, schämte ich mich zu Tode. Ob die anderen es wohl gemerkt hatten? Habe ich vielleicht geschnarcht?«

Die Scham, die man empfindet, wenn man einschläft, ist ein sehr guter Anknüpfungspunkt, um über »universelles Leiden« zu sprechen. Wir schauen uns in der Runde um und fragen, ob andere auch Angst hatten einzuschlafen (und zeigen selbst auch auf). Wir erläutern dann, dass wir dazu neigen, uns zu isolieren, wenn wir uns schämen, was die Vorstellung verstärkt, dass wir die Einzigen sind, denen so etwas passiert, und dass alle anderen es verwerflich finden. Wenn wir uns allerdings verwundbar zeigen, merken wir meist, dass wir nicht die Einzigen sind und dass andere einen ähnlichen Kampf ausfechten und Verständnis für unseren Kampf haben. Vielleicht erzählen wir hier eine eigene schambesetzte Geschichte, die damit zu tun hat, dass wir eingeschlafen sind.

Ich (SB) habe einmal ein Aufnahmegespräch mit einer Frau durchgeführt, die an Agoraphobie litt. Es war kurz nach dem Essen und während ich ihr diagnostische Fragen stellte, um herauszufinden, inwieweit ihre Angst, die öffentlichen Verkehrsmitteln zu benutzen, sie im Alltag behinderte, war ich ohne es zu merken eingeschlafen. Ich hörte mich fragen: »Und wie klappt das Reisen mit dem Schiff?« Als sie mich verdutzt anschaute, wurde ich wach.

Außerdem gibt es Teilnehmende, die Schwierigkeiten haben, ihren Körper zu spüren oder sogar (an manchen Stellen) gar nichts fühlen. Ihnen sagen wir, dass sie sehr wohl etwas gespürt haben, nämlich dass sie an diesen Stellen nichts spüren. Auch das ist in Ordnung, denn es ist genau die Erfahrung, die sie in diesem Moment machen, und darum geht es bei dieser Übung. Wir erklären dann, dass diese Art von Hindernissen (zum Beispiel Ärger, Enttäuschung, Ungeduld) während der Meditation oft als störend empfunden werden, dass sie aber eigentlich gerade gut sind! Natürlich ist es wunderbar, wenn eine Meditation ausschließlich angenehm ist, aber wir lernen am meisten, wenn es Schwierigkeiten gibt. Wenn wir uns zum Beispiel nicht mit unserer Unruhe identifizieren, sondern das ganze Schauspiel aus Gedanken und Gefühlen mit Abstand betrachten, erleben wir es auch anders. Können wir bei den Hindernissen innehalten, ruhig mit ihnen atmen, von Augenblick zu Augenblick, in dem Wissen, dass auch das vorübergeht? Durch diese Methode, Schwierigkeiten zu begegnen, die sich uns in den Weg stellen, erlangen wir eine neue Freiheit. Wir wehren uns weniger gegen die Schwierigkeiten – die bei kleineren Unannehmlichkeit beginnen und bis hin zu körperlichem Schmerz gehen können –, und lassen uns nicht so sehr mitreißen von Gedanken, einer unangenehmen Erkältung, einer Nachbarin, die sich räuspert, Schlaflosigkeit, Unruhe, Langeweile oder Fragen nach dem Sinn. Stattdessen könnten wir anhand dieser Schwierigkeiten, die uns während der Meditation begegnen, hervorragend lernen, anders damit umzugehen, denn wir können sie als Beispiel dafür betrachten, wie wir mit Schwierigkeiten oder Stress im Alltag umgehen.

4 Übungen für zu Hause

Wir laden die Teilnehmenden dazu sein, sich auch in dieser Woche wieder wenigstens einmal bewusst aktiv zu bewegen. Es sollte sich dabei um eine physische Aktivität von zehn Minuten Dauer (oder natürlich auch länger) handeln, die angenehm und machbar erscheint, zum Beispiel die Bewegungsübungen dieses Treffens. Physische Aktivität kann auch in den Alltag integriert werden, indem man zum Beispiel den Weg zur Arbeit oder anderswohin, für den man normalerweise das Auto oder öffentliche Verkehrsmittel benutzt, zu Fuß oder mit dem Fahrrad zurücklegt. Die, die bereits Sport machen, bitten wir, dies in den ersten zehn Minuten achtsam zu tun und genau zu beobachten, wie sich das anfühlt und was es in ihnen bewirkt. Natürlich kann man sich auch neben dem normalen Sport zehn Minuten achtsam bewegen. Die Möglichkeiten sind vielfältig, solange man sich entsprechend seiner Möglichkeiten bewusst bewegt.

Auch in dieser Woche sind die Teilnehmenden gebeten, sich die Yoga-Positionen dieses Treffens noch einmal anzuschauen (im Anhang des Übungsbuches). Welche Positionen wurden als angenehm und hilfreich erfahren? Diese können zu Hause einmal wiederholt werden, zehn Minuten lang (oder natürlich auch länger). Außerdem bitten wir die Teilnehmenden, täglich eine kurze Yoga-Übung zu machen, genau wie in der vorigen Woche, zum Beispiel die Übung, um den Nacken während der Arbeit zu lockern.

Als Achtsamkeitsübung steht täglich ein Bodyscan auf dem Programm. Welcher Zeitpunkt hierzu am besten geeignet ist, kann je nach Person stark variieren: Der eine findet es angenehm, seinen Tag damit abzuschließen und stellt fest, dass es einen positiven Effekt auf die Schlafqualität hat. Eine andere schläft abends zu schnell ein, um zu meditieren, sodass sich dieser Zeitpunkt für sie nicht eignet. Es ist auch möglich, den Bodyscan sitzend durchzuführen, auch wenn es für Personen mit Stresssymptomen sinnvoll ist, zu liegen, damit der Körper zur Ruhe kommt und sich regenerieren kann. Denn wir vergessen sehr oft, uns auszuruhen und machen stattdessen einfach immer weiter.

Außerdem gibt es die Aufgabe, die Körperkarte im Übungsbuch auszufüllen. Über diese Übung wurde bereits während der Sitzung gesprochen, jetzt soll sie zu Hause noch einmal selbst durchgeführt werden. Welche Signale sendet uns der Körper? Gemeint sind die Warnsignale, die mit den Stress- oder Burn-out-Symptomen zusammenhängen. Wir bitten die Teilnehmenden außerdem, eine andere täglich wiederkehrende Routinetätigkeit achtsam auszuführen. Das muss nicht lange sein, ein paar Minuten reichen völlig. Allerdings sollte es sich um eine andere Tätigkeit als in der letzten Woche handeln. Wir können der Gruppe vorschlagen, in dieser Woche etwas auszuwählen, was sie als aufbauend oder angenehm empfinden, zum Beispiel duschen, eine Tasse Kaffee oder Tee trinken, das Haus verlassen und die frische Luft einatmen, den Partner begrüßen oder den Kindern Gute Nacht sagen.

Schließlich sollen die Teilnehmenden sich zu zweit zusammenfinden und nach der Sitzung ihre Telefonnummern austauschen, um sich täglich eine Nachricht (über WhatsApp oder SMS) mit dem Text »Wetterbericht« zu schicken. In dem Moment, in dem die sendende Person die Nachricht verschickt, macht sie selbst einen achtsamen Check-In (zur Erläuterung siehe Infobox 4 Wetterbericht). Auch die empfangende Person hält achtsam inne, wenn sie die Nachricht sieht (das kann natürlich auch erst zu einem späteren Zeitpunkt sein). Das Zweierteam braucht sich nicht mitzuteilen, welche Erfahrungen sie dabei machen, aber sie notieren ein oder zwei Worte auf dem Blatt im Übungsbuch, die beschreiben, wie sie sich in diesem Moment gefühlt haben. Durch diese einfache Übung werden die Teilnehmenden zumindest zweimal am Tag daran erinnert, kurz bei dem innezuhalten, was sie in diesem Moment fühlen. Außerdem haben wir die Erfahrung gemacht, dass es motivierend ist, diese Übung zu zweit durchzuführen. Auf diese Weise fühlt man sich mit dem anderen verbunden, mit jemanden, den man kaum kennt. So wird auch der common humanity-Gedanke gelebt. Wir betonen auch wieder, dass die Teilnehmenden sich jederzeit per Mail bei uns melden können, wenn sie Fragen haben oder mit einer Übung nicht zurechtkommen.

Übungen für zu Hause – Woche 2

- einmal pro Woche bewusste aktive Bewegung (10 Minuten)
- einmal pro Woche Yoga (10 Minuten)
- täglich ein Bodyscan
- Körperkarte ausfüllen
- eine Routine-Tätigkeit mit voller Aufmerksamkeit
- täglich eine »Wetterbericht«-Nachricht verschicken und in diesem Moment achtsam innehalten, sowohl die sendende als auch die empfangende Person notieren ein oder zwei Worte, die beschreiben, welches innere Wetter bei ihnen gerade herrscht

Woche
3

Hintergrundwissen zur dritten Woche:

Der Atem

Die ersten Minuten des Lebens sind für den Menschen mit extremem Stress verbunden, wenn man die physiologische Anpassungsleistung betrachtet. Unsere ersten Atemzüge sind so lebenswichtig, dass sie auch als erstes Kriterium auf dem Apgar-Index dienen, der die Verfassung des Babys direkt nach der Geburt beschreibt. Und wir wissen, dass ein Atemzug unser letzter sein wird, eines Tages werden wir unseren letzten Atemzug tun. Die Atmung eignet sich aufgrund einiger Merkmale besonders gut als Fokus in der Meditation: Unseren Atem haben wir immer bei uns, was sehr praktisch ist. Die Atmung ist ein automatischer Vorgang, der Atem atmet sich selbst, und wenn wir ihm unsere Aufmerksamkeit zuwenden, schalten wir den Autopiloten ab. Die Atmung hat einen gleichmäßigen Rhythmus und wiederholt sich ständig. Es hat einen beruhigenden Effekt, wenn wir die Aufmerksamkeit auf die Atmung lenken, genauso wie auf die Bewegung des Meeres in seinem ewigen Rhythmus. Der Rhythmus sorgt für Harmonie. Die Atmung wahrzunehmen, wirkt wie ein Anker, der das Boot am Fahren hindert, die achtsame Fokussierung auf den Atem hält uns davon ab, uns von den Gedanken wegtreiben zu lassen.

Der Atem liefert uns auch Informationen darüber, wie es uns gerade geht. Wenn wir gestresst sind, atmen wir anders als in der Entspannung.

Angenommen, wir müssen eine Präsentation halten und merken, dass wir sehr schnell und flach atmen, dann sagt uns das, dass wir die Situation aufregend finden. Wenn wir dagegen zu Hause auf dem Sofa ganz entspannt einen schönen Film sehen, atmen wir tiefer und langsamer. Der Atem sagt uns, wie es uns geht, und das Schöne ist, dass diese Information auch zu etwas gut ist! Es besteht eine Wechselwirkung: Wenn wir gestresst sind, atmen wir schneller und weiter oben in der Brust, und wenn wir das bemerken und bewusst tiefer und langsamer atmen, werden wir ruhiger. Würden wir dagegen weiterhin schnell und oben in der Brust atmen, bliebe der Stress bestehen oder würde sich sogar noch verstärken. Wenn wir den Atem verändern, können wir dieses gegenseitige Verstärken jedoch durchbrechen. Körper und Geist kommunizieren ununterbrochen miteinander: Wenn unser Körper entspannt ist, hat das einen beruhigenden Effekt auf unsere Gedanken und Gefühle, die ihrerseits wieder ein beruhigendes Signal an den Körper senden. Wenn unser Körper jedoch angespannt ist und wir entsprechend atmen, dann verstärkt das auch die Anspannung in unseren Gedanken und Gefühlen. Der Atem ist also ein geeignetes Instrument, um hierauf Einfluss zu nehmen.

»Offensichtlich bin ich ruhiger geworden: Ich kann besser innehalten, atmen und mich dann bewusst entscheiden.«

Neben der Vertiefung des Atems ist auch die Länge des Ein- und Ausatmens von Bedeutung. Das liegt an unserem autonomen Nervensystem, das alle vitalen Funktionen des Körpers regelt. Es besteht aus zwei verschiedenen Systemen: dem Sympathikus und dem Parasympathikus. Das sympathische Nervensystem ist sozusagen das Gaspedal: der Aktionszustand. Das parasympathische Nervensystem ist die Bremse: der Ruhe- und Erholungszustand. Bei der Einatmung wird das sympathische Nervensystem aktiviert, bei der Ausatmung das parasympathische. Bei Menschen mit Stresssymptomen ist dieses System oft nicht mehr richtig justiert. Weil sie zu viel oder zu lange Gas gegeben haben, ohne ausreichend zurückzuschalten und auszuruhen, funktioniert die Bremse nicht mehr so wie sie sollte. Wenn Sie Ihr Nervensystem also zur Ruhe bringen wollen (das parasympathische Nervensystem ansprechen wollen), dann sollten Sie tiefer und langsamer atmen und zwischen dem Ausatmen und dem nächsten Atemzug ein paar Sekunden Pause einlegen. Auf diese Weise betätigen wir die Bremse und bringen unseren Körper zur Ruhe. Und wenn unser Körper zur Ruhe kommt, kann er sich erholen und neue Energiereserven aufbauen. Wenn wir tiefer atmen, verbessern wir die Qualität der Atmung. Oft atmen wir nämlich sehr oberflächlich, kurz und oben in der Brust. Dabei wird zwar ausreichend Sauerstoff aufgenommen und Abfallstoffe werden ausgestoßen, aber die Atmung arbeitet nicht mit maximaler Effektivität. Eine tiefe Atmung ist wichtig, weil wir so mehr Sauerstoff aufnehmen und mehr Abfallstoffe ausstoßen, was unsere Vitalität positiv beeinflusst.

Programm Woche 3

1 Bewusste aktive Bewegung (25 Minuten)
2 Yoga (25 Minuten)
3 Achtsamkeit (insgesamt 65 Minuten)
3a Wetterbericht (5 Minuten)
3b Besprechung der Übungen für zu Hause (20 Minuten)
3c Psychoedukation: Der Atem (5 Minuten)
3d Erläuterung Atemraum (5 Minuten)
3e Wechselatmung (5 Minuten)
3f Sitzmeditation mit Achtsamkeit auf Atem und Körper + Inquiry (15 + 10 Minuten)
4 Übungen für zu Hause (5 Minuten)

1 Bewusste aktive Bewegung

Bei den bewussten aktiven Bewegungsübungen geht es weiterhin darum, den eigenen Körper wahrzunehmen, sich nicht völlig zu verausgaben und die eigenen Grenzen zu erforschen. Möglicherweise bemerken die Teilnehmenden inzwischen, dass sie sich allmählich wieder fitter fühlen. Wir möchten erreichen, dass sie selbst wahrnehmen, ob sie inzwischen Veränderungen an ihrem Körper bemerken, jetzt, da sie sich mehr bewegen (wenn sie sich vor dem Training kaum bewegt haben) oder sich bewusster bewegen (wenn sie sich vor dem Training bereits viel bewegt oder Sport gemacht haben, aber nicht mit voller Aufmerksamkeit). Siehe Anhang für die Bewegungsübungen dieser Woche.

2 Yoga

In der Yoga-Serie des dritten Treffens dreht sich alles um den Hüftbereich, in dem ebenfalls oft (unbemerkt) Verspannungen auftreten. Wir arbeiten wieder mit einer Kombination aus dynamischen Bewegungen und ruhigen Positionen, um ein besseres Körperbewusstsein, mehr Raum und Flexibilität im Bereich der Hüfte zu erzeugen und die Spannung loszulassen. Wir beginnen diese Sitzung, indem wir Nacken und Schultern lockern mithilfe von langsamen dynamischen Bewegungen. Die erste ruhige Position der Serie für den Hüftbereich ist der Drehsitz. Drehungen sind gut für den Rücken, da sie die Beweglichkeit der Wirbelsäule verbessern sowie Verspannungen und Blockaden lösen. Außerdem reguliert diese Position das Gleichgewicht des Nervensystems. Indem wir den Drehsitz im Schneidersitz ausführen, werden die Hüften sanft geöffnet. Anschließend gehen wir in die Drachen-Position, die ebenfalls den Hüftbereich öffnet. In der anschließenden Kindhaltung mit gespreizten Beinen öffnen wir den Hüftbereich seitwärts und gleichzeitig die Körperseiten, indem wir uns Wirbel für Wirbel abwechselnd über unser linkes und rechtes Bein beugen. Wir spüren der Übung auf dem Rücken liegend mit aufgestellten Beinen nach, wobei die Füße weit auseinander stehen und die Knie sich berühren. Auch in der hierauf folgenden Nadelöhr-Position wird der Hüftbereich gedehnt. Mit einer Scheibenwischerbewegung, bei der wir die Füße weit voneinander entfernt aufstellen und die Knie nacheinander nach links und rechts heruntersinken lassen, wird die Beweglichkeit im Hüftbereich gefördert. Wie in der letzten Sitzung runden wir die Yoga-Einheit mit einer Umkehrhaltung (Halbe Kerze) ab, bevor wir sie in einer liegenden entspannten Haltung (Savasana) beenden. Genaue Erläuterungen hierzu siehe Anhang.

3 Achtsamkeit

3 a Wetterbericht

Wir beginnen die Achtsamkeitsübungen mit dem achtsamen Einchecken (siehe Infobox 4). Dieses Mal lesen wir die Wetterberichte allerdings nicht laut vor.

3 b Besprechung der Übungen für zu Hause

Für die Nachbesprechung der Übungen, die zu Hause gemacht wurden, bitten wir die Teilnehmenden, neue Zweiergruppen zu bilden. Diese Teams sprechen anhand einiger Fragen darüber, wie das Üben zu Hause inzwischen gelingt. Genau wie in der letzten Woche fordern wir sie auf, dies achtsam zu tun, indem sie achtsam sprechen und zuhören (siehe Infobox 5). Sie verteilen die Rollen (wer spricht, wer zuhört), nach der Hälfte der Zeit ertönt die Glocke als Zeichen für den Wechsel. Beispiele für Fragen, die die Teilnehmenden sich dabei stellen können (evtl. auf dem Flipchart):

- Wie hat das Üben zu Hause in der letzten Woche geklappt?
- Was ist Ihnen dabei aufgefallen?

- Gibt es Erfahrungen oder Erkenntnisse, die Sie gerne teilen würden?
- Was war schwierig?
- Was hat Sie daran gehindert zu üben? Was hat Sie motiviert zu üben?

Anschließend besprechen wir die Übungen für zu Hause im Plenum. Die Teilnehmenden erwähnen hier manchmal, dass sie inzwischen einen Rhythmus gefunden haben, um die Übungen zu erledigen; dass sie herausgefunden haben, welcher Zeitpunkt geeignet ist; dass sie eine Struktur gefunden haben. Manchmal bemerken sie, welche Vorteile ihnen das Üben bringt: Sie schlafen besser, grübeln weniger oder können sich besser entspannen. Wir nehmen dies auf, um zu betonen, wie schön es ist, dass sich bereits jetzt Erfolge einstellen, da sie sich Zeit zum Üben nehmen. So sind sie motiviert weiterzuüben. Aber wir betonen auch, dass alles seine Zeit braucht und es deshalb wichtig ist, Vertrauen und Geduld zu haben.

Teilnehmer: »Ich übe jeden Tag, aber ich bemerke kaum einen Effekt.«

Trainerin: »Gut, dass Sie jeden Tag üben, geben Sie nicht auf! Manchmal kann es ein wenig dauern, bevor Sie bemerken, was sich verändert und in welchen Bereichen sich etwas verändert. Wenn Sie einen Samen pflanzen, graben Sie ihn auch nicht jeden Tag aus, um zu schauen, ob schon eine Pflanze daraus wächst. Stattdessen gießen Sie ihn jeden Tag und sorgen dafür, dass er genügend Licht bekommt. Sie warten geduldig, bis die Pflanze zum Vorschein kommt. So ist es auch mit bewusster Bewegung, Yoga und Achtsamkeit: Auch wenn wir noch keine Pflanze oder Blüten sehen, muss das nicht bedeuten, dass unter der Erde nichts geschieht.«

Manche Teilnehmenden kämpfen noch immer damit, Zeit für die Übungen zu Hause zu finden. Es kann sein, dass sie zu viel Stress haben, keine Energie oder es einfach schwierig finden, etwas Neues in die tägliche Routine zu integrieren. Wir schauen uns gemeinsam an, was hierbei helfen könnte, und bitten andere, die regelmäßig üben, mit darüber nachzudenken.

Der Bodyscan wird meistens positiv aufgenommen, die Teilnehmenden mögen die Übung und entspannen sich dabei. Wichtig ist, das Ziel der Übung nicht aus dem Blick zu verlieren, es ist eine Meditation und keine Entspannungsübung. Natürlich kann die Meditation entspannend wirken, aber das ist nicht das eigentliche Ziel. Das Ziel ist es, Achtsamkeit zu trainieren und jedem Körperteil Aufmerksamkeit zu schenken. Wenn Sie gestresst sind und mit der Erwartung an die Meditation herangehen, dass sie Sie entspannen wird (oder sogar entspannen muss), dann erzeugt das nur noch mehr Anspannung. Wenn wir die Dinge allerdings so wahrnehmen, wie sie sind, und sie so sein lassen können, wie sie sind, erzeugt dies Ruhe. Während des Bodyscans sind manche unruhig oder haben unangenehme Empfindungen. Das kann daran liegen, dass sie die Meditation als unangenehm empfinden. Wir bitten sie dann darum, bei diesen Gefühlen zu verweilen. Können sie diese unangenehmen Erfahrungen wahrnehmen, ohne sie verändern zu wollen? Können sie wahrnehmen, welchen Einfluss ihre innere Reaktion auf ihre Wahrnehmung hat?

Viele Teilnehmenden machen den Bodyscan am Ende des Tages, wenn alle Arbeit erledigt ist. Andere stellen jedoch fest, dass sie um diese Uhrzeit dabei leicht einschlafen.

Teilnehmerin: »Ich mache den Bodyscan immer, bevor ich schlafen gehe, das ist wunderbar beruhigend, aber ich schlafe nach der Hälfte immer ein.«

Trainer: »Können Sie ausprobieren, wie es für Sie ist, den Bodyscan zu einem anderen Zeitpunkt zu machen, vielleicht tagsüber?«

Teilnehmerin: »Ich finde es ziemlich sonderbar, mich tagsüber in der ganzen Hektik einfach hinzulegen.«

Trainer: »Das kann sich tatsächlich ungewöhnlich anfühlen, aber ich würde Sie dennoch bitten, sich einmal mit diesem Gefühl hinzulegen und es in die Meditation mit einzubeziehen. Wir neigen so sehr dazu, einfach immer weiterzumachen, und finden es unangenehm, eine Pause einzulegen, um kurz innezuhalten. Aber es ist sehr wichtig, zu lernen, bei diesem Gefühl der Unruhe, bei diesem Gefühl, das einem sagt, dass noch so viel getan werden muss, innezuhalten und ab und zu kurz zurückzuschalten. Ansonsten gönnen wir uns im Lauf eines anstrengenden Tages niemals Ruhe und bleiben ständig im Aktionsmodus, mit all den Folgen, die dies hat. Dann verhalten wir uns wie ein Hamster in seinem Rad.«

Bei der Besprechung der Körperkarte stellen wir fest, dass einige Teilnehmenden bereits ein ausgeprägtes Bewusstsein für die Signale ihres Körpers haben, während andere sich dieser Signale erst jetzt bewusst werden. Aber bei dieser Übung kann jeder auch immer neue Signale entdecken.

Die Wetterbericht-Nachricht erleben die meisten als sehr angenehm, besonders, weil sie hierbei Kontakt zu anderen Teilnehmenden aufnehmen. Sie erleben es als hilfreich und verbindend, dass die andere Person mit derselben Übung beschäftigt ist. Manchmal kommen die Nachrichten in lustigen oder unpassenden Momenten (»Ich saß auf der Toilette«, »Die Kinder haben gerade schrecklich gestritten«, »Ich war in einer Konferenz«). Wir fragen dann interessiert nach, was sie in diesen Situationen erlebt haben.

Die Teilnehmenden berichten, dass sie die sitzenden Yoga-Positionen während der Arbeit gemacht haben, wenn sie eine Verspannung wahrgenommen haben oder vor dem Schlafen liegendes Yoga, um zur Ruhe zu kommen. Manche kommen mit den Übungen sehr gut zurecht und erleben sie als angenehm. Andere haben Schwierigkeiten damit, sie in ihre tägliche Routine zu integrieren, vielleicht, weil sie noch keine Erfahrung mit Yoga haben und es sich ungewohnt anfühlt. Im Zusammenhang mit der bewussten aktiven Bewegung probieren die Teilnehmenden sich aus, sie machen die Übungen, die auch während des Trainings durchgeführt wurden, oder integrieren neue Formen der Bewegung in ihren Alltag, zum Beispiel gehen sie zu Fuß zur Arbeit, statt mit dem Fahrrad, dem Auto oder öffentlichen Verkehrsmitteln zu fahren. Andere wenden das Prinzip der achtsamen Bewegung bei einer niedrigeren Intensität (ungefähr 70 Prozent) auf den Sport an, den sie bereits machen. Dabei bemerken sie manchmal, wie schwierig es ist, sich bewusst zu bewegen und in Kontakt mit dem Körper zu bleiben, statt mit der Kraft des Willens oder im Autopilot-Modus Sport zu treiben.

Wir stellen fest, dass die Teilnehmenden manchmal frustriert sind, wenn sie bemerken, dass sie etwas »falsch« machen. Diese Momente nutzen wir als Anknüpfungspunkt, um zu erläutern, dass wir beim Lernen verschiedene Phasen durchlaufen (Adams, 2016): Zunächst sind wir unbewusst inkompetent, dann schließt sich die Phase der bewussten Inkompetenz an, in der wir bemerken, dass wir etwas nicht können, oder wir entscheiden uns, etwas lernen zu wollen. Der Schritt von unbewusster zu bewusster Inkompetenz kann sich anfühlen, als würde sich in unserem Lernprozess kein Fortschritt einstellen. Aber so ist es nicht! Erst wenn wir uns bewusst machen, was schiefläuft, können wir etwas daran ändern. Die dritte Phase ist der Schritt zur bewussten Kompetenz, wir wenden das Gelernte bewusst an. Im letzten Schritt erreichen wir unbewusste Kompetenz, das Gelernte ist jetzt so gut integriert, dass es wie von selbst geht. Wir finden es wichtig, dieses Modell zu erläutern, weil sich bei den Teilnehmenden zu Beginn das Gefühl einstellen kann, dass sie schlechter werden. Das stimmt jedoch meist nicht, sie nehmen nur bewusst wahr, wie sie sich fühlen und in welchen Bereichen sie etwas verbessern können. Das Modell kann helfen, diesen Prozess zu verstehen, sodass sie sich weniger entmutigen lassen und motiviert bleiben.

3 c Psychoedukation: Der Atem

Ausgehend von dem Hintergrundwissen zur dritten Woche (siehe Anfang des Kapitels) sprechen wir mit den Teilnehmenden über die Bedeutung der Atmung. Wenn es die Zeit erlaubt, besprechen wir die theoretischen Hintergründe interaktiv anhand der folgenden Fragen:

- Warum ist es wichtig, sich der Atmung bewusst zu sein?
- Welche Bedeutung hat die Qualität der Atmung?
- Wie kann die Atmung eingesetzt werden, um unseren Gemütszustand und unsere Gesundheit zu verbessern?

3 d Erläuterung Atemraum

Der Atemraum ist eine Übung, bei der wir für einen Moment innehalten und das, was wir gerade tun, kurz unterbrechen. Ein Moment, in dem wir den Tun-Modus verlassen, einchecken und mit dem Bewusstsein im gegenwärtigen Moment verweilen. Es ist sehr leicht und verführerisch, einfach so zu tun, als würden wir im Sein-Modus verweilen (und manchmal ist uns das vielleicht auch gar nicht bewusst), obwohl wir »insgeheim« einfach im Tun-Modus weitermachen.

Neulich spielten mein Sohn und ich (EdB) zusammen mit seinem Lego. Er hatte schon ein paar Mal nachgefragt, wann ich endlich fertig damit wäre, »alles Mögliche zu machen« und endlich mit ihm spielen würde. Und obwohl wir jetzt zusammen spielten, bemerkte ich, wie voll mein Kopf war, und dass ich in Gedanken schon an seine Tennisstunde dachte, die bald anfangen würde. Also sagte ich ihm, dass er sich gleich die Schuhe anziehen müsste. Er reagierte nicht. Wir spielten weiter, und ich sagte ihm noch einmal, dass er gleich seine Schuhe anziehen müsste. Er reagierte wieder nicht, was mich ein wenig ärgerte. Warum konnte er seine Aufmerksamkeit nicht kurz auf etwas anderes richten und mir zuhören? Ich fühlte mich unwohl bei dem Gedanken, dass ich ihn in diesem Moment nicht »erreichen« konnte. Bis ich einigermaßen beschämt zu der Erkenntnis kam, dass die Sache eigentlich ganz anders lag. Bis ich mir mit einem Lächeln bewusst machte, dass ich selbst noch im Tun-Modus war und er mir mit seinen sieben Jahren in diesem Moment gerade den Spiegel vorhielt, mir zeigte, was es bedeutet, im Sein-Modus zu sein. Er war natürlich vollkommen ins Spielen vertieft, was ich von mir in diesem Moment nicht wirklich sagen konnte.

Die Übung »Atemraum« dauert ungefähr drei Minuten und besteht aus drei Schritten. Sie hat sozusagen die Form einer Sanduhr (die wir zur Illustration auf das Flipchart zeichnen). Während des ersten Schritts ist unsere Aufmerksamkeit weit und offen. Wir stellen uns die Frage, wie es uns gerade geht, und werden uns der körperlichen Empfindungen, Gefühle, Gedanken und Handlungsimpulse bewusst. Können wir uns selbst wirklich zugestehen, dass wir uns so fühlen? Wir müssen nichts verdrängen oder verändern, sondern es einfach nur fühlen. Im zweiten Schritt grenzen wir unsere Aufmerksamkeit ein und fokussieren uns auf die Atmung (der mittlere Teil der Sanduhr). Die Aufmerksamkeit für den Atem hält uns im gegenwärtigen Moment. Jedes Mal, wenn wir abgelenkt werden, bringen wir die Aufmerksamkeit in aller Ruhe wieder zurück zum Atem. Es ist genau so, als würden wir bis zehn zählen. Wir stellen unsere Reaktion kurz zurück und richten die Aufmerksamkeit auf etwas Neutrales. Im dritten Schritt dehnen wir die Aufmerksamkeit wieder auf unseren gesamten Körper aus, wir kehren in den Körper zurück und schaffen gleichzeitig Raum (der untere Teil der Sanduhr). Wir bitten die Teilnehmenden nach diesem letzten Schritt, diesen erweiterten »Kokon« der Aufmerksamkeit noch kurz festzuhalten und mitzunehmen in die Momente, die im Laufe ihres Tages noch folgen werden. Wir läuten am Anfang und Ende des Atemraums bewusst nicht die Glocke, da wir im Alltag, in den wir den Atemraum ja integrieren wollen, auch nur über eine innere Glocke verfügen.

Infobox 7 Der Atemraum

Lassen Sie sich wieder etwas Zeit, eine aufrechte und gleichzeitig angenehme Haltung einzunehmen. Wenn das einfacher ist, können Sie die Augen zugehen lassen. Richten Sie die Aufmerksamkeit mit einem möglichst wohlwollenden Interesse nach innen und fragen Sie sich selbst: Wie geht es mir gerade? … Versuchen Sie nicht, über die Antwort nachzudenken, sondern sie einfach aufsteigen zu lassen … Welche Gedanken gehen Ihnen durch den Kopf? … Welche Gefühle oder Stimmungen nehmen Sie wahr? … Welche körperlichen Empfindungen? … Und welche Handlungsimpulse? … Was auch immer in Ihnen aufkommen mag, können Sie sich selbst zugestehen, dass Sie sich so fühlen, wie Sie sich in diesem Moment fühlen? … Denn das ist es, was in diesem Moment wahr ist … Es kann hilfreich sein, sich hierbei in Gedanken selbst zu sagen: Es ist okay, ich möchte es fühlen …

Wenn Sie bereit sind, wenden Sie sich nun Ihrem Atem zu … Fühlen Sie, wo der Atem in Ihrem Bauch zu spüren ist … Wie Ihr Bauch sich beim Einatmen hebt und beim Ausatmen wieder senkt … Folgen Sie einigen Atemzügen mit voller Aufmerksamkeit … Den gesamten Weg hinein und den gesamten Weg wieder hinaus … Wenn Sie bemerken, dass Ihre Aufmerksamkeit abschweift, bringen Sie sie ruhig und freundlich wieder zurück zur Atmung …

Erweitern Sie nun Ihre Aufmerksamkeit von der Atmung auf Ihren gesamten Körper. Werden Sie sich Ihres ganzen Körpers bewusst, so als würde der ganze Körper atmen … Spüren Sie den Kontakt zum Untergrund, Ihre Haltung, Ihren Gesichtsausdruck … Werden Sie sich des Raums um Sie herum bewusst und Ihres Körpers in diesem Raum … Vielleicht können Sie etwas von dieser erweiterten Aufmerksamkeit mitnehmen in die nächsten Momente Ihres Tages …

3 e Wechselatmung

Mithilfe der Wechselatmung können wir unser Nervensystem ins Gleichgewicht und zur Ruhe bringen. Die Wechselatmung hilft bei Stress, Schlaflosigkeit und einem Gefühl der Hyperaktivität. Bei dieser Art der Atmung wird die Aktivität in beiden Hirnhälften synchronisiert, daher wird sie auch als gute Vorbereitung auf die Meditation betrachtet. Sie geht so: Wir atmen abwechselnd durch das linke und rechte Nasenloch, sodass die Atmung sich verlangsamt. Wenn dies nicht möglich ist, zum Beispiel, weil jemand erkältet ist, besteht auch die Möglichkeit, die Übung einfach in Gedanken zu machen. Erläuterungen hierzu siehe Infobox 8.

Infobox 8 Wechselatmung*

Wählen Sie für die Wechselatmung eine bequeme sitzende Haltung mit aufrechtem Rücken. Legen Sie die linke Hand auf Ihr linkes Knie … Wenn Sie Linkshänder sind, legen Sie die rechte Hand auf das rechte Knie und führen Sie die Übung mit der linken Hand durch … Bringen Sie die Hand, die nicht auf dem Knie liegt, zu Ihrer Nase und verschließen Sie mit dem Daumen sanft Ihr rechtes Nasenloch. Atmen Sie vier Sekunden ruhig durch Ihr

---

* Siehe auch: Clark, *Das große Yin Yoga-Buch,* 2018, 51f.

linkes Nasenloch ein ... Verschließen Sie dann mit dem Zeigefinger sanft Ihr linkes Nasenloch, drücken Sie nicht zu fest zu. Jetzt sind beide Nasenlöcher verschlossen ... Warten Sie eine Sekunde ... Nehmen Sie den Daumen von Ihrem rechten Nasenloch, wobei das linke Nasenloch verschlossen bleibt. Atmen Sie ruhig und tief vier Sekunden lang durch Ihr rechtes Nasenloch aus ... Wenn Sie ganz ausgeatmet haben, warten Sie kurz, und atmen Sie dann durch Ihr rechtes Nasenloch ein ... Verschließen Sie mit dem Daumen Ihr rechtes Nasenloch. Beide Nasenlöcher sind jetzt verschlossen. Warten Sie eine Sekunde ... Nehmen Sie den Zeigefinger von Ihrem linken Nasenloch, wobei das rechte Nasenloch geschlossen bleibt. Atmen Sie vier Sekunden lang ruhig und tief durch Ihr linkes Nasenloch aus ... Dadurch dass das Ein- und Ausatmen gleich lange dauert, bringen Sie Ihr Nervensystem ins Gleichgewicht. Wenn Sie Ihr Nervensystem noch mehr zur Ruhe bringen wollen (das parasympathische Nervensystem ansprechen wollen), dann können Sie zwischen dem Ausatmen und dem nächsten Atemzug eine Pause von einigen Sekunden machen ... Nehmen Sie wahr, was dies bei Ihnen bewirkt ...

Inquiry

Anschließend fragen wir die Teilnehmenden, ob sie etwas über ihre Erfahrungen mitteilen möchte.

»Ich wurde ganz ruhig«; »Ich spürte, wie sich mein Körper entspannte und meine Atmung zur Ruhe kam«; »In meinem Kopf wurde es ruhiger, da waren weniger Gedanken, weil ich mit meiner Aufmerksamkeit ganz bei der Übung war«.

Aber wir hören auch manchmal etwas Gegenteiliges:

»Es hat mich ganz unruhig gemacht, weil ich ständig darüber nachdachte, wie ich die Übung richtig mache.«

In seltenen Fällen verspürt ein Teilnehmer Atemnot. In diesem Fall sollte er oder sie das tun, was sich für ihn oder sie in diesem Moment gut anfühlt. Wenn also zum Beispiel noch eine Sekunde bis zum Einatmen gewartet werden soll, sich dies aber nicht gut anfühlt, dann sollte der Teilnehmende dies auch nicht tun. Es ist ratsam, sich an diese Übung langsam zu gewöhnen, sie langsam aufzubauen. Die Nasenlöcher sollten während der Übung sanft mit den Fingern verschlossen werden. Jedoch können die Teilnehmenden die Übung zunächst auch durchführen, ohne die Nasenlöcher zu verschließen, indem sie den Atemstrom visualisieren.

3 f Sitzmeditation mit Achtsamkeit auf Atem und Körper

Während des ersten Treffens haben wir den ersten Teil dieser Meditation bereits durchgeführt (Sitzmeditation mit Achtsamkeit auf den Atem). Jetzt erweitern wir die Meditation und richten unsere Aufmerksamkeit auch auf den Körper. Nach der Meditation sprechen wir – so wie nach jeder Meditation – über die Erfahrungen der Teilnehmenden.

Infobox 9 Sitzmeditation mit Achtsamkeit auf Atem und Körper

Lassen Sie sich etwas Zeit, eine bequeme Sitzhaltung auf einem Stuhl, Kissen oder Meditationsbänkchen einzunehmen. Die Augen können Sie zugehen lassen … oder mit einem sanften Fokus auf einen Punkt vor Ihnen richten.

[Glocke]

Spüren Sie, wie Sie hier sitzen: den Rücken aufrecht, mit entspannten Schultern und offener Brust … Eine würdevolle, aufmerksame und offene Haltung, die uns dabei unterstützt, während der Meditation anwesend zu sein … Nehmen Sie wieder wahr, wo Ihr Körper die Unterlage berührt … Nehmen Sie sich Zeit, die Empfindungen an diesen Stellen wahrzunehmen … Dort, wo Ihre Füße, Beine, das Gesäß die Unterlage berühren … Und wo Ihre Hände die Beine, den Schoß oder aneinander berühren … Nun lade ich Sie ein, sich mit Ihrer Aufmerksamkeit sanft auf den Wellen des Atems niederzulassen … An den Bereichen des Körpers, an denen Sie ihn wahrnehmen … Spüren Sie der Atmung für einige Zeit nach, auf ihrem ganzen Weg hinein und auf dem ganzen Weg wieder hinaus … Atemzug für Atemzug … Weiten Sie jetzt die Aufmerksamkeit auf den gesamten Körper aus … Welche körperlichen Empfindungen nehmen Sie wahr? Kontakt zum Untergrund, zur Kleidung? … Vielleicht spüren Sie irgendwo ein Prickeln oder Kribbeln? … Wärme oder Kühle? … Anspannung? Oder Entspannung? … Was auch immer Sie spüren, versuchen Sie, die Empfindungen mit neugieriger, offener Aufmerksamkeit wahrzunehmen … Als würden Sie Ihren Körper zum ersten Mal spüren … Früher oder später werden Sie bemerken, dass Ihre Aufmerksamkeit abgeschweift ist … Wenn Sie bemerken, dass sich Ihr Geist auf Wanderschaft begeben hat, machen Sie sich selbst ein Kompliment, weil Sie es bemerkt haben … Denn sobald Sie es wahrnehmen, sind Sie wieder im gegenwärtigen Moment … Wenn Sie feststellen, dass Ihre Aufmerksamkeit sich immer wieder auf einen ganz bestimmten Punkt in Ihrem Körper richtet, an dem die Körperempfindungen sehr stark sind, vielleicht durch ein Gefühl der Anspannung oder ein Jucken, einen eingeschlafenen Fuß oder ein anderes unangenehmes Gefühl, dann erforschen Sie diese Stelle mit neugieriger Aufmerksamkeit … Spüren Sie, wie sich die Wahrnehmungen von Augenblick zu Augenblick verändern … Sie können auch sanft zu dieser verspannten oder schmerzenden Stelle hinatmen und mit der Ausatmung wieder aus ihr herausatmen … Sollten Empfindungen während der Meditation zu intensiv werden und Sie haben Sie bereits aufmerksam erforscht, dann können Sie immer noch die Entscheidung treffen, etwas zu verändern … Richten Sie sich dabei danach, was Ihr Körper braucht … Sie können sich zum Beispiel anders hinsetzen oder sich kratzen, wenn es juckt … Nur tun Sie dies jetzt bewusst, wenn Sie sich dazu entscheiden … Nehmen Sie den Impuls, etwas tun zu wollen, wahr, führen Sie dann die Handlung mit Aufmerksamkeit aus und spüren Sie ihr nach … Jetzt, da Sie mit Ihrer Aufmerksamkeit beim Körper verweilen, bemerken Sie vielleicht, dass bestimmte Gedanken und Gefühle aufkommen … Sie müssen dies lediglich wahrnehmen, Sie müssen nichts anderes damit machen … Versuchen Sie, so gut es geht, ausschließlich bei den körperlichen Empfindungen zu bleiben, so wie sie in diesem Moment sind …

[Glocke]

4 Übungen für zu Hause

Die Teilnehmenden sollten sich in dieser Woche zweimal bewusst aktiv bewegen (jeweils 15 Minuten), die Dauer der aktiven Bewegung wird also allmählich gesteigert. Für welche Art der aktiven Bewegung sie sich entscheiden, liegt bei ihnen (siehe hierzu Ausführungen zu den vorangegangenen Wochen).

Wir bitten sie zudem, sich die Yoga-Positionen dieser Woche im Übungsbuch anzusehen (siehe dazu den Anhang im Übungsbuch). Welche Positionen wurden als angenehm und hilfreich betrachtet? Diese sollten zu Hause einmal wiederholt werden, etwa 15 Minuten lang (oder natürlich auch länger). Außerdem bitten wir die Teilnehmenden, täglich zusätzlich wieder eine kurz Yoga-Übung zu machen, am besten während der Arbeit. Beispiele hierfür wurden in den vorangegangenen Wochen beschrieben. Wir sagen ihnen, dass die Yoga-Übungen eher zur Routine werden, wenn man kleine Übungen wirklich in den Alltag integriert.

Die Achtsamkeitsübung für diese Woche besteht in einer täglichen Sitzmeditation mit Achtsamkeit auf Atem und Körper. Außerdem bitten wir die Teilnehmenden, zweimal am Tag einen »Atemraum« zu nehmen.

Dabei gehen wir genauso vor wie bei der »Wetterbericht«-Nachricht. Es werden neue Zweiergruppen gebildet und die Telefonnummern ausgetauscht. Die Teilnehmenden schicken ihrem Partner täglich eine Nachricht (zum Beispiel über WhatsApp oder SMS) mit dem Text ».a«, was für stopp (».«) und Atemraum (»a«) oder Aufmerksamkeit steht. In dem Moment, in dem die sendende Person die Nachricht verschickt, nimmt er oder sie sich einen Atemraum. Die empfangende Person tut dies, wenn er oder sie die Nachricht öffnet (das kann sofort beim Empfang der Nachricht geschehen oder auch später). Es ist also möglich, dass die beiden Partner genau zur selben Zeit einen Atemraum nehmen. Außerdem können die Teilnehmenden die Wechselatmung ausprobieren (optional). Schließlich erwähnen wir erneut, dass uns jederzeit eine Mail geschickt werden kann, wenn es Fragen gibt oder jemand mit einer Übung nicht zurechtkommt. Wir erwähnen dies bewusst jede Woche kurz, um zu betonen, dass wir immer für sie erreichbar sind.

Übungen für zu Hause – Woche 3

- zweimal bewusste aktive Bewegung (15 Minuten)
- einmal pro Woche Yoga (15 Minuten)
- täglich eine Sitzmeditation mit Achtsamkeit auf Atem und Körper
- täglich eine ».a«-Nachricht an einen Teilnehmenden verschicken und in diesem Moment einen Atemraum nehmen, beim Empfang einer ».a«-Nachricht ebenfalls einen Atemraum nehmen
- Wechselatmung (optional)

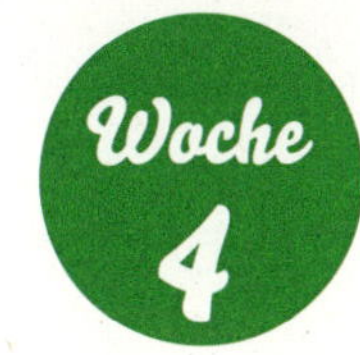

Hintergrundwissen zur vierten Woche:

Stress

Stress ist in der heutigen Zeit ein weitverbreitetes Phänomen. Es scheint sogar eher die Regel als die Ausnahme zu sein, dass wir uns gehetzt und angespannt fühlen, weil wir so viele Dinge gleichzeitig jonglieren müssen oder wollen. Dem American Institute of Stress zufolge stehen 75 – 90 Prozent aller Besuche beim Allgemeinarzt im Zusammenhang mit Stress (Rosch, 2001). Die American Psychological Association weist darauf hin, dass mehr als zwei Drittel der Bevölkerung Stresssymptome zeigen, wie Müdigkeit, Reizbarkeit, Aggressionen oder Veränderungen des Schlafrhythmus (APA, 2013). Und man muss davon ausgehen, dass viele Menschen mit Stresssymptomen wahrscheinlich gar nicht zum Arzt oder zu einem Therapeuten gehen oder dies erst tun, wenn es »zu spät« ist. In einer weiteren Untersuchung, die auf Interviews mit HR-Managern basiert, haben 97 Prozent der Manager angegeben, dass Stress ihrer Meinung nach heutzutage die größte Bedrohung für die Gesundheit von Arbeitnehmenden darstellt (Fuller, 2006). In Deutschland wurden im Jahr 2018 durchschnittlich 2,9 Arbeitsunfähigkeitstage pro Beschäftigtem durch Stress verursacht. Damit geht fast jeder sechste AU-Tag (15,7%) auf Stress zurück. (BKK, 2019). Diese Zahlen sind besorgniserregend, vor allem angesichts der vielen negativen Folgen, die Stress auf mentaler wie körperlicher Ebene für uns Menschen hat.

Die Neigung zur Stressanfälligkeit beim Menschen erklärt sich aus seiner Evolutionsgeschichte. Es ist das Erbe unserer Ahnen, dass wir schnell Gefahr wittern und daher auch oft unter Stress stehen. Da der Mensch nicht besonders stark oder schnell ist, war das rechtzeitige Erkennen von Gefahr – also einen gelben Felsen erst einmal für einen Löwen zu halten und einen Stock für eine Schlange – eine sinnvolle Strategie, um die eigenen Überlebenschancen zu vergrößern: Lieber neunmal einen gelben Felsen für einen Löwen halten, als einmal einen Löwen für einen gelben Felsen.

Wenn wir unter Stress stehen, werden Hormone ausgeschüttet. Diese Hormone (unter anderem Adrenalin und Cortisol) versetzen den Körper in einen Zustand äußerster Handlungsbereitschaft. Sobald Gefahr droht, bereitet unser Körper sich auf eine Reaktion vor, die lebensrettend ist. Dieser Mechanismus stammt noch aus der Urzeit: Denn wenn wir wirklich einem Löwen Auge in Auge gegenüberstehen, ist schnelles Handeln überlebenswichtig! Daher arbeitet das Gehirn unter Stress anders: Die Informationsverarbeitung funktioniert schneller, weil schnelles Reagieren die Überlebenschancen erhöht. Es werden das Reptilienhirn und das limbische System aktiviert, der kurze Weg der Informationsverarbeitung und des Handelns. Das ist der Grund dafür, dass wir unter Stress nur begrenzte Handlungsmöglichkeiten haben: kämpfen, flüchten, erstarren. Die Reaktionen sind folglich schnell, reaktiv und impulsiv, ihnen geht kein bewusstes Denken oder Planen voraus. Ein anderer Teil des Gehirns – das kortikale System – wird bei der Informationsverarbeitung unter Stress dagegen nicht aktiviert. Es ist der Teil des Gehirns, der es uns ermöglicht zu planen, Entscheidungen zu treffen, den Überblick zu behalten, die Konsequenzen unseres Handelns zu überblicken, unsere Impulse zu beherrschen, den Standpunkt eines anderen einzunehmen und emphatisch zu sein. Wir reagieren also noch genauso auf Stress wie zu Urzeiten, indem wir in gefährlichen Situationen sehr schnell und instinktiv handeln. Zum Beispiel greifen wir sofort nach dem Geländer, wenn wir die Treppe hinunterzufallen drohen, oder laufen sofort weg und schreien, wenn wir auf der Straße überfallen werden, ohne dass wir hierzu das Denken einschalten müssten. Das ist sehr praktisch, wenn wir wirklich in Gefahr sind, aber unser Gehirn arbeitet auch in Situationen so, die zwar viel Stress mit sich bringen, aber nicht lebensbedrohlich sind, beispielsweise wenn uns bei der Arbeit eine Deadline gesetzt wurde, wenn wir im Stau stehen, grübeln, zu spät kommen, Streit haben oder kritisiert werden. Der Modus, in den wir dann fast automatisch verfallen – kämpfen, flüchten oder erstarren –, zeigt sich, wenn wir aggressiv gegenüber den (geliebten) Menschen um uns herum reagieren (kämpfen) oder einen Blackout haben (erstarren), wenn wir die Deadline nicht einhalten können oder der Stress uns so unter Druck setzt, dass wir uns am liebsten unter einer Decke verkriechen möchten oder unsere Mails nicht mehr lesen (flüchten). Diese Kampf-, Flucht- oder Erstarrungsreaktionen sind meist nicht angemessen, hier wäre eher das schlaue (präfrontale) Gehirn – der längere Weg bei der Informationsverarbeitung – gefragt.

»Ich nehme den Stress bewusster wahr. Und gerade dadurch nehme ich auch die stressfreien Momente stärker wahr.«

Neben dem Überlebensreflex (kämpfen, flüchten oder erstarren), der genauso funktioniert wie in der Tierwelt, hat der Mensch noch eine andere Strategie, um auf Stress zu reagieren: grübeln, sich Sorgen machen, die Dinge wieder und wieder durchgehen. Und tatsächlich, wenn wir ständig über die Quelle unseres Stresses nachdenken – wobei wir uns unablässig im Kreis drehen –, scheint unser Stressniveau ein wenig zu sinken. Das liegt daran, dass wir durch das ständige Nachdenken darüber, was wir ändern könnten, das Gefühl haben, einigermaßen Kontrolle über die Stressursache zu erlangen (Borkovec, Shadick, Hopkins, 1991). Grübeln ist also genau wie Kämpfen, Flüchten oder Erstarren eine Form der Vermeidung. Wir lassen den Stress und seine Ursache auf diese Weise nicht wirklich an uns heran, wir erleben ihn nicht. Abgesehen davon, dass Stress unser Verhalten beeinflusst, hat er auch Auswirkungen auf unsere Gesundheit. Wenn wir gestresst sind, bereitet sich unser Körper auf eine Überlebensstrategie vor, er befindet sich in höchster Alarmbereitschaft – so wie bei der Begegnung mit einem Löwen in der Urzeit. Wir haben heutzutage also eigentlich ständig Löwen um uns herum, sodass unser Körper kaum zur Ruhe kommt und sich nicht erholen kann. Wenn wir oft oder über längere Zeit unter Stress stehen, dann hat das seinen Preis. Der Körper findet keine Möglichkeit mehr, sich mit neuer Energie zu versorgen und sich zu erholen. Unsere Energie geht zur Neige, die Erholung muss warten. Schlafprobleme, Muskel- und Gelenkschmerzen, Kopfschmerzen, Schwindel und Verdauungsprobleme, Herz-Kreislauf-Probleme, hoher Blutdruck und ein geschwächtes Immunsystem können die Folge sein. Man sagt, Stress sei ein »Meuchelmörder«, weil er unser System (unbemerkt) angreift. Außerdem sind wir unter Stress gehetzt und ruhelos, aber auch ängstlich und depressiv.

Glücklicherweise können wir lernen, mit dem Stress, der heute allgegenwärtig ist, anders umzugehen. Ein erster Schritt hierbei ist, zu bemerken, dass wir gestresst sind – und uns beispielsweise einen »Atemraum« nehmen. Diese kurze dreiteilige Übung haben wir bereits während der Sitzung kennengelernt. In einem ersten Schritt fragen wir uns, wie es uns gerade geht. Wir machen uns unsere körperlichen Empfindungen bewusst, unsere Gedanken, Gefühle und Handlungsimpulse. Indem wir all dies wahrnehmen, gewinnen wir automatisch Abstand zum Stress, wir sind nicht mehr eins mit ihm, wir können ihn wahrnehmen. Dann verengen wir den Fokus auf den Atem und erweitern ihn im dritten Schritt auf den ganzen Körper (genaue Anleitung siehe Infobox 7). Wenn wir keine Zeit für einen solchen Atemraum haben, können wir auch einfach einige Atemzüge bewusst wahrnehmen. Indem wir einen Moment lang achtsam sind, können wir den Stressmodus verlassen. So wird im Gehirn wieder der längere Weg eingeschlagen und das kortikale System aktiviert. Statt automatisch zu reagieren (aus der Kampf-, Flucht-, Erstarrungsreaktion heraus), können wir der Situation jetzt bewusst begegnen. Und so haben wir wieder Wahlmöglichkeiten anstelle der begrenzten Handlungsmöglichkeiten, die sich uns bieten, wenn wir kämpfen, flüchten oder erstarren.

Wenn ich (AF) am Ende eines anstrengenden Arbeitstages noch einkaufen muss und in der langen Schlange vor der Kasse stehe, ärgere ich mich schrecklich, weil ich schnell nach Hause möchte. Die Muskelspannung in meinem Körper nimmt zu, meine Atmung wird flacher und schneller und ich presse die Kiefer aufeinander. Meistens bemerke ich diese Stresssymptome gar nicht. Aber wenn ich mir die körperlichen Reaktionen bewusst mache, kann ich mich darauf einstellen. Ich nehme mir einen Atemraum, um dann die bewusste Entscheidung zu treffen, tiefer und ruhiger zu atmen und meine Muskeln wieder zu entspannen, anstatt mich zu verkrampfen und über jemanden aufzuregen, der versucht, sich vorzudrängeln.

Auch wenn wir einen Moment lang achtsam sind und unsere Reaktionen verlangsamen, ist es natürlich noch möglich, dass wir genauso handeln wie bei einer automatischen Reaktion, doch dann ist es eine bewusste Entscheidung. Aber vielleicht entscheide ich mich ja auch dazu, den anderen lächelnd vorzulassen, schließlich habe ich ja Zeit!

Programm Woche 4

1 Bewusste aktive Bewegung (25 Minuten)
2 Yoga (25 Minuten)
3 Achtsamkeit (insgesamt 65 Minuten)
3a Evaluations- und Absichtsmeditation (5 Minuten)
3b Besprechung der Übungen für zu Hause und Zwischenevaluation (20 Minuten)
3c Stressimagination und Psychoedukation: Stress (10 Minuten)
3d Sitzmeditation mit Achtsamkeit auf Geräusche und Gedanken (10 Minuten + 5 Minuten Inquiry)
3e Gehmeditation (10 Minuten + 5 Minuten Inquiry)
4 Übungen für zu Hause (5 Minuten)

1 Bewusste aktive Bewegung

Wie in den vorangegangenen Wochen beginnen wir in dieser Woche mit einer Serie Bewegungsübungen im Park. Nur selten kommt es vor, dass es so stark regnet, dass wir die Übungen im Trainingsraum durchführen müssen. Siehe ansonsten Anhang mit den Erläuterungen zu den Übungen. Auch wenn wir die aktiven Bewegung nicht so intensiv nachbesprechen wie die Achtsamkeitsmeditationen, gibt es ab und zu Reaktionen dazu oder wir gehen darauf während der Besprechung der Übungen für zu Hause ein.

Teilnehmer: »Ich finde die aktive Bewegung sehr angenehm. Ich fühle mich nicht beweglicher oder fitter, aber es fühlt sich einfach gut an.«

Trainerin: »Was genau finden Sie angenehm daran? Was fühlt sich gut an?«
Teilnehmer: »Wenn ich die Übungen mache, entspanne ich mich.«
Trainerin: »Sie entspannen sich, woran merken Sie das? An Ihren Gedanken? Am Körper? Oder ist es etwas anderes?«
Teilnehmer: »Ich habe anschließend mehr Energie, ich kann mich besser auf meine Arbeit konzentrieren. Manchmal fühle ich mich sogar glücklich.«

2 Yoga

Von der vierten Sitzung an wiederholen wir die Yoga-Übungen der ersten Sitzung. Es geht wieder um den Rückenbereich. Wir empfehlen den Teilnehmenden, das Hintergrundwissen zu Woche 1 noch einmal zu lesen. Ansonsten siehe Anhang mit den Erläuterungen zu den Übungen.

3 Achtsamkeit

3 a Evaluations- und Absichtsmeditation

Die Hälfte des Trainingsprogramms liegt hinter uns, und aus diesem Grund beginnen wir die Sitzung mit einer Evaluations- und Absichtsmeditation (Anleitung siehe Infobox 10). In dieser Meditation blicken die Teilnehmenden auf ihren Entwicklungsprozess zurück, auf das, was sie gelernt haben und was sich bis hierher verändert hat. Außerdem bitten wir sie, nach vorne zu schauen und sich Ziele für die zweite Hälfte des Trainings vorzunehmen. Die Meditation wird zu zweit nachbesprochen, zusammen mit den Übungen für zu Hause.

Infobox 10 Evaluations- und Absichtsmeditation

Die Augen können sich schließen oder Sie richten den Blick mit einem weichen Fokus auf den Boden vor Ihnen …

[Glocke]

Bringen Sie nun Ihre Aufmerksamkeit nach innen … Spüren Sie, wie Sie hier sitzen, wo Ihr Körper die Matte, das Kissen oder den Stuhl berührt … nehmen Sie Ihre Atmung wahr … folgen Sie einigen Atemzügen mit voller Aufmerksamkeit … Und gehen Sie dann in Gedanken zurück zu dem Moment, in dem Sie mit dem Training begonnen haben, vor ungefähr vier Wochen … Warum wollten Sie daran teilnehmen? … Was wollten Sie gerne verändern? … Wovor hatten Sie Angst? … Und jetzt, ein paar Wochen später, haben Sie die Hälfte des Trainings abgeschlossen. Was haben Sie gelernt oder erlebt, das nützlich oder wertvoll für Sie ist? … Vielleicht hat sich auch schon etwas verändert, wenn ja, was ist das? … Lassen Sie die Antworten auf diese Fragen in aller Ruhe in Ihnen aufsteigen … Sie müssen nicht nach Antworten suchen, schauen Sie einfach, was sich auftut … Und wenn sich gerade keine Antwort anbietet, ist das auch in Ordnung … Und nun die zweite Hälfte, die vor Ihnen liegt – wie wollen Sie diese angehen? … Was ist Ihre Absicht für die zweite Hälfte des Mindful2Work-Trainings? …

[Glocke]

3 b Besprechung der Übungen für zu Hause und Zwischenevaluation

Wir besprechen die Meditation in Zweiergruppen, zum Beispiel in den Gruppen, die sich auch die ».a«-Nachrichten geschickt haben. Danach tauschen sich diese Teams auch kurz über die Übungen der vorangegangenen Woche aus. Schließlich sprechen wir im Plenum über die Zwischenevaluation, sowohl über den Rückblick (Evaluation) als auch über den Ausblick (Absicht). Die Teilnehmenden brauchen sich nicht zu melden, sondern sprechen, wenn es für sie passt. Wenn die Gruppe sehr groß ist, bitten wir sie, sich (angesichts der Zeit) auf einige Sätze zu beschränken. Manche berichten über große Veränderungen und Erkenntnisse, für andere ist das zu diesem Zeitpunkt noch nicht so. Als Trainerin und Trainer schaffen wir eine vertrauensvolle Atmosphäre und betonen, dass wir erst die Hälfte hinter uns haben. Folgende Fragen können den Zweierteams als Leitfaden dienen und eventuell am Flipchart festgehalten werden:

- Was haben Sie gelernt oder erlebt, das Ihnen weiterhilft?
- Welche Übungen und Prinzipien erscheinen Ihnen nützlich?
- Was behindert Ihren Lernprozess, was steht Ihnen im Weg?
- Wie können Sie die zweite Hälfte des Trainings für sich am besten gestalten?

Die Reaktionen auf die ».a«-Nachrichten fallen unterschiedlich aus. Vielen gefällt die Übung. Für sie ist es hilfreich, den Atemraum gemeinsam mit einer anderen Person zu üben. Außerdem dient es ihnen als Erinnerung, sodass sie häufiger üben. Andere berichten, dass die Nachrichten sie oft zu einem ungünstigen Zeitpunkt erreichen. Dann schauen wir uns an, wie sie damit umgegangen sind. Möglicherweise wird den Teilnehmenden durch diese Übung bewusst, wie selten sie während des Tages kurz innehalten und dass es kaum Momente gibt, in denen sie nicht aktiv sind. Sie erkennen, dass sie ständig im Tun-Modus sind.

Ich (Esther de Bruin) habe selbst schon seit Jahren eine ».a«-Freundin in England. Wir schicken einander ab und zu eine ».a«-Nachricht. Am Anfang waren wir uns sehr »treu« und schickten täglich eine solche Nachricht. Inzwischen sind wir da ein wenig nachlässiger geworden, aber wir tun es noch. Und gerade die Tatsache, dass die Nachrichten so unerwartet und überraschend eintreffen, erzeugt bei mir ein unvergleichliches Gefühl der Verbundenheit, jedes Mal aufs Neue, selbst wenn Tage oder sogar Wochen dazwischen liegen. Fast immer kommen diese ».a«-Nachricht ungelegen. Da neige ich dazu, so zu tun, als hätte ich sie noch nicht gesehen, damit ich sie nicht öffne und meine Freundin nicht merkt, dass ich sie gesehen habe. Ich neige dazu, den Atemraum so lange aufzuschieben, bis es besser passt. Aber dann wird mir diese Haltung bewusst, sodass ich über mich selbst lachen muss und ich mich frage, ob es anderen auch so geht, um dann anschließend lächelnd – gestresst oder nicht – die Atemraum-Übung zu machen.

In den Niederlanden gibt es eine Achtsamkeits-Initiative, in der es genau um diese Verbundenheit geht (www.stadsverlichting.nu). Menschen öffnen zu bestimmten Zeiten in der Woche ihre Wohnzimmer für andere Menschen aus der Nachbarschaft, um dort in Stille zusammenzukommen und eine Stunde miteinander zu meditieren. Meist sind es Menschen, die sich nicht kennen. Inzwischen haben sich in den Niederlanden ungefähr 1000 »Wohnzimmer« dieser Initiative angeschlossen.

3 c Stressimagination und Psychoedukation: Stress

Wir bitten die Teilnehmenden, sich die folgende Situation vorzustellen:

Infobox 11 Stressimagination

Setzen Sie sich bequem hin und schließen Sie die Augen … Spüren Sie, wie Sie dort auf der Matte, dem Kissen oder dem Stuhl sitzen … Stellen Sie sich folgende Situation vor … so gut es möglich ist und so, als würde alles gerade geschehen: Sie sind im Büro, es ist Montagvormittag halb zwölf … Um zwölf Uhr muss eine wichtige Präsentation fertig werden … Sie haben bereits das ganze Wochenende durchgearbeitet, um diese Aufgabe noch pünktlich zu erledigen … und Sie arbeiten in diesem Moment immer noch daran … Währenddessen kommen ständig Kollegen herein, die irgendwelche Fragen haben, und rechts unten am Bildschirm sehen Sie, dass laufend wichtige Mails eintreffen … Als Sie schließlich überzeugt sind, dass Sie mit der Präsentation noch pünktlich fertig werden, bemerken Sie, dass einige Zahlen in Ihrem Dokument nicht stimmen … der Kollege, der Ihnen darüber Auskunft geben kann, ist in dieser Woche in Urlaub …

Anschließend tauschen wir uns über die Erfahrungen mit der Übung aus, wobei wir das Flipchart einsetzen, auf das wir vorher bereits eine Tabelle mit vier (leeren) Spalten mit den folgenden Überschriften gezeichnet haben: körperliche Empfindungen, Gefühle, Gedanken und Handlungsimpulse. Wir bitten die Teilnehmenden, zu jeder Überschrift die Erfahrungen, die sie während der Übung gemacht haben, einfach in den Raum zu rufen. Sie werden auf dem Flipchart festgehalten. Bei dieser Übung sollte auf alle Fälle betont werden, dass unter der Überschrift »Handlungsimpuls« das genannt wird, was man tun möchte, was der erste Impuls ist, und dass es hier nicht darum geht, was man wirklich tun würde. Wir versuchen dabei eine Atmosphäre der Offenheit herzustellen, auch etwas extremere Impulse dürfen genannt werden. Manchmal helfen wir hier als Trainer ein wenig, wobei wir feststellen, dass auch von anderen ähnliche Handlungsimpulse genannt werden, wenn erst einmal jemand gesagt hat, dass er laut brüllen möchte oder sofort kündigen.

Tabelle 2.1 Beispielantworten zur Stressimagination			
Körperliche Empfindungen	**Gefühle**	**Gedanken**	**Handlungsimpulse**
• schwitzende Hände • ungutes Gefühl im Magen • erhöhter Herzschlag • schnelle Atmung • Kribbeln • Schwitzen • rotes Gesicht	• Panik • Stress • Verärgerung • Verzweiflung • Wut • Hilflosigkeit • Distanziertheit	• ich lass es lieber bleiben • haut doch alle ab • lasst mich in Ruhe • ihr seht doch, dass ich beschäftigt bin • soll ich es nicht einfach abschicken, vielleicht merkt es ja keiner?	• schreien • weglaufen • sich verkriechen • Kollegen schlagen • Laptop aus dem Fenster werfen

Zuerst schauen wir uns die Liste mit den körperlichen Empfindungen an, denn es sind die physischen Merkmale der Stress-Reaktion (»Womit haben alle diese Dinge in der ersten Spalte zu tun?«). Dann betrachten wir die vierte Spalte, in der die Handlungsimpulse stehen, und beziehen diese auf die Reaktionen kämpfen, flüchten, erstarren. Schließlich erwähnen wir mit Blick auf die Spalte mit den Gedanken, dass Stressgedanken ein Symptom von Stress sind. Genauso wie wir traurige Gedanken haben, wenn wir traurig sind, und frohe Gedanken, wenn wir fröhlich sind. Diese Stressgedanken (wie: »Das schaffe ich nie«, »Das wird nichts mehr«, »Ich weiß nicht weiter«) sind also ein Ausdruck des Stresses und kein Abbild der Wirklichkeit. Wir erläutern, dass wir unter Stress oft sofort von der ersten zur vierten Spalte mit den automatischen Reaktionen springen und dass das in vielen Fällen nicht wirklich sinnvoll oder hilfreich ist (zum Beispiel die Kollegen anzuschnauzen, wenn sie hereinkommen). Aber so sind wir evolutionär nun einmal programmiert, wir können diese Überlebensreaktionen nicht kontrollieren. Wenn wir Stresssignale in unserem

Körper (oder in unseren Gedanken und Gefühlen) jedoch besser erkennen lernen, können wir eine Mini-Pause einlegen, zum Beispiel eine Atempause, sodass wir wieder Handlungsspielraum für unsere Reaktion auf den Stress gewinnen. Wir können uns dann immer noch dazu entschließen, wütend auf unsere Kollegen zu werden, aber dann ist es eine angemessene Wut, die auch effektiver sein wird, besonders langfristig.

Anschließend sprechen wir ausgehend vom Hintergrundwissen für die vierte Woche (siehe Anfang des Kapitels) in der Gruppe über das Phänomen Stress. Hierbei können wir uns an folgenden Fragen orientieren:

- Wie oder woran erkennen Sie, dass Sie im Stressmodus sind?
- Welche Auswirkungen hat Stress auf unser Gehirn (kurzer und langer Weg der Informationsverarbeitung)?
- Was sind auf kurze und lange Sicht die schädlichen Effekte von Stress (sowohl auf unser Handeln als auch auf unsere Gesundheit)?
- Wie können wir besser mit Stress umgehen und den Stressmodus verlassen?

Manchmal entwickeln wir zusammenfassend auf dem Flipchart noch eine schematische Darstellung (siehe Abbildung 2.1), um zu illustrieren, dass bei einer automatischen Reaktion nicht viel Raum für Entscheidungen bleibt und dass sich durch den Zwischenschritt des achtsamen Moments unsere Palette an Möglichkeiten vergrößert, sodass wir wieder die Wahl haben, wie wir auf die Situation reagieren möchten.

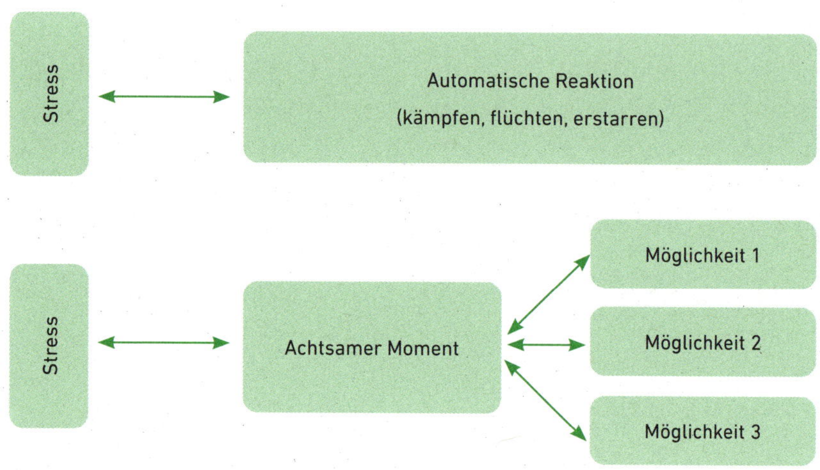

Abbildung 2.1 Stressreaktionen

3 d Sitzmeditation mit Achtsamkeit auf Geräusche und Gedanken

Wir lernen eine weitere Sitzmeditation kennen, bei der der Fokus auf Geräuschen und Gedanken liegt, nachdem sich unsere Aufmerksamkeit zunächst kurz auf Körper und Atem gerichtet hat.

Infobox 12 Sitzmeditation mit Achtsamkeit auf Geräusche und Gedanken

Wenn Sie bereit sind, suchen Sie sich wieder eine bequeme Sitzposition auf einem Stuhl, einem Kissen oder einem Meditationsbänkchen. Sie können Ihre Augen zugehen lassen, wenn das angenehm für Sie ist, oder sie mit einem weichen Fokus auf einen Punkt vor Ihnen auf dem Boden ruhen lassen.

[Glocke]

Spüren Sie, wie Sie hier sitzen: Der Rücken aufrecht, aber nicht verspannt … Eine Haltung, die Sie darin unterstützt, während der Meditation wach zu sein. Spüren Sie nun wieder, wo Ihr Körper die Unterlage berührt. … Den Kontakt zum Boden, zum Stuhl oder zum Kissen … Nehmen Sie sich Zeit, die Empfindungen an diesen Körperstellen wahrzunehmen … Ihre Hände auf Ihren Beinen oder in Ihrem Schoß, oder im Kontakt miteinander … Und wenden Sie sich dann wieder dem Bereich Ihres Körpers zu, in dem Sie die Atmung am besten wahrnehmen … Folgen Sie einigen Atemzügen in voller Aufmerksamkeit … Erweitern Sie Ihre Aufmerksamkeit nun auf Ihren gesamten Körper … Welche Empfindungen können Sie wahrnehmen? … Verschieben Sie Ihre Aufmerksamkeit jetzt einmal von Ihrem Körper auf die Geräusche … Öffnen Sie sich allen Klängen und Geräuschen um Sie herum … Sie müssen nicht danach Ausschau halten … Achten Sie darauf, wie die Geräusche auftauchen, kurz bleiben und wieder verklingen … Registrieren Sie die Geräusche in der Nähe, in weiterer Entfernung, vorne, hinter, neben, über oder unter Ihnen … Wie ist es mit der Lautstärke? Sind sie eher laut oder leise? Ist der Klang eher hoch oder tief? … schrill oder gedämpft? kurz oder lang? Vielleicht gibt es auch einen Rhythmus? … Achten Sie auch auf die Pausen zwischen den Klängen und Geräuschen, die Momente der Stille … die Stille, die auf das Geräusch folgt … und darauf, von wo das Geräusch kommt … Vielleicht bemerken Sie die Tendenz, den Geräuschen einen Namen geben zu wollen, zum Beispiel: Das ist eine Uhr, die Heizung, ein Auto, ein Vogel, was auch immer … Nehmen Sie diese Tendenz wahr und versuchen Sie dann, unbefangen zu hören, als ob Sie die Geräusche nie zuvor wahrgenommen hätten … Achten Sie auf die reine Erfahrung des Hörens selbst, anstatt sich mit der Bedeutung oder den Geschichten des Geräusches zu beschäftigen … lauschen Sie, als wäre die Welt ein Konzert … Und wenn Sie bemerken, dass Ihre Aufmerksamkeit abschweift, registrieren Sie wieder kurz, wohin sie gewandert ist, und bringen Sie sie freundlich, aber bestimmt wieder zurück zum Wahrnehmen der Klänge und Geräusche um Sie herum …

Verschieben Sie Ihre Aufmerksamkeit nun von den Geräuschen auf die Gedanken … Mit ihnen ist es genau wie mit den Geräuschen, Gedanken kommen auf, verweilen kurz und gehen wieder weg ... Sie müssen die Gedanken weder festhalten noch wegschieben ... lassen Sie sie einfach kommen und gehen ... Hierbei kann es helfen, die Gedanken kurz zu benennen, sodass ein Abstand entsteht ... Zum Beispiel: Planen, Tagträumen, To-do-Listen machen, Erinnerungen, was auch immer ... Vielleicht kann Ihnen auch eines der folgenden Bilder helfen: Gedanken sind wie die Wolken, die am Himmel vorbeiziehen ... Sie können verschiedene Formen annehmen: Manchmal sind sie leicht und luftig, manchmal dunkel und schwer ... Manchmal verdecken die Wolken den Himmel, dann lösen sie sich wieder auf und er ist strahlend blau ... Stellen Sie sich vor, dass Sie an einem schönen Tag im Gras liegen und in den Himmel blicken ... die Wolken treiben vorbei, während Sie sie von Weitem betrachten ... Oder stellen Sie sich die Gedanken als Züge vor, die vorbeifahren, während Sie auf dem Bahnsteig stehen ... Die Züge kommen an und entfernen sich wieder ... Manchmal sind es viele, manchmal wenige ... Manchmal sind sie voll, manchmal leer ... und es kann passieren, dass Sie von einem dieser Gedankenzüge mitgenommen werden ... Manchmal bemerken Sie das erst, wenn Sie schon kilometerweit entfernt sind ... Die Gedanken, die Geschichten in Ihrem Kopf, haben Sie ein Stück mitgenommen ... Aber in dem Moment, in dem Sie dies bemerken, können Sie sich entscheiden, wieder auszusteigen, um erneut vom Bahnsteig aus den vorbeifahrenden Zügen zuzuschauen ... Manche Gedanken bringen auch ein Gefühl mit sich, manchmal ist es angenehm, manchmal unangenehm. Und da sie emotional so aufgeladen sein können, sind Gedanken oft sehr mächtig ... Beobachten Sie so gut Sie können, welchen Effekt die Gedanken auf Ihre Gefühle haben ... Lassen Sie den Gedanken wieder los, damit Sie den nächsten Gedanken beobachten können, der vorbeikommt ... Und denken Sie daran, dass Sie jederzeit mit Ihrer Aufmerksamkeit zum Atem oder zum Körper zurückkehren können, um die Aufmerksamkeit wieder zu sammeln, wenn der Inhalt der Gedanken Sie erneut mitschleifen will ...

[Glocke]

Inquiry

Wir beginnen das Inquiry wie gewöhnlich mit der Frage, wer in der Gruppe etwas über seine Erfahrungen mitteilen möchte, wobei wir darauf achten, dass beide Elemente dieser neuen Meditation (sowohl die Geräusche als auch die Gedanken) betrachtet werden. Mit Blick auf die Geräusche fällt es den Teilnehmenden oft auf, wie schwierig es ist, sie nicht mit einem Etikett zu versehen.

Teilnehmerin: »Ich habe den Zug gehört, die Autos, Vögel in der Luft, eine Tür, die zufiel, und die Heizung, glaube ich.«
Trainerin: »Haben Sie dabei auch Ihre Tendenz wahrgenommen, die Dinge mit einem Etikett zu versehen? Haben Sie gemerkt, wie automatisch das geschieht? Das ist manchmal auch sinnvoll, zum Beispiel, um einzuschätzen, ob Gefahr droht oder nicht. Es hat also eine Funktion für unser Überleben, einen evolutionären Sinn. Aber wenn wir Geräusche etikettieren, gehen wir von der reinen Erfahrung zu einem Konzept über. Zu hören, wie etwas wirklich klingt, macht die Erfahrung reicher und ermöglicht es uns zu hören, wie es wirklich ist (anstatt uns auf das Bild zu beziehen, das wir im Kopf haben). Aber zurück zu Ihrer Erfahrung – wie hat es genau geklungen, dieses Geräusch von einem Zug?«

Wir bitten die Teilnehmenden, die Geräusche während dieser Meditation so wahrzunehmen, als würden sie sie zum ersten Mal hören. Wenn sie dabei feststellen, dass sie etikettieren wollen, und das geschieht ganz sicher, fordern wir sie auf, an diesem Etikett vorbei zu hören und auf die sensorischen Qualitäten der Geräusche zu achten. Viele berichten, dass sie Geräusche jetzt plötzlich anders wahrnehmen: Vorher haben sie die Geräusche oft als störend erlebt, jetzt, da sie ihre Aufmerksamkeit darauf richten können, sind die Geräusche sozusagen willkommener, sie bekommen eine andere Bedeutung. Die Meditation kann als angenehm und bereichernd erlebt werden. Manchmal wird auch bemerkt, dass wir uns von Geräuschen anziehen lassen, die wir als angenehm empfinden (zum Beispiel singende Vögel), und dass wir andere Geräusche, die wir als unangenehm empfinden (zum Beispiel Bauarbeiten), weghaben wollen. Wir gehen dann darauf ein, inwieweit solch ein Urteil Einfluss auf unsere Wahrnehmung hat, und erklären, dass wir lernen können, an diesem Urteil vorbei zu hören. So können wir unsere Tendenz wahrnehmen, das festhalten zu wollen, was wir angenehm finden, und das wegzuschieben, was wir unangenehm finden. Wir üben uns also in Gleichmut. Während der Besprechung der Meditation über Gedanken wird manchmal auch wahrgenommen, welche Macht die Gedanken haben.

Teilnehmer: »Ich musste an eine wichtige Sitzung morgen denken, was ich dafür noch alles vorbereiten muss, wie wenig Lust ich darauf habe, und dass ich eigentlich auch noch eine Präsentation für diese Sitzung vorbereiten muss, an der ich wahrscheinlich heute Nacht noch sitze …«
Trainer: »Wenn ich es richtig verstanden habe, haben Sie also gerade erlebt, wie leicht die Gedanken uns mitschleifen können, wie mächtig Gedanken sind und wie sie uns aus dem gegenwärtigen Moment reißen. Und bei der Übung ging es ja darum zu erleben, wie wir von unseren Gedanken mitgerissen werden, dass wir diesen Vorgang beenden können und die Gedanken so wieder mit Abstand betrachten können. Gab es solche Momente, in denen Sie das alles mit Abstand betrachten konnten?«
Teilnehmer: »Ja, als Sie das Bild vom Zug erwähnten. In diesem Moment stand ich auf dem Bahnhof und schaute den Gedanken hinterher.«

Trainer: »Und wie war das?«
Teilnehmer: »Ich wurde ruhig, angenehm, aber kurz darauf wurde ich wieder mitgeschleppt.«
Trainer: »Was spürten Sie in Ihrem Körper, als Sie auf dem Bahnsteig standen und Ihrem Gedankenzug nachschauten?«

Andere berichten, dass sie gar nicht die Absicht haben, mit dem Denken aufzuhören. Sie wollen diese Themen während der Meditation noch einmal genau »durchdenken«, ob es dabei nun um eine unangenehme Situation geht, die sie in Gedanken noch einmal durchspielen möchten, oder einfach nur um eine Einkaufsliste, die sie noch zusammenstellen wollen.

Auch der Gedanke, dass etwas fertig werden muss, ist ein Gedanke, und das Gefühl von Dringlichkeit ist ein Gefühl, nicht mehr und nicht weniger. Wir bitten die Teilnehmenden, auch dies einfach zu betrachten, es so sein zu lassen, wie es ist, weiter nichts. Wir müssen nicht darauf eingehen und es auch nicht wegschieben.

Ansonsten betrachten wir, wohin die Gedanken die Teilnehmenden führen, welche wiederkehrenden Gedankenmuster es gibt und was dabei hilft, wieder ins Hier und Jetzt zurückzukehren. Es kann hilfreich sein, die Gedanken zu benennen (planen, erinnern, katastrophische Gedanken, selbstkritische Gedanken), um sich weniger in ihnen zu verlieren. Auch die Bilder, die in der Meditation vorgeschlagen wurden, können unterstützen. Wir untersuchen gemeinsam, welche Auswirkungen die Gedanken auf unsere Gefühle und körperlichen Empfindungen haben, und wie leicht sich negative Gedanken zu einem Teufelskreis entwickeln können. Wir erläutern, wie Gedanken Gefühle erzeugen, die ihrerseits den Gedanken wieder Nahrung geben. Zur Veranschaulichung kann dies anhand eines Beispiels (aus eigener Erfahrung oder aus den Äußerungen während des Inquirys) auf dem Flipchart festgehalten werden. Manchmal erleben die Teilnehmenden auch, dass gerade dann, wenn die Gedanken während der Meditation endlich aufkommen dürfen, sie weniger oder sogar gar keine Gedanken mehr haben.

Teilnehmer: »Während der Meditation kamen plötzlich gar keine Gedanken mehr in mir auf. Ich denke ständig nach, irgendetwas geht mir immer durch den Kopf und jetzt war da plötzlich nichts mehr. Das fand ich gar nicht gut, denn ich wollte die Meditation gerne mitmachen.«

Trainerin: »So wie Sie das gerade schildern, haben Sie die Meditation doch mitgemacht, und Sie haben ganz schön viel wahrgenommen. Was Sie erlebt haben, zeigt, wie automatisch unser Denken abläuft. Auch der Gedanke ›Warum habe ich jetzt keine Gedanken?‹ ist ein Gedanke und die Enttäuschung hierüber ist ein Gefühl, nichts mehr und nichts weniger. Auch dieses Denken über unser Denken können wir mit Abstand betrachten. Und es macht nichts, wenn Sie kurz keine Gedanken haben, dann ist das in diesem Moment so. Früher oder später wird schon wieder ein Gedanke auftauchen, Sie müssen nicht danach suchen.«

3 e Gehmeditation

Von den drei Meditationshaltungen (sitzen, liegen, laufen) ist die Gehmeditation wahrscheinlich die am wenigsten bekannte, auch wenn diese Form der Mediation schon seit Jahrhunderten praktiziert wird. Wenn man gestresst, aufgeregt oder ruhelos ist, kann sie helfen, sich zu beruhigen. Wenn Sie sich müde, lustlos oder schläfrig fühlen, kann eine Gehmeditation erfrischend sein. Genauso wie wir nach einer schwierigen Sitzung oder einem Konflikt »um den Block gehen«, können wir in solchen Momenten auch eine Gehmeditation machen. Die Teilnehmenden haben dies bereits ein wenig kennengelernt, da wir jede Woche das achtsame Gehen üben, wenn wir in den Park unterwegs sind. Eine formelle Gehmeditation haben sie jedoch noch nicht gemacht. Die Matten und Kissen werden zur Seite gelegt. Wir stellen uns in zwei Reihen auf beiden Seiten des Raumes auf, sodass jeder eine eigene Strecke laufen kann, ohne gegen jemand anderen zu stoßen.

Infobox 13 Gehmeditation

Suchen Sie sich eine Strecke von 15 bis 20 Schritten, die Sie auf Socken oder mit nackten Füßen auf und ab gehen können. Lassen Sie sich zunächst einmal im Stehen ankommen. Ihre Füße in Hüftbreite. Die Schultern locker, die Brust geöffnet, aufrecht, aber nicht starr. Die Knie leicht gebeugt, die Arme hängen entspannt neben dem Körper ... Ihr Blick ist mit einem weichen Fokus geradeaus gerichtet ...

[Glocke]

Nehmen Sie nun Kontakt zu Ihren Füßen auf. Spüren Sie, wie Ihre Fußsohlen den Boden berühren ... Der Druck der Füße ... Das Gewicht des Körpers, das über die Füße auf den Boden übertragen wird, die Schwerkraft ... Spielen Sie ein wenig mit dem Gleichgewicht in dieser stehenden Position ... Minimale Bewegungen zeigen Ihnen, dass Sie Ihre Haltung anpassen ... Wie ein andauerndes, leichtes Balancieren ... Gleichgewicht bedeutet eine ständige Anpassung an Veränderungen ... Wenn Sie bereit sind, verlagern Sie nun Ihr Gewicht auf das rechte Bein ... Achten Sie auf die Empfindungen in Ihrem Körper bei dieser minimalen Bewegung ... Lösen Sie dann die linke Ferse vom Boden ... Heben Sie den linken Fuß ... und bringen Sie ihn nach vorne ... um ihn dann wieder auf den Boden zu setzen ... Spüren Sie die sich verändernden Empfindungen während dieser Bewegung ... Verlagern Sie dann das Gewicht auf das linke Bein ... sodass sich die rechte

Ferse hebt … Heben Sie den rechten Fuß … Bringen Sie ihn nach vorne … setzen Sie ihn wieder auf den Boden … und gehen Sie so weiter … nehmen Sie jeden Schritt bewusst wahr … Wählen Sie das Tempo, bei dem sich diese Empfindungen am besten wahrnehmen lassen … Sie können auch wie im Hinterkopf die Bewegung mit Worten begleiten: hochheben, nach vorne bringen, hinstellen … oder: links, rechts … oder: dieser Schritt, dieser Schritt … jeder Schritt ein neuer Schritt … Wenn Sie am Ende Ihrer kurzen Strecke angekommen sind, halten Sie kurz inne … Dann können Sie sich langsam umdrehen, wobei Sie bewusst bei dieser komplexen Bewegung bleiben … Vielleicht bleiben Sie auch dann noch kurz stehen … Und gehen dann wieder los … Wenn Sie bemerken, dass Ihre Aufmerksamkeit nicht mehr bei Ihren Füßen ist, nehmen Sie dies wahr und kommen Sie sanft, aber bestimmt zu Ihren Füßen zurück … Wenn Sie möchten, können Sie Ihre Aufmerksamkeit auch von den Füßen auf die Bewegung des Gehens als Ganzes ausweiten … Wenn Sie ruhelos oder innerlich gehetzt sind oder heftige Gedanken oder Emotionen aufkommen, die Ihre Aufmerksamkeit von den Empfindungen abziehen, kann es hilfreich sein, kurz stehen zu bleiben und dem Stehen Aufmerksamkeit zu schenken … Wenn die Gedanken oder Gefühle dann an Macht verloren haben oder weitergezogen sind, können Sie die Gehmeditation fortsetzen … Da wir die Gehmeditation mit offenen Augen durchführen, wird beim Gehen manchmal etwas Ihren Blick auf sich ziehen … Dann bleiben Sie kurz stehen und machen eine Seh-Meditation … wobei Sie sich kurz Zeit nehmen, mit voller Aufmerksamkeit, ohne Urteil, ohne Etikettierung, ohne Erwartungen auf etwas zu schauen … Gehen Sie dann weiter, wenn Sie mit dem Schauen fertig sind … Anders als bei einer Wanderung, bei der Sie irgendwo hingehen, kommen Sie hier mit jedem Schritt zu Hause an … sind Sie sich mit jedem Schritt des gegenwärtigen Moments bewusst …

[Glocke]

4 Übungen für zu Hause

So wie in jeder Woche besprechen wir die Übungen für die kommende Woche. Die Teilnehmenden sollten sich zweimal zwanzig Minuten lang bewusst aktiv bewegen, dabei die Art der Bewegung selbst wählen.

Zudem bitten wir sie, sich die Yoga-Übungen, die in dieser Sitzung durchgeführt wurden, noch einmal im Übungsbuch anzuschauen. Um nicht zu viele Aufgaben mitzugeben, bleibt Yoga für die kommende Woche auf einmal 15 Minuten beschränkt, selbstverständlich kann auch länger geübt werden. Außerdem bitten wir die Teilnehmenden auch in dieser Woche täglich eine weitere kurze Yoga-Übung zu machen, zum Beispiel das Lockern der Schultern oder des Nackens während der Arbeit am Bildschirm.

Die Achtsamkeitsübungen bestehen abwechselnd aus einer Sitzmeditation mit Achtsamkeit auf Geräusche und Gedanken und einer Gehmeditation. Außerdem sollen die Teilnehmenden in der kommenden Woche einige Male in ihrem Stresstagebuch festhalten, was sie in einem stressigen Moment genau wahrnehmen. Indem sie dies detailliert festhalten, können sie die eigenen körperlichen Empfindungen, Gedanken, Gefühle und Handlungsimpulse unter Stress besser verstehen. Diese genauen Einsichten in die Frage, wie wir auf Stress reagieren (sowohl was die inneren Reaktionen als auch die nach außen gerichteten Aktionen betrifft), bewirken, dass die Signale des Stressmodus schneller erkannt werden. Schnellere und bessere Signale helfen uns, auch schneller einzugreifen. Wir bitten die Teilnehmenden, sich vor, während und nach einem Moment voller Stress ab und zu einen Atemraum zu nehmen.

Übungen für zu Hause – Woche 4

- zweimal pro Woche bewusste aktive Bewegung (20 Minuten)
- einmal pro Woche Yoga (15 Minuten)
- täglich abwechselnd eine Sitzmeditation mit Achtsamkeit auf Geräusche und Gedanken und eine Gehmeditation
- das Tagebuch Stressmomente führen sowie vor, während und nach einem stressigen Moment einen Atemraum nehmen

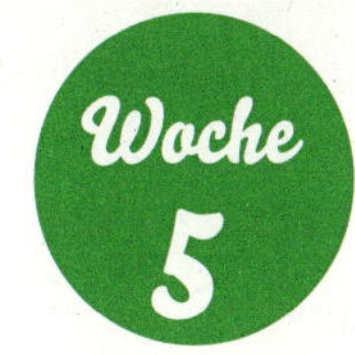

Hintergrundwissen zur fünften Woche: Mit schwierigen Situationen umgehen (Akzeptanz und Mitgefühl)

Wenn in unserem Leben ein Problem oder eine Schwierigkeit auftaucht, wehren wir uns meist dagegen, wir wollen, dass das Problem verschwindet. Wir möchten uns nicht schlecht fühlen und tun alles, um dieses Gefühl zu vermeiden: Wir grübeln – denn auch wenn wir dies vielleicht nicht erwarten, vermindert das den physiologischen Stress tatsächlich, weil es uns ein Gefühl der Kontrolle gibt –, wir ignorieren das Gefühl, drücken es weg oder lenken uns davon ab, indem wir zum Beispiel trinken, uns mit Essen trösten, sehr intensiv Sport treiben, soziale Ablenkung suchen oder arbeiten. Die schönen und angenehmen Dinge wollen wir dagegen am liebsten so lange wie möglich festhalten, sie sollen niemals enden. Dieses Verhalten entspringt unserer angeborenen Tendenz, nach Glück und guten Erfahrungen zu suchen und Schmerz zu unterdrücken oder zu leugnen. Die heutige Kultur scheint diese Tendenz sogar zu verstärken. Auf die Frage »Wie geht es?« erwarten wir »gut« als Antwort, und genau das antworten wir auch automatisch, wenn wir gefragt werden. Wir haben die Neigung, unsere Aufmerksamkeit von schwierigen Themen abzuwenden.

Leider hat das Festhalten am Glück und das Verdrängen von Schwierigkeiten auch eine Kehrseite, denn das Leben ist nicht nur angenehm. Dadurch dass wir uns wehren, wenn es gerade mal nicht so gut läuft, machen wir alles nur noch schlimmer. Wenn wir zum Beispiel einen schlechten Tag in der Arbeit hatten, können wir uns wahnsinnig darüber aufregen, dass die Arbeit nicht so läuft, wie wir es uns vorstellen. Wir ärgern uns darüber, dass wir uns nicht gut fühlen, denn das darf schließlich nicht sein. Allerdings sorgt genau dieses Verhalten für zusätzliche Enttäuschung und Negativität. Wir fügen unserem Leid weiteres Leid hinzu. Das kleine Häuflein »Unbehagen« wächst so zu einem großen Berg an. Dies fasst Christopher Germer in seinem Buch *Der achtsame Weg zum Selbstmitgefühl* (2015) in folgender Formel zusammen: Schmerz + Widerstand = Leiden. Wir empfinden nicht nur den ursprünglichen Schmerz, sondern ärgern uns auch noch darüber, dass es so ist, wie es ist. Wir wollen, dass es anders ist, und vielleicht kritisieren wir uns außerdem selbst, weil wir uns so fühlen, wie wir uns fühlen. Und so wächst das kleine Häuflein Elend wirklich zu einem ganzen Berg an!

Es ist also wichtig, dem Schmerz nichts hinzuzufügen und wie wir mit dem Schmerz umgehen. Stellen wir uns unser Problem als ein volles Glas vor, das wir in der Hand halten. Wenn wir das Problem loswerden wollen und deshalb das Glas mit ausgestrecktem Arm so weit wie möglich von uns weghalten, dann ermüdet unser Arm und es baut sich Spannung auf – was extrem anstrengend ist. Stellen wir uns jetzt vor, dass wir das Glas, unser Problem, fest an die Brust drücken, wobei wir eine Hand über die andere legen. Das Problem bleibt dasselbe, aber es auf diese Weise zu umarmen, auf diese Weise damit umzugehen, kostet uns viel weniger Energie. Das Problem selbst hat sich nicht verändert, aber wir können es leichter handhaben. Widerstand zu leisten, kostet viel Energie. Es ist wie mit einem Ball, den wir unter Wasser drücken wollen. Je stärker wir drücken, desto mehr Widerstand leistet der Ball.

Achtsamkeitsmeditationen können hilfreich sein, wenn wir lernen möchten, anders mit unseren Schwierigkeiten umzugehen. Anstatt Widerstand zu leisten, gestehen wir uns zu, die Schwierigkeiten spüren zu dürfen. Das muss nicht angenehm sein. Schon alleine diese Erkenntnis kann eine große Erleichterung sein und beruhigend wirken. Wenn wir immer nur nach Glück streben, macht uns gerade das unglücklicher. Der erste Schritt im achtsamen Umgang mit Schwierigkeiten ist Akzeptanz. Das bedeutet nicht, dass wir alles passiv hinnehmen und uns wehrlos oder als Opfer fühlen müssen. Akzeptanz ist ein sehr aktiver Prozess. Es geht darum, alles, was gerade geschieht, zuzulassen und wahrzunehmen. Wenn wir das tun, gewinnen wir Zeit und Raum und können angemessener reagieren. So kann gerade die Akzeptanz eine Veränderung in Gang setzen.

Wenn wir Burn-out-Symptome haben, diese Tatsache aber noch nicht akzeptiert haben, verlangen wir möglicherweise weiterhin zu viel von uns und gehen über unsere Grenzen: Wir laden uns zum Beispiel immer noch zu viel Hausarbeit und berufliche Aufgaben auf, treiben immer noch sehr intensiv Sport und haben immer noch einen vollen Terminplan, sodass die Situation bleibt, wie sie ist (oder sogar noch schlimmer wird). Wenn wir aber akzeptieren, dass unsere Energiereserven fast aufgebraucht sind, und beginnen, unser Leben entsprechend zu gestalten, dann erholen wir uns schneller und tanken wieder auf. Dasselbe gilt für alle anderen vorübergehenden oder bleibenden Einschränkungen: eine Verletzung, eine chronische Krankheit, ein Familienmitglied mit einer Beeinträchtigung. Wenn wir immer einfach weitermachen und nicht sehen wollen, wie die Dinge liegen, um uns darauf einzustellen, dann arbeiten wir gegen uns selbst.

»Ich habe ab und zu noch immer unangenehme Gefühle und ich grübele auch noch, kann jetzt aber besser damit umgehen.«

Neben Akzeptanz ist im Umgang mit schwierigen Situationen Selbstmitgefühl (also der freundliche Umgang mit sich selbst) eine wesentliche Voraussetzung. Wir leiden, weil wir zu hart mit uns selbst umgehen. Oft sind wir unser unbarmherzigster Kritiker und unsere innere Stimme, die uns tagein, tagaus kritisiert, ist hart und streng. So wie wir uns behandeln, würden wir einen Freund oder eine Freundin wahrscheinlich niemals behandeln, denn die Freundschaft wäre so wahrscheinlich schnell beendet. Wenn eine Freundin in Schwierigkeiten ist, hören wir ihr zu, legen ihr den Arm um die Schulter, kochen ihr eine Tasse Tee oder gießen ihr ein Schnäpschen ein, sagen ihr, dass wir so etwas alle schon mal erlebt haben. Ganz anders gehen wir meist mit uns selbst um, wenn wir ein Problem haben.

Wir möchten Sie also einladen, sich selbst ein guter Freund oder eine gute Freundin zu sein, wenn Sie merken, dass Sie gerade schwierige Zeiten durchleben. Dass Sie sich selbst in Ruhe zuhören und dem Aufmerksamkeit schenken, was gerade ansteht. Gefühle wollen wahrgenommen werden, sonst werden sie nur heftiger. Es ist wie bei einem Kind, das hingefallen ist. Das Kind wird weinend auf uns zu gelaufen kommen. Wenn wir dann zu ihm sagen würden: »Sei still, ich will das nicht hören! Stell dich nicht so an! Du Heulsuse!«, wird das Kind noch lauter weinen. Wenn wir aber sagen: »Was ist los? Erzähl's mir! Setz dich auf meinen Schoß!«, es wiegen, kuscheln und ihm Aufmerksamkeit schenken, wird es sich getröstet fühlen und schließlich aufhören zu weinen.

Während dieses Treffens üben wir, uns schwierigen Gefühlen wie einem Kind zu nähern, indem wir zuhören und sie umarmen. Freundlichkeit uns selbst gegenüber bedeutet nicht, dass wir nicht daran arbeiten unser Verhalten und unsere Leistungen zu verbessern oder faul sind. Es geht darum, uns der negativen, kritischen inneren Stimme bewusst zu werden und ihre destruktiven Folgen abzumildern.

Wenn sich Schwierigkeiten oder Probleme einstellen, die wir lieber nicht haben wollen, dann betrachten wir diese Probleme meist als

»Feind«. Mark Williams und Daniel Penman (2015) beschreiben in ihrem Buch *Das Achtsamkeitstraining*, wie sich dies im Gehirn widerspiegelt. Dort werden »Abwehrmechanismen« aktiviert, sodass wir aus Angst oder Abwehr heraus handeln (kämpfen oder flüchten), wobei sich unser Blick verengt. Wenn wir eine Schwierigkeit oder ein Problem dagegen mit Neugier betrachten, es unvoreingenommen untersuchen, aktivieren wir »Annäherungsmechanismen«, sodass wir dem Problem positiver entgegentreten können. Wir öffnen uns sozusagen wieder, sodass Raum für kreatives Denken entsteht, für Veränderungen und Lösungen. Wir entwickeln Flexibilität. Ein Rückschlag hat einen anderen Effekt, wenn wir ihn als Herausforderung betrachten. Wenn wir Schwierigkeiten willkommen heißen und sie als Chance sehen, um daraus zu lernen und daran zu wachsen, dann sind wir eher bereit, Herausforderungen zu wagen. Wir haben keinen Einfluss darauf, was uns das Leben bringt, aber sehr wohl darauf, wie wir all dem entgegentreten. Eine andere Haltung einzunehmen, bringt viele Vorteile, und es ist auch das Einzige, worauf wir wirklich Einfluss nehmen können.

Es ist außerdem hilfreich, im Hier und Jetzt zu bleiben, wenn wir uns einem Problem stellen müssen. Probleme können uns nämlich mitreißen und sich zu gigantischen Sorgen über die Zukunft auswachsen. Dabei wissen wir überhaupt nicht, was in Zukunft sein wird, es sind nur Hirngespinste, gegen die wir keine Chance haben – denn es gibt sie gar nicht. Und so ist es auch völlig unsinnig, sich deshalb verrückt zu machen. Besser beschäftigen wir uns mit dem gegenwärtigen Moment, dem einzigen Augenblick, der wirklich uns gehört und in dem wir etwas bewirken können.

Programm Woche 5

1 Bewusste aktive Bewegung (25 Minuten)
2 Yoga (25 Minuten)
3 Achtsamkeit (insgesamt 65 Minuten)
3a Freundlichkeitsmeditation (10 Minuten)
3b Besprechung der Übungen für zu Hause (20 Minuten)
3c Psychoedukation: mit schwierigen Situationen umgehen (10 Minuten)
3d Sitzmeditation mit Achtsamkeit auf eine schwierige Situation + Inquiry (15 Minuten + 10 Minuten Inquiry)
4 Übungen für zu Hause (5 Minuten)

1 Bewusste aktive Bewegung

Inzwischen wissen die Teilnehmenden bereits, wie die bewusste aktive Bewegung abläuft. Zur Abwechslung kann eine andere Runde durch den Park gewählt werden oder, wenn es zwei Trainerinnen oder Trainer gibt, können sie die Rollen tauschen. Allerdings bemerken wir oft, dass die Teilnehmenden gerade die Routine, die sich jeden Tag gleich gestaltet, schätzen. Sie erleben, wie sich ihre Kondition, Vitalität und das Vertrauen in ihren Körper verbessern und sie lernen, was die verschiedenen Wetterlagen für ihren Energiehaushalt bedeuten. Für die genauen Anweisungen zu den Übungen siehe Anhang.

2 Yoga

In dieser fünften Sitzung geht es genau wie in der zweiten Sitzung um den Schulterbereich. Wir empfehlen, die Informationen zu Woche 2 noch einmal durchzulesen. Zu den Übungen siehe Anhang.

Teilnehmerin: »Wunderbar, die Yoga-Übungen. Und heute waren sie wieder ein wenig anders als in der letzten Woche. Letzte Woche war ich angespannt, aber heute fühle ich mich gelöster, entspannter.«
Trainer: »An welchen Stellen spüren Sie, dass Sie lockerer, entspannter sind?«
Teilnehmerin: »An meinen Schultern, die liegen jetzt tiefer. Und ich spüre meine Basis, meinen Beckenbereich.«

3 Achtsamkeit

3 a Freundlichkeitsmeditation

Wir beginnen mit der Freundlichkeitsmeditation, die im Liegen oder im Sitzen durchgeführt werden kann (Erläuterungen hierzu siehe Infobox 14).

Infobox 14 Freundlichkeitsmeditation

Suchen Sie sich eine bequeme Sitzhaltung auf einem Stuhl, Kissen oder Meditationsbänkchen. Oder legen Sie sich auf den Rücken, die Arme neben dem Körper ausgestreckt, die Beine nebeneinander, die Füße fallen ein wenig nach außen. Die Augen können zugehen oder mit einem weichen Fokus auf einen Punkt vor Ihnen beziehungsweise an der Decke ruhen.

[Glocke]

Nehmen Sie wahr, wie Sie hier sitzen oder liegen: präsent und aufmerksam … Und achten Sie wieder auf die Stellen, wo Ihr Körper den Boden oder die Unterlage berührt … Lassen Sie sich etwas Zeit, die Empfindungen an diesen Stellen wahrzunehmen … Erlauben Sie sich nun wieder, sich sanft auf den Wellen Ihrer Atmung niederzulassen, wo immer Sie sie am besten spüren können … Folgen Sie einigen Atemzügen mit voller Aufmerksamkeit … Weiten Sie Ihre Aufmerksamkeit nun auf Ihren ganzen Körper aus … Ihr ganzer atmender Körper … Wenn Sie so weit sind, vergegenwärtigen Sie sich die folgenden Sätze, wobei Sie natürlich auch Ihre eigenen Worte wählen können, wenn Sie das möchten, sodass sie wirklich für Sie passen und Bedeutung für Sie gewinnen …

Möge ich mich so annehmen, wie ich bin …

Möge ich so gesund und glücklich sein wie möglich …

Möge ich mit Freude und Leichtigkeit leben …

Lassen Sie sich Zeit, lassen Sie jeden Satz nachwirken … Beobachten Sie jede Reaktion in Ihren Gedanken, Gefühlen, körperlichen Empfindungen oder Handlungsimpulsen … Sie müssen nicht über das urteilen, was in Ihnen aufkommt, nur wahrnehmen … Wenn Sie es zu schwierig finden, ein Gefühl der Freundlichkeit für sich selbst aufzubringen, denken Sie an eine Person oder vielleicht auch an ein Haustier, die oder das Ihnen in der Vergangenheit bedingungslose Liebe entgegengebracht hat … Wenn Sie dies spüren, können Sie sich vielleicht daran erinnern und sich diese Liebe jetzt auch selbst schenken …

Möge ich mich so annehmen, wie ich bin …

Möge ich so gesund und glücklich sein wie möglich …

Möge ich mit Freude und Leichtigkeit leben …

Bleiben Sie so lange bei diesem Schritt, wie Sie möchten, bevor Sie zum nächsten Schritt übergehen … Wenn Sie so weit sind, rufen Sie sich eine oder mehrere geliebte Personen vor Ihr inneres Auge. Denken Sie daran, dass auch sie ein Leben voller Erwartungen und Ängste führen und glücklich sein wollen, genau wie Sie, und wünschen Sie diesen Personen auf dieselbe Weise alles Gute …

Mögest du dich so annehmen, wie du bist …

Mögest du so gesund und glücklich sein wie möglich …

Mögest du mit Freude und Leichtigkeit leben …

Nehmen Sie wahr, was es in Ihnen auslöst, wenn Sie dieser Person oder diesen Personen alles Gute wünschen … Lassen Sie alle Reaktionen in Ruhe in Ihnen aufsteigen … Nehmen Sie sich Zeit … Achten Sie aufmerksam darauf, was dies mit Ihnen macht …

Wenn Sie so weit sind, denken Sie an einen unbekannten Menschen. Das kann jemand sein, den Sie regelmäßig sehen, vielleicht auf der Straße oder im Bus oder im Supermarkt – jemand den Sie wiedererkennen, dessen Namen Sie aber nicht kennen müssen, jemand für den Sie keine besonderen Gefühle hegen. Machen Sie sich bewusst, dass Sie diese Person zwar nicht kennen, dass aber auch er oder sie ein Leben voller Erwartungen und Ängste führt, genau wie Sie … Dass auch er oder sie glücklich sein möchte, genau wie Sie … Darum schließen Sie auch diese Person in Ihr Herz, während Sie die Sätze wiederholen und ihm oder ihr alles Gute wünschen …

Mögest du dich so annehmen, wie du bist …

Mögest du so gesund und glücklich sein wie möglich …

Mögest du mit Freude und Leichtigkeit leben …

Wenn Sie diese Meditation noch erweitern möchten, dann können Sie jetzt an jemanden denken, mit dem Sie Schwierigkeiten haben, im Augenblick oder in der Vergangenheit. Es muss nicht die schwierigste Person in Ihrem Leben sein. An wen auch immer Sie dabei denken, lassen Sie diese Person in Ihrem Herzen anwesend sein und erkennen Sie an, dass auch er oder sie ein Leben voller Erwartungen und Ängste führt, genau wie Sie, und glücklich sein möchte, genau wie Sie …

Mögest auch du dich so annehmen, wie du bist …

Mögest du so gesund und glücklich sein wie möglich …

Mögest du mit Freude und Leichtigkeit leben …

Nehmen Sie wahr, was dies in Ihnen auslöst … Achten Sie auf die Reaktionen, die dies hervorruft … Schauen Sie, ob es möglich ist, diese Gedanken, Gefühle oder Körperempfindungen zu untersuchen, ohne sie zu zensieren oder über sich selbst zu urteilen. Wenn Sie in einem bestimmten Augenblick durch intensive Gefühle oder Gedanken mitgerissen werden, machen Sie sich bewusst, dass Sie jederzeit wieder zum Atem in Ihrem Körper zurückkehren können, um sich wieder zu stabilisieren. Zum Schluss erweitern Sie diese liebevolle Freundlichkeit auf alle Menschen, einschließlich der geliebten, unbekannten und schwierigen Menschen … Es geht darum, Freundlichkeit für jeden auszustrahlen – und dazu gehören auch Sie selbst! …

Mögen sich alle Menschen so annehmen, wie sie sind …

Mögen alle Menschen so gesund und glücklich sein wie möglich …

Mögen alle Menschen mit Freude und Leichtigkeit leben …

Nehmen Sie sich am Ende der Übung noch kurz Zeit, um mit der Aufmerksamkeit bei Atem und Körper zu verweilen …

[Glocke]

3b Besprechung der Übungen für zu Hause

Wir besprechen die Übungen auf die bekannte Art und Weise, wobei in Zweiergruppen abwechselnd achtsam gesprochen und zugehört werden soll. Anschließend wird die Besprechung im Plenum fortgesetzt.

Teilnehmer: »Der Atemraum hat bei mir tatsächlich etwas verändert. Ich musste kochen und war ziemlich gestresst, also habe ich beschlossen, einen Atemraum zu nehmen. Ich stellte kurz den Herd aus, und alleine schon das, alleine schon, dass ich kurz aufhörte, statt einfach weiterzurennen, nur kurz zu fühlen, wie groß der Stress in meinem Körper gerade war, hatte einen Effekt. In aller Ruhe habe ich dann den Herd wieder angeschaltet und konnte viel ruhiger weiterkochen. Ich hatte mir mein eigenes

Gehetztsein bewusst gemacht und gemerkt, wie unnötig das in diesem Moment war. Es gab überhaupt keinen Grund, das Abendessen in solch einer Hektik zuzubereiten.«

Andere Teilnehmerin: »Das kann ich von mir absolut nicht sagen. Mir machte der Atemraum ehrlich gesagt nur noch mehr Stress, ich habe dabei erst recht gespürt, wie aufgewühlt ich war.«

Trainerin: »Das Ziel des Atemraums ist nicht per se, ruhiger zu werden, sondern wahrzunehmen, wie es Ihnen in einem bestimmten Moment geht, im Kopf und im Körper. Selbst wenn das in diesem Moment nicht angenehm ist, es geht darum, sich das bewusst zu machen. Denn wenn wir uns der Dinge bewusst sind, können wir besser für uns sorgen.«

Wir sprechen im Plenum über das Stresstagebuch. Wir fragen die Teilnehmenden, was sie über Stress herausgefunden haben. Viele berichten, dass sie wiederkehrende körperliche Empfindungen wahrnehmen, wenn sie Stress haben (zum Beispiel Muskelverspannungen, schnelleren Herzschlag, hochgezogene Schultern) oder neue körperliche Empfindungen kennengelernt haben, wie aufeinandergepresste Zähne oder einen Kloß in der Kehle. Manche bemerken, dass sie unter Stress unbewusst in eine bestimmte typische Reaktion (Modus) verfallen: Der eine kämpft dann eher, während die andere flüchtet. Sie können auch zu der Erkenntnis kommen, dass unsere Gedanken keine realistische Wiedergabe der Wirklichkeit sind, wenn wir Stress haben. Unter Stress kann etwas auf eine bestimmte Weise erscheinen, aber hinterher wird uns klar, wie negativ, panisch oder verzweifelt unsere Gedanken eingefärbt waren. Allein schon diese Erkenntnis kann Erleichterung bringen – wir müssen unsere Gedanken also nicht immer so ernst nehmen.

3 c Psychoedukation: mit schwierigen Situationen umgehen

Ausgehend vom Hintergrundwissen zur fünften Woche (siehe Anfang des Kapitels) sprechen wir mit den Teilnehmenden über den Umgang mit schwierigen Situationen. Die unten stehenden Fragen dienen uns dabei als Anhaltspunkte. Es hat sich gezeigt, dass die Teilnehmenden es sehr angenehm finden, hierüber laut nachzudenken und dabei oft zu sehr interessanten Erkenntnissen kommen, die dann auch für die anderen hilfreich sind. Die Inhalte bleiben besser im Gedächtnis, wenn sie auf eine dynamische Weise entwickelt und nicht einfach von der Trainerin vorgetragen werden. Allerdings ist es dann auch die Aufgabe der Trainerin, den roten Faden und die Zeit im Auge zu behalten, sodass alle, die das Bedürfnis haben, auch zu Wort kommen.

- Wie gehen wir normalerweise mit Schwierigkeiten oder Problemen um?
- Was ist Akzeptanz und was sind die Vorteile einer akzeptierenden Haltung?
- Was ist Selbst(mitgefühl) und was sind die Vorteile einer mitfühlenden Haltung?
- Wie kann Achtsamkeit beim Umgang mit schwierigen Situationen helfen?

3 d Sitzmeditation mit Achtsamkeit auf eine schwierige Situation

Während der Psychoedukation wurde erläutert, dass sich mithilfe von Achtsamkeit die Herangehensweise an Schwierigkeiten ändert. Die Sitzmeditation mit Achtsamkeit auf eine schwierige Situation wird als eine Möglichkeit eingeführt, dies zu üben (Anleitung siehe Infobox 15). Möglicherweise erleben die Teilnehmenden einen inneren Widerstand, wenn es darum geht, mit einer schwierigen Situation zu meditieren. Wir betonen, dass es ganz logisch ist, dass wir das nicht wollen und dass wir es auch nicht angenehm finden müssen. Wir bitten die Teilnehmenden, nicht gegen den Widerstand anzukämpfen, sondern ihn so zu lassen, wie er ist. Außerdem betonen wir, dass sie nicht ihre größte Schwierigkeit auswählen sollten. Es ist genau wie beim Schwimmen lernen, das üben wir auch erst im flachen Wasser und nicht während eines Tsunami. Wenn wir vollständig von Emotionen überflutet werden, können wir die Technik nicht richtig üben. Während der Meditation öffnen wir uns der Schwierigkeit, wir erkennen an, dass sie existiert, mit all den zugehörigen Gedanken, Gefühlen und Handlungsimpulsen. Anschließend richten wir unsere Aufmerksamkeit auf den Körper und fokussieren uns auf die physischen Empfindungen, die mit der schwierigen Situation einhergehen. Indem wir vom Kopf in den Körper gehen, arbeiten wir mit demselben Material, nur in einem anderen Modus. Wir gewinnen so Abstand zu der Geschichte und dem Rausch, den diese erzeugen kann, und der bewirkt, dass wir uns im Kreis drehen und den gesamten Vorgang auf eine negative Weise befeuern. Wir versuchen auch die körperlichen Erfahrungen willkommen zu heißen und uns für sie zu öffnen. Wir nehmen die inneren Reaktionen wahr: Können wir uns öffnen, es so sein lassen, wie es ist, ohne etwas ändern wollen? Oder spüren wir Widerstand, wehren wir uns und wollen uns davon entfernen? Der Atem kann uns bei diesem Prozess unterstützen. Indem wir visualisieren, dass wir beim Einatmen zu den körperlichen Empfindungen hin atmen, die mit der Schwierigkeit einhergehen, schaffen wir Raum und neue Energie – Qualitäten, die zum Einatmen gehören. Das kann hilfreich sein, weil wir normalerweise die Neigung haben, uns bei Schmerz zu verkrampfen (sowohl körperlich wie mental), obwohl dieses Verkrampfen die unangenehme Situation oder den Schmerz nur verstärkt. Beim Ausatmen entsteht Entspannung und ein Gefühl des Loslassens – Qualitäten, die zum Ausatmen gehören. Indem wir den Atem einsetzen, können wir leichter bei der Empfindung bleiben, uns auf sie zu zu bewegen, anstatt sie zu vermeiden. Und genau dies kann unsere Erfahrung verändern.

Infobox 15 Sitzmeditation mit Achtsamkeit auf eine schwierige Situation

Wenn Sie bereit sind, suchen Sie sich wieder eine bequeme Sitzposition auf einem Stuhl, Kissen oder Meditationsbänkchen. Lassen Sie die Augen zugehen, wenn Ihnen das angenehm ist, oder lassen Sie den Blick mit einem weichen Fokus vor Ihnen auf dem Boden ruhen.

[Glocke]

Spüren Sie, wie Sie hier sitzen: wach und aufmerksam. Achten Sie auf die Stellen, an denen Ihr Körper Kontakt zur Unterlage hat. … Und lassen Sie sich Zeit, die Empfindungen an diesen Stellen wahrzunehmen … Nun lade ich Sie ein, sich sanft auf den Wellen Ihrer Atmung niederzulassen, wo auch immer Sie sie am besten spüren können … Folgen Sie einigen Atemzügen mit voller Aufmerksamkeit … Und weiten Sie Ihre Aufmerksamkeit aus auf Ihren ganzen Körper … Wenn Sie bemerken, dass Ihre Aufmerksamkeit zu schmerzlichen Gedanken, Sorgen oder negativen Emotionen wandert, können Sie eine neue Vorgehensweise ausprobieren … Und wenn während dieser Meditation keine Probleme oder Sorgen auftauchen und Sie diese neue Vorgehensweise dennoch erproben möchten, versuchen Sie sich ein Problem vor Augen zu rufen, das Sie zurzeit in Ihrem Leben beschäftigt … es muss nicht wahnsinnig schmerzlich oder wichtig sein, einfach etwas, was Sie unangenehm finden, für das Sie noch keine Lösung gefunden haben … Wenn Ihnen nichts einfällt, können Sie auch etwas aus der nahen oder fernen Vergangenheit wählen, was Sie als unangenehm erlebt haben … oder Sie denken einfach an den Anblick der vielen Mails in Ihrem Posteingangsfach … Der erste Schritt besteht darin, dass Sie zulassen, dass es diese Gedanken gibt … Dabei kann es hilfreich sein, wenn Sie in Gedanken zu sich selbst sagen: Es ist in Ordnung, das zu fühlen. Was es auch sein mag, es ist gerade da. Ich möchte es spüren. Es ist in Ordnung, mich zu öffnen. Ich muss es nicht angenehm finden … Wenn Sie sich auf diese Weise die Gedanken, Gefühle und Handlungsimpulse bewusst gemacht haben, die in Zusammenhang mit diesem unangenehmen Thema stehen, das Sie beschäftigt, richten Sie Ihre

Aufmerksamkeit auf den Körper, sodass Sie sich auch der körperlichen Empfindungen bewusst werden, die mit diesem unangenehmen Thema einhergehen ... Was spüren Sie in Ihrem Körper? ... Nehmen Sie sich Zeit, es in aller Ruhe zu untersuchen ... Können Sie sich interessiert auf das unangenehme Gefühl zubewegen, anstatt sich davon zu entfernen, so wie wir es normalerweise lieber tun? ... Richten Sie Ihre Aufmerksamkeit ganz besonders auf die Körperstelle, an der diese Empfindungen am stärksten sind ... Wie fühlt es sich an? ... Achten Sie darauf, wie sich die Empfindungen verändern, von Augenblick zu Augenblick ... Sie können auch den Atem mit dieser Stelle verbinden, indem Sie mit dem Einatmen den Atem dort hinfließen lassen und mit dem Ausatmen aus der Stelle herausatmen. Mit jedem Einatmen erzeugen Sie Raum, mit jeder Ausatmung ein Loslassen ... Versuchen Sie, so gut es geht, bei der körperlichen Empfindung zu bleiben und herauszufinden, in welcher Beziehung Sie zu ihr stehen. Versuchen Sie die Empfindung zu ändern, wollen Sie sie loswerden oder sind Sie in der Lage, ihr volle Aufmerksamkeit zu schenken, mit ihr zu atmen, sie zu akzeptieren und sie so sein zu lassen, wie sie ist? ... Es kann hilfreich sein, wenn Sie erneut zu sich selbst sagen: Es ist in Ordnung, dies zu fühlen. Was es auch ist, es ist jetzt da. Es ist in Ordnung, mich dafür zu öffnen ... Wobei Sie sich mit jedem Einatmen mehr für die Empfindungen öffnen und sie mit jeder Ausatmung etwas »abmildern«, sanfter machen ... Wenn Sie möchten, können Sie beide Hände auf Ihr Herz legen, die eine Hand über der anderen ... Spüren Sie die Wärme der aufeinanderliegenden Hände? ... Die Wärme Ihrer beiden Hände, die auf Ihrem Herzen liegen? ... Spüren Sie den sanften Rhythmus der Atmung, wie sie gegen Ihre Hände drückt ... Spüren Sie Ihren Herzschlag ... Nehmen Sie wahr, was diese Haltung in Ihnen auslöst ...

[Glocke]

Inquiry

Bei der Nachbesprechung berichten die Teilnehmenden oft, dass sie einen Widerstand wahrgenommen haben:

Teilnehmer: »Ich hatte heute Stress bei der Arbeit, weil ich das Gefühl hatte, mein Chef setzt mich unter Druck. Daran habe ich in der Meditation gedacht. Das war sehr unangenehm. Ich wollte daran eigentlich nicht mehr denken.«
Trainer: »Es scheint mir, dass Sie da wohl auch ein recht schwieriges Thema ausgewählt haben. Wo haben Sie dieses ›Nichtwollen‹ (oder diesen Widerstand) gespürt? Und wie sind Sie damit umgegangen? Wie haben Sie darauf reagiert? Der Widerstand ist sozusagen eine zusätzliche Schwierigkeit, mit der während der Meditation ebenfalls geübt werden kann. Wie ist es Ihnen gelungen, sich der schwierigen Situation wieder zu öffnen? Und wie haben Sie das erlebt?

Anschließend erweitern wir die Nachbesprechung, indem wir fragen, wer diese Meditation als schwierig erlebt hat, was meist auf viele zutrifft. Je nachdem wie viel Zeit bleibt, vertiefen wir dann noch ein, zwei weitere Erfahrungen. Hierbei fragen wir nach den körperlichen Empfindungen, die mit der schwierigen Situation einhergehen, wo im Körper sie wahrgenommen werden können, wie sich dies genau anfühlt, wie innerlich auf die körperliche Empfindung reagiert wurde, ob sie zu der Empfindung hin und von ihr weg atmen konnten, wie dies das Gefühl veränderte. Manche Teilnehmenden durchlaufen diesen gesamten Prozess. Sie reagieren positiv und bestätigen, dass sich das Gefühl veränderte, dass es zum Beispiel als Erleichterung empfunden wurde oder dass die Verkrampfung nachließ, die damit einherging. Andere bemerken nichts oder die

Beschwerden verstärken sich, weil die Schwierigkeit jetzt in den Vordergrund rückt. Wir bitten diese Teilnehmenden weiter daran zu arbeiten und den unangenehmen Gefühlen mit einer akzeptierenden und mitfühlenden Haltung zu begegnen. Wenn wir bemerken, dass jemand ein (zu) großes Problem gewählt hat, das ihn oder sie überwältigt hat, dann bitten wir sie, es zu Hause noch einmal mit einem kleineren Problem zu versuchen. Es kann aber auch sein, dass jemand etwas zu Kleines gewählt hat, sodass er oder sie nichts spürte, zum Beispiel weil er in der Gruppe nicht zu emotional werden wollte. Dann bitten wir ihn, es zu Hause mit einem etwas größeren Problem zu versuchen. Manche Teilnehmenden erleben es als sehr angenehm, am Ende der Meditation die Hand aufs Herz zu legen. Sie spüren dann zum Beispiel Wärme, Trost und Entspannung. Andere spüren wenig, fühlen sich unwohl dabei oder finden es sogar ein wenig verrückt. Wir erläutern dann, dass diese Geste immer einen direkten physiologischen Effekt hat, unabhängig davon, ob man etwas dabei spürt. Bei Berührung wird ein Hormon (Oxytocin) ausgeschüttet, das auch das »Kuschelhormon« genannt wird. Es weckt Gefühle der Vertrautheit und Verbundenheit und wirkt stressreduzierend. Es hat immer eine Wirkung, ob wir sie spüren oder nicht. Außerdem betonen wir, dass es nichts Ungewöhnliches ist, dass man das als sonderbar und verrückt erlebt. Wir sind es schließlich tatsächlich nicht gewohnt, uns auf diese Weise zu berühren. Eventuell kann hier von einem eigenen Erlebnis berichtet werden.

Ich (Esther de Bruin) weiß noch sehr genau, dass ich schon eine Zeit lang meditierte, als ich diese spezielle Form der Meditation kennenlernte. Auch ich musste mich erst daran gewöhnen, ich fand es ein wenig pathetisch, bemerkte auch bei mir einen Widerstand. Damals fand ich es sehr angenehm, dass die Trainerin meinte, es sei optional, die Hand aufs Herz zu legen, dass es nicht unbedingt nötig sei, und nur deshalb habe ich – nach einiger Zeit – angefangen, damit zu experimentieren, sodass ich es inzwischen ganz normal finde.

4 Übungen für zu Hause

Zum Schluss besprechen wir kurz die Übungen für die kommende Woche. Die Teilnehmenden sollen sich zweimal 20 Minuten bewusst aktiv bewegen. Es kann an dieser Stelle nachgefragt werden, welche Form sie inzwischen für sich selbst gefunden haben: Machen sie die Übungen aus dem Übungsbuch, so wie wir sie auch während der Sitzungen durchführen, machen sie den Sport, den sie auch vorher schon gemacht haben oder etwas anderes? Wenn hier ab und zu nachgefragt wird, bringen die Teilnehmenden sich gegenseitig eventuell auf gute Ideen.

Die Yoga-Übungen dieser Woche sollen zu Hause zweimal wiederholt werden, wobei die Anleitung im Übungsbuch als Orientierung dient. Es sollte ungefähr 15 Minuten lang geübt werden (öfter und länger ist natürlich auch möglich). Außerdem ermutigen wir die Teilnehmenden, wieder täglich einen Mini-Yoga-Moment in den Tagesablauf einzubauen, zum Beispiel vor dem Schlafengehen die Halbe Kerze (wobei die Beine liegend in die Luft gestreckt werden), um die Entspannung zu fördern oder während der Arbeit im Büro kurz den Nacken lockern.

Der Achtsamkeitsauftrag für die kommende Woche ist dreiteilig. Wir bitten die Teilnehmenden, sich auf jeden Fall pro Tag einen Atemraum während eines schwierigen Moments zu nehmen, wenn ein Problem im Raum steht, (intensive) Gefühle aufkommen oder wenn sie meinen, einen Atemraum zu brauchen. Zweitens bitten wir sie, die Sitzmeditation mit Achtsamkeit auf eine schwierige Situation zweimal durchzuführen und wenigsten einmal die Freundlichkeitsmeditation. Drittens sollen sie täglich drei Dinge aufschreiben, für die sie dankbar sind. Diese Übung hilft, die positiven Dinge im Leben zu betonen und sie zu nähren. Zen-Lehrer Thich Nhat Hanh zieht in diesem Zusammenhang den Vergleich zu einem Garten mit Blumen und Unkraut. Ob die Blumen oder das Unkraut blühen, hängt davon ab, welches von beidem wir gießen. Außerdem laden wir die Teilnehmenden in dieser Woche zu einer freundlichen Tat für eine beliebige Person ein, zu einem »random act of kindness«. Zum Beispiel können sie jemanden an der Kasse vorgehen lassen, die Obdachlosenzeitung kaufen oder Ähnliches. Wir bitten sie, hierbei darauf zu achten, wie es sich anfühlt, dies zu tun. Es geht darum, sich wirklich auf die Erfahrung einzulassen. Vielleicht machen einige so etwas schon, auch dann geht es darum, das Gefühl wahrzunehmen, die Gedanken und körperlichen Empfindungen.

Bei einem Betriebsausflug bekam ich (EdB) eine Freikarte für ein Konzert. Im letzten Moment beschloss ich, zwar zu dem Empfang und zu dem Essen zu gehen, aber nicht mehr bis zum Konzert zu bleiben. Ich hatte also plötzlich eine Karte übrig, als ich einen Kollegen traf, der in derselben Situation war. Wir verließen das Konzertgebäude, um schnell zum Zug zu kommen, als ich plötzlich die Idee hatte, aus dieser Situation eine freundliche Tat entstehen zu lassen. Ich schaute, ob ich irgendwo ein Paar sah, und bot ihnen die Karten an. Es stellte sich heraus, dass es ein Ehepaar aus Dänemark war, sie freuten sich sehr, tranken schnell ihr Bier aus und gingen in den Konzertsaal. Ich wusste nichts über sie, auch nicht, ob ihnen das Konzert gefallen hat, aber ich verließ den Platz mit einem inneren und äußeren Lächeln.

Wir betonen, dass dies die letzten Übungen für zu Hause sind, und wir ermuntern die Teilnehmenden, in dieser Woche noch einmal alles zu geben: »Go out with a bang!« Während des letzten Treffens in der folgenden Woche werden wir dann auf den persönlichen Lernprozess zurückblicken. Wir bitten die Teilnehmenden, dazu etwas mitzubringen, das diesen Lernprozess für sie symbolisiert. Das kann ein Gegenstand sein, ein Gedicht, ein Bild, ein Musikstück, ein Buch, eine Illustration oder ein Video.

Ich selbst (EdB) habe einmal ein Puzzlestück von meiner Tochter mitgenommen, auf dem ein Regenbogen zu sehen war. Der Regenbogen symbolisierte für mich die farbenfroheren, reicheren, nuancierteren Erfahrungen, die ich in mir und um mich herum gemacht hatte. Damals lag für mich die Betonung vor allem noch auf der vertieften Erfahrung des Positiven, eigentlich sollte es aber ein Regenbogen sein, in dem auch die etwas weniger fröhlichen Farben vorkommen.

Übungen für zu Hause – Woche 5

- zweimal bewusste aktive Bewegung (20 Minuten)
- zweimal pro Woche Yoga (15 Minuten)
- einmal ein Atemraum in einer schwierigen Situation
- zweimal die Sitzmeditation mit Achtsamkeit auf eine schwierige Situation
- einmal eine Freundlichkeitsmeditation
- täglich drei Dinge auf dem Arbeitsblatt notieren, für die man dankbar ist
- eine spontane freundliche Tat (optional)

Woche 6

Hintergrundwissen zur sechsten Woche:

Für sich selbst sorgen

Meist fällt es uns leicht, uns um andere zu kümmern – für uns selbst zu sorgen, finden wir dagegen oft schwierig. Oft stellen wir uns nicht an die erste Stelle, wir stellen uns lieber hinten an. Uns ist nicht einmal bewusst, dass alles und jeder vorgeht. Dabei ist es so wichtig, dass wir uns selbst nicht vergessen. Vielleicht haben wir Schwierigkeiten damit, weil es sich unnatürlich oder egoistisch anfühlt, wenn wir uns Aufmerksamkeit und Fürsorge schenken. In diesem Fall kann es hilfreich sein, im Hinterkopf zu behalten, dass wir auch besser für andere sorgen können, wenn wir uns um uns selbst kümmern. Wir können besser für andere da sein, wenn wir voller Energie und ausgeglichen sind und nicht völlig erschöpft. Stellen Sie sich vor, im Flugzeug sinkt der Sauerstoffgehalt und die Atemmasken fallen herunter. Dann lautete die Anweisung der Stewardess, dass wir uns erst selbst die Sauerstoffmaske aufsetzen sollen, bevor wir anderen dabei helfen (zum Beispiel unserem Kind). Denn wenn wir selbst das Bewusstsein verlieren, können wir anderen nicht mehr helfen!

»Ich schenke mir selbst größere Aufmerksamkeit und bin nicht mehr so streng mit mir, was meine eigene Unvollkommenheit angeht.«

Gut für uns selbst sorgen, können wir zum Beispiel, indem wir uns bewusst entscheiden, welchen Aktivitäten wir nachgehen. Aktivitäten lassen sich nämlich in aufbauende (sie erzeugen Glück, Energie, Wohlbefinden und Entspannung), ermüdende (sie kosten Energie) und solche Aktivitäten unterteilen, die beide Elemente in sich tragen oder neutral sind. Das Gleichgewicht zwischen aufbauenden und ermüdenden Aktivitäten ist wichtig. Wenn wir mehr ermüdenden Aktivitäten nachgehen, dann ist dieses Gleichgewicht gestört und wir brauchen unsere Energie (allmählich) auf. In manchen Kulturen fragt der Arzt nicht: »Seit wann sind Sie so müde und traurig?« sondern »Wann haben Sie aufgehört zu tanzen?«, um deutlich zu machen, wie wichtig aufbauende Aktivitäten in unserem Leben sind. Wenn dagegen die aufbauenden Aktivitäten überwiegen, dann haben wir einen Energieüberschuss, bauen einen Puffer auf und sind glücklicher. Dabei betrachten wir oft gerade diese essenziell wichtigen Aktivitäten, wie Hobbys, Sport, soziale Aktivitäten und Entspannung, als rein optional. Und meist sind dann diese Dinge das Erste, was wir streichen, wenn wir Stress haben. Das kann natürlich manchmal nötig sein, wichtig ist nur, dass wir das Gleichgewicht später wiederherstellen.

Wenn wir dies nicht tun, erzeugen wir eine Negativspirale: Wir führen dann ein Leben, das aus lauter Dingen besteht, die getan werden »müssen«, was viel Energie kostet, ohne dass wir neue Energie tanken. So verbrauchen wir unsere gesamte Energie und unser Glücksgefühl. Wir werden müde, reizbar und launisch, sodass wir immer weniger Elan haben, schöne Dinge zu tun. Eine Abwärtsspirale entsteht. Wenn wir aber auf die Suche nach Aktivitäten gehen, die uns aufbauen und uns dafür Zeit und Raum nehmen, können wir das Gleichgewicht in unserem Leben wiederherstellen und die Negativspirale der Erschöpfung umkehren. Außerdem können wir natürlich versuchen, die ermüdenden Aktivitäten zu reduzieren. Allerdings spielt hierbei nicht nur eine Rolle, welchen Aktivitäten wir nachgehen, sondern auch auf welche Weise wir dies tun.

Seit ich (EdB) mich mit Achtsamkeit beschäftige, renne ich keiner Bahn mehr hinterher. Ich pendele ein paar Mal in der Woche zwischen der Arbeitsstelle und meiner Wohnung, wobei ich ständig rennende Menschen sehe, die unbedingt die Bahn noch erwischen wollen. Genau das habe ich auch immer gemacht, ohne wirklich darüber nachzudenken, denn ich wollte schließlich »so schnell wie möglich zu Hause sein«. Es fahren sicher acht Bahnen in der Stunde, trotzdem bin ich gerannt. Es verändert sich einiges, wenn man der Bahn nicht mehr hinterherrennt. Inzwischen weiß ich noch nicht einmal mehr, wann mein Zug fährt, wenn ich danach gefragt werde – die Abfahrtszeiten interessieren mich nicht mehr. Es kostet mich ab und zu – aber oft auch nicht – ein paar Minuten, aber die Vorteile, die es mir bringt, wenn ich die Bahn in aller Ruhe vor meiner Nase wegfahren lasse, sind weitaus größer: Ich sitze nicht gestresst, sondern in aller Ruhe in der Bahn, wo es viel mehr Sitzplätze gibt, da ja alle anderen in die vorige Bahn gestiegen sind, ich nutze die kurze Fahrt, um nach der Arbeit ohne Eile zu Hause ankommen zu können, um kurz etwas für mich selbst zu tun, sodass ich mich, wenn ich nach dem anstrengenden Arbeitstag wieder zu Hause bin, nicht mehr gehetzt fühle und meine Familie mit voller Aufmerksamkeit begrüßen kann.

Neben diesem Gleichgewicht bei unseren Aktivitäten und der Art, wie wir sie ausführen, ist Ruhe ein wichtiger Faktor. In der Gesellschaft geht es so sehr um Geschwindigkeit und ständiges Weitermachen, dass wir uns davon oft einfach mitreißen lassen. Ab und zu »nichts« zu tun, ist sehr gesund. Indem wir Ruhephasen bewusst einplanen, vielleicht sogar Zeit im Terminkalender dafür reservieren, schaffen wir uns diese Momente. Dieses »Nichtstun« kann ganz unterschiedlich aussehen: faulenzen, kurz schlafen, aus dem Fenster schauen, auf dem Sofa liegen, in der Sonne sitzen oder den Gedanken nachhängen. Ruhe wird unterschätzt und »Nichtstun« hat manchmal sogar einen negativen Beiklang, obwohl Ruhe eigentlich ein essenziell wichtiger Faktor zur Aufrechterhaltung unserer Produktivität und Kreativität ist. Wenn wir uns angestrengt haben, brauchen wir anschließend Entspannung, um zurückschalten und wieder auftanken zu können. Wenn wir immer nur weiterrennen, also in zu hohem Tempo durch unser Leben hetzen, wird es schwieriger, herunterzuschalten.

Schlafen ist die ultimative Form der Ruhe. War der Schlaf früher noch heilig, so scheint gegenwärtig jeder danach zu streben, so wenig wie möglich zu schlafen (Huffington, 2016). Aber Schlaf ist so wichtig wie Sauerstoff, Wasser und Nahrung. Im Schlaf erholen wir uns. Für ausreichende und gute Nachtruhe zu sorgen, heißt, für uns selbst zu sorgen. Wir brauchen zwischen sieben und acht Stunden Schlaf pro Tag. Diese Zeit abzuknapsen, führt zu weiterem Stress, beeinträchtigt die Produktivität und verschlechtert die Gesundheit. Wenn wir tagsüber ständig rennen, sind wir nachts hellwach (weil wir versuchen, von einer hohen Geschwindigkeit auf kompletten Stillstand herunterzuschalten) oder wir werden nachts wach, weil unser Stresshormonspiegel zu hoch ist. Die Nächte sind der Spiegel unserer Tage. Es ist darum wichtig, darauf zu achten, schon während des Tages zurückzuschalten. Wir können wissenschaftlich nachweisen, dass es einen großen Einfluss hat, ob wir während eines Arbeitstages ständig weitermachen oder ab und zu eine Pause einlegen. Es kann unangenehm sein, die Arbeit zu unterbrechen, vor allem wenn es gerade gut läuft, aber es entscheidet darüber, wie wir den Arbeitstag bewältigen (und in den Abend und unser Privatleben hineingehen!).

Mit den richtigen Aktivitäten und ausreichend Ruhe sorgen wir für uns selbst, aber auch durch gesunde Ernährung. Nahrung liefert uns Baustoffe und Energie, allerdings je nach Nahrungsmittel in unterschiedlicher Weise. Es ist also sinnvoll, darauf zu achten, was wir essen. Dabei können wir uns auf unsere Erfahrung verlassen: Wie fühle ich mich, nachdem ich dies oder jenes gegessen habe? Fühle ich mich besser oder schlechter? Habe ich mehr oder weniger Energie? Eine Einteilung der Nahrungsmittel in »vital« und »ungesund« kann dabei als Richtschnur dienen. Vitale Nahrungsmittel versorgen unseren Körper mit Baustoffen, nach dem Essen fühlen wir uns besser und voller Energie. Eine solche Ernährung führt zu größerer Vitalität. Ungesunde Nahrung enthält nur wenige Nährstoffe, spendet aber dennoch Energie. Wir erweisen unserem Körper damit keinen Dienst, denn es sind leere Kalorien. Nach deren Verzehr fühlen wir uns oft schlechter als vorher, sie wirken sich negativ auf Vitalität und Fitness aus. Einige Nahrungsmittel geben uns zunächst ein gutes Gefühl, entziehen uns aber auf längere Sicht Energie. So können Kaffee (Koffein), schwarzer Tee (Tein), Zucker, Salz, Fett und Alkohol uns vorübergehend aufputschen. Allerdings verlieren wir so das Gefühl dafür, wie müde wir sind, und nehmen nicht wahr, dass wir eigentlich Ruhe brauchen. Außerdem fühlen wir uns nach diesen kurzfristigen Aufputschmitteln oft müder als vorher, es sind also trügerische Energielieferanten. Durch die Ernährung, Ruhepausen, die richtigen Aktivitäten und wie wir diese ausführen, sorgen wir für uns selbst – in dieser Woche werden wir uns damit beschäftigen, wie wir dies für uns am besten umsetzen können.

Programm Woche 6

1 Bewusste aktive Bewegung (25 Minuten)
2 Yoga (25 Minuten)
3 Achtsamkeit (insgesamt 70 Minuten)
3a Atemraum (5 Minuten)
3b Besprechung der Übungen für zu Hause (10 Minuten)
3c Psychoedukation: Selbstfürsorge (5 Minuten)
3d Aufbauende und ermüdende Aktivitäten (15 Minuten)
3e Bewegungs-, Yoga- und Meditationsplan für die kommenden sechs Wochen (10 Minuten)
3f Evaluation anhand des mitgebrachten Objekts (20 Minuten)
3g Wunschmeditation und Verabschiedung (5 Minuten)

1 Bewusste aktive Bewegung

Auch wenn wir die aktiven Bewegungsübungen meist in derselben Reihenfolge durchführen, nachdem wir uns eine Runde warmgelaufen haben (auf der Stelle laufen und boxen, Fersen zum Po, Mühle, Jumping Jack und Kniebeugen), erwähnen wir manchmal, dass dies nicht notwendigerweise so sein muss, dass die Übungen auch in einer anderen Reihenfolge durchgeführt werden können.

2 Yoga

In der sechsten Sitzung geht es genau wie in der dritten Sitzung um den Hüftbereich. Siehe hierzu auch das Hintergrundwissen zu Woche 3; zu den Übungen siehe Anhang.

3 Achtsamkeit

3 a Atemraum

Wir beginnen die Achtsamkeitsübungen mit dem Atemraum (Erläuterungen siehe Infobox 7).

3 b Besprechung der Übungen für zu Hause

Nachdem in Zweierteams über die Übungen für zu Hause gesprochen wurde, besprechen wir sie auch im Plenum. Die Teilnehmenden betonen häufig, wie angenehm es ist, den Atemraum in ihr Leben zu integrieren. Manchmal bemerken sie direkt eine Wirkung (zum Beispiel, wenn es um intensive Emotionen geht), manchmal ist es auch so, dass sie sich den gesamten Tag über insgesamt besser fühlen. Wir ergänzen dann, dass ein Tag ohne achtsame Momente wie ein Text ohne Zeichensetzung ist – oder auch einfach ein einziger Brei. Atemräume eignen sich hier besonders, da man mit ihnen sozusagen kurz ein Komma, einen Punkt, ein

Ausrufezeichen oder ein Fragezeichen während des Tages setzt. Manche Teilnehmenden bemerken nicht immer einen Effekt, manchmal auch gar keinen. Dann erläutern wir, dass dies nicht heißt, dass (auf längere Sicht) nicht doch ein Effekt eintritt, auch wenn er (noch) nicht spürbar ist. Wir fordern sie auf, dranzubleiben, einfach weiterzumachen.

Die Reaktionen auf die Sitzmeditation mit Achtsamkeit auf eine schwierige Situation fallen sehr unterschiedlich aus: Manche finden sie sehr angenehm, weil sie etwas tun können, wenn sie ein Problem haben und merken, wie es ihnen hilft. Andere machen weniger positive Erfahrungen:

Teilnehmerin: »Ich fand die Übung gar nicht angenehm, ich habe sie einmal gemacht, aber ich wollte wirklich nicht wieder an diese schwierige Situation erinnert werden. Darum habe ich es gelassen.«

Trainerin: »Das ist eine ganz natürliche Reaktion, es zeigt unsere Tendenz, uns von unangenehmen Erfahrungen fernzuhalten. Aber welchen Effekt hat es, unangenehme Dinge zu verdrängen und ihnen aus dem Weg zu gehen? (Die Trainerin nimmt noch einmal das Glas Wasser, das für das Problem steht, und hält es mit ausgestrecktem Arm weit von sich weg.) Es kostet Energie und der Arm verkrampft sich. (Die Trainerin nimmt das Glas eng an die Brust und umarmt es.) Ich möchte Sie bitten, weiterhin zwischendurch zu üben, den Widerstand auszuhalten, bei ihm zu bleiben und ihn in die Meditation einzuschließen, zu untersuchen, welche Auswirkungen diese Haltung auf das Gefühl hat, ob es sich verändert. Und wenn das Problem zu groß ist, können Sie es mit etwas Kleinerem versuchen. Oder Sie üben öfter.«

Für die meisten Teilnehmenden erweist es sich als angenehm, jeden Tag drei Dinge zu notieren, für die sie dankbar sind. Sie halten gerne bei der schönen Erfahrung inne, es gibt ihnen ein gutes Gefühl.

Diejenigen, die eine freundliche Tat verrichtet haben, merken, wie schön es sich anfühlt, etwas Freundliches für jemand anderen zu tun und sich hierüber auf einer tiefgehenden erfahrungsorientierten Ebene bewusst zu sein. Ab und zu hören wir von einer unerwarteten Reaktion. Eine Teilnehmerin erzählte, dass sie einen Mann im Supermarkt vorlassen wollte, da sie etwas Freundliches tun wollte. Sie hatte nur ein paar Einkäufe und der Mann einen ganzen Wagen voll. Aber der Mann lehnte das Angebot ab! Er fand es sonderbar, dass sie ihn mit ihren wenigen Einkäufen vorlassen wollte, er schien der Sache zu misstrauen. Aber als wir fragten, wie sie sich fühlte, als sie ihm anbot vorzugehen, und was sie dabei in ihrem Körper bemerkte, erzählte sie, dass sich eine angenehme Wärme in ihrer Brust ausbreitete und dass sie ein Lächeln auf ihrem Gesicht spürte. Als der Mann das Angebot dann ablehnte, fühlte sie sich unwohl und verlegen, sie merkte, wie sie rot wurde.

3 c Psychoedukation: Selbstfürsorge

Ausgehend vom Hintergrundwissen zur sechsten Woche (siehe Anfang des Kapitels) sprechen wir gemeinsam darüber, was Selbstfürsorge bedeutet. Wenn die Zeit es erlaubt, erarbeiten wir dies wieder interaktiv im Dialog anhand der folgenden Fragen:

- Wie steht es um unsere Selbstfürsorge?
- Warum ist es wichtig, gut für uns selbst zu sorgen?
- Wie können wir für ein Gleichgewicht zwischen ermüdenden und aufbauenden Aktivitäten sorgen?

- Inwieweit ist es von Bedeutung, auf welche Weise wir Tätigkeiten ausführen?
- Wie können Schlaf und Ernährung uns Energie und Gesundheit sichern?

3 d Übung: ermüdende und aufbauende Aktivitäten

Nach der Psychoedukation führen wir eine Übung ein, mit deren Hilfe die Teilnehmenden etwas über das Gleichgewicht zwischen aufbauenden und ermüdenden Aktivitäten in Erfahrung bringen können. Sie werden gebeten, eine Liste mit ungefähr zehn bis 15 Aktivitäten anzulegen, die sie an einem durchschnittlichen Tag ausführen, zum Beispiel duschen, anziehen, Essen zubereiten, der Weg zum Arbeitsplatz usw. Die Tätigkeiten während der Arbeitszeit können in einzelne Aufgaben unterteilt werden, zum Beispiel E-Mails beantworten, Sitzungen, Pausen usw. Wochentage und Wochenenden können sich in Bezug auf die Aktivitäten stark unterscheiden. In der Woche liegt der Schwerpunkt eher auf der Arbeit, am Wochenende mehr auf Freizeitaktivitäten (zum Beispiel soziale Kontakte, Sport). Darum ist es wichtig, auch die Tätigkeiten an den Wochenenden zu betrachten, um ein repräsentatives Bild zu erhalten, zum Beispiel, indem ein Arbeitstag und ein Tag am Wochenende gewählt wird. Wenn die Liste fertig ist, geben die Teilnehmenden an, ob die Aktivitäten eher aufbauend (A), ermüdend (E) oder neutral/beides (A/E) waren. Anschließend wird die Übung zu zweit besprochen. Wie beurteilen die Teilnehmenden die Liste in Bezug auf das Gleichgewicht? Was fällt ihnen auf? Nach ein paar Minuten eröffnen wir das Gespräch im Plenum, um die Ergebnisse zu besprechen. Dann fragen wir die Gruppen, wodurch eine Aktivität zu einer aufbauenden bzw. ermüdenden Aktivität wird. Und wie es kommt, dass ein und dieselbe Aktivität manchmal aufbauend und manchmal ermüdend sein kann? Wenn uns alles zu viel ist, können wir Aktivitäten, die wir normalerweise als neutral oder sogar angenehm erfahren, plötzlich als ermüdend empfinden. Wenn wir zum Beispiel nach dem gemeinsamen Abendessen auch noch auf einen Geburtstag eingeladen sind – was wir eigentlich schön finden –, wird dies plötzlich zu einer Herausforderung, vor der wir zurückschrecken.

Wir sprechen darüber, dass nicht nur wichtig ist, *was* wir tun, sondern auch *wie* wir an eine Aufgabe herangehen. Wie erleben wir es zum Beispiel während der Woche, das Abendessen zu kochen? Wir kommen von der Arbeit und müssen auch noch kochen, möchten also gerne so schnell wie möglich etwas auf den Tisch bringen. Wir fühlen uns dazu gezwungen und es kostet uns eine unglaubliche Energie! Während es eine ganz andere Erfahrung sein kann, am Wochenende zu kochen. Dann nehmen wir uns Zeit und gehen ganz anders damit um, wir wählen das Rezept mit Aufmerksamkeit aus, kaufen mit Aufmerksamkeit ein und überlegen uns, wem wir damit eine Freude machen möchten. Die Einstellung, mit der wir an die Sache herangehen, der Zeitdruck (und der Widerstand) spielen hierbei eine große Rolle. Wenn wir uns das bewusst machen, können wir dem Kochen mit einer anderen inneren Haltung begegnen.

Während der Psychoedukation haben wir bereits darüber gesprochen, wie wir das Gleichgewicht zwischen aufbauenden und ermüdenden Aktivitäten verändern können. Wir können zum Beispiel mehr aufbauenden Aktivitäten nachgehen. Das scheint eine Selbstverständlichkeit zu sein, aber es ist dennoch wichtig, sich dies bewusst zu machen. Manchmal vereinnahmt uns der Alltag so sehr, dass die Dinge, die essenziell für unsere Gesundheit und unser Glück sind, aber optional erscheinen, als Erstes aufgegeben werden. Wir sollten darüber nachdenken, was wirklich aufbauend für uns ist. Manchmal ist es wunderbar, einen Abend auf dem Sofa vor dem Fernseher zu verbringen, aber wie fühlen Sie sich anschließend? Auch das kann Energie kosten. Oder denken Sie an die sozialen Medien, mit denen wir uns so gerne befassen. Wie viel Energie kostet uns das und wie viel gibt es uns? Manchmal ist auch einfach keine Zeit für mehr aufbauende Dinge, der Tag hat eben nur 24 Stunden. Außerdem gibt es die Möglichkeit, die aufbauenden Dinge auf eine andere Weise zu erledigen. Wir können sie bewusst und mit voller Aufmerksamkeit erleben. Das ist so, als legten wir ein Vergrößerungsglas über die Erfahrung. Sie erscheint intensiver, da wir ganz anwesend sind, nicht nur physisch, sondern auch mit unserem Kopf. Denn wenn wir uns gleichzeitig mit den unterschiedlichsten anderen Dingen beschäftigen, die entweder noch erledigt werden müssen oder die wir schon erledigt haben, dann erleben wir den Augenblick nicht.

Wir können außerdem die ermüdenden Tätigkeiten reduzieren. Auch das erscheint selbstverständlich, aber es lohnt sich, darüber nachzudenken, was uns wirklich erschöpft. Manchmal denken wir nicht daran, dass wir diese Dinge vielleicht auch anders erledigen können. Nehmen wir an, das Wäschewaschen nimmt zu viel Energie in Beschlag. Dann könnten wir einen Trockner kaufen oder eine Haushaltshilfe einstellen, die uns die Wäsche macht. Können wir weniger machen? Können wir es anders machen? Manchmal sind erschöpfende Aktivitäten aber notwendig und wir können sie nicht umgehen. Dann haben wir immer noch die Möglichkeit, anders an die Dinge heranzugehen. Können wir die Tätigkeiten nicht auch achtsam ausführen? Nehmen wir zum Beispiel den Abwasch. Anstatt ihn so schnell wie möglich hinter uns zu bringen, um endlich auf dem Sofa liegen zu dürfen, können wir den Abwasch auch als Meditation betrachten: Mit voller Aufmerksamkeit bei jeder Tasse, dem Geräusch lauschen, wenn die Tasse ins Wasser gedrückt wird, das warme Wasser, den Schaum an unseren Händen fühlen, die Seifenblasen betrachten, spüren, wie es ist, die nassen Tassen abzutrocknen – so können wir Tasse für Tasse bewusst spülen. Das kann die Erfahrung vollständig verändern. Oder wenn wir während einer langen ineffizienten Sitzung merken, wie sehr uns das Energie raubt und wie sehr die Verärgerung zunimmt. Vielleicht können wir uns diesen Widerstand, den Ärger dann bewusst machen, ihn wahrnehmen und damit atmen?

Ich (Anne Formsma) habe es immer genossen, die Wäsche zu machen, ich fand es wunderbar, wenn alles frisch aus der Maschine kam und das ganze Haus nach Waschmittel roch! Das änderte sich, als ich nicht mehr alleine lebte und das bisschen Wäsche plötzlich zu einem riesigen Berg anwuchs (mein Mann ist Triathlet und trainiert sicher vier Mal in der Woche). Ich erlebte die Tätigkeit nicht mehr als aufbauend, sondern als ermüdend. Ich konnte sie nur mit einem großen inneren Widerstand erledigen und versuchte, alles so schnell wie möglich fertigzubekommen (was meine Erfahrung auch nicht wirklich verbesserte). Inzwischen versuche ich, die Wäsche achtsam zu machen, ohne mich zu hetzen. Ich bin dann mit voller Aufmerksamkeit bei der Sache, ohne mich selbst unter Zeitdruck zu setzen. So erlebe ich es nicht mehr als ermüdend, sondern als etwas, das mir Ruhe gibt.

Wir bitten die Teilnehmenden, sich ihre Liste noch einmal anzuschauen. Gibt es Dinge, die sie häufiger, seltener oder anders machen könnten? Wo lässt sich am meisten verändern? Wir lassen ihnen ein paar Minuten Zeit und bitten sie dann, einige Beispiele laut zu nennen (mit Blick auf die Zeit sind hier nur einige kurze Reaktionen möglich).

»Vor allem das Einkaufen hat mich völlig ausgelaugt, ich fand es einfach nur schrecklich. Vor ein paar Wochen habe ich mich entschieden, mir ab sofort alles nach Hause liefern zu lassen. Einmal in der Woche bestelle ich alles im Internet, die Einkäufe werden gebracht und ich habe nichts mehr damit zu tun, was mich unglaublich entlastet!«

3 e Bewegungs-, Yoga- und Meditationsplan für die kommenden sechs Wochen

Wir bitten die Teilnehmenden, sich einen Mindful2Work-Plan für die kommenden sechs Wochen zu machen. Eine Vorlage hierfür findet sich im Übungsbuch. Am Ende dieser sechs Wochen kommen wir dann noch einmal zu einem Abschlusstreffen zusammen. Wir legen Wert darauf, dass der Plan gut zu erfüllen und realistisch ist. Oft haben die Teilnehmenden am Ende des Trainings große Ambitionen weiterzuüben, was geradezu kontraproduktiv sein kann. Daher sollten sie sich eher zurücknehmen, denn so ist die Wahrscheinlichkeit größer, dass das Ganze auch gelingt und zu einem Erfolgserlebnis wird. Je konkreter, desto besser: Was wollen Sie machen, wann und wo? Wie erinnern Sie sich selbst daran zu üben? Sie können auf die verschiedenen Meditationen zurückgreifen (Bodyscan, Sitzmeditation mit Achtsamkeit auf den Atem, Sitzmeditation mit Achtsamkeit auf Atem und Körper, Sitzmeditation mit Achtsamkeit auf Geräusche und Gedanken, Gehmeditation, Freundlichkeitsmeditation, Sitzmeditation mit Achtsamkeit auf eine schwierige Situation, Atemraum, Wetterbericht) sowie auf die Yoga- und die bewussten aktiven Bewegungsübungen. Daneben findet sich in der Tabelle auch noch das Stichwort »Für sich selbst sorgen«, da wir dies manchmal vergessen. Auch einen Abend lang »nichts« tun, ein Bad, ein Spaziergang im Wald oder eine Massage können eingeplant werden. Und natürlich kann und soll der Plan, so wie alles im Leben, verändert und angepasst werden, wenn sich herausstellt, dass etwas anderes besser passt.

Wir bitten die Teilnehmenden, sich zu zweit zusammenzufinden, um zunächst jeder für sich einen Mindful2Work-Plan auszuarbeiten. Wenn wir die Glocke läuten, können die Zweierteams sich ihre Pläne leise gegenseitig vorlesen. Dadurch dass die Absichten schriftlich festgehalten und sie gegenseitig vorgelesen werden, steigt die Wahrscheinlichkeit, dass die Pläne auch durchgeführt werden. Je nachdem, wie viel Zeit noch bleibt, können sie auch in der Gruppe vorgelesen werden.

3 f Evaluation anhand des mitgebrachten Objekts

Anhand der Objekte, die die Teilnehmenden mitgebracht haben, schauen sie noch einmal auf ihren Lernprozess in den vergangenen sechs Wochen zurück. Wir bitten sie, ihre Objekte eines nach dem anderen in die Mitte des Sitzkreises zu legen und zu berichten, warum sie gerade dieses Objekt gewählt haben. Wir geben eine bestimmte Sprechzeit vor und erläutern, dass jeder selbst bestimmen kann, wann er oder sie das Objekt in den Kreis legen und etwas darüber erzählen möchte. Es dürfen dabei ruhig Pausen entstehen. Wir bedanken uns bei allen, die etwas berichten, aber gehen nicht tiefer darauf ein.

Eine Teilnehmerin brachte zum Beispiel eine Medaille mit, die hier einmal nicht für das Streben nach den Dingen stand, sondern für den Weg selbst und für ein Leben, in dem man nicht ständig zielgerichtet und wie besessen unterwegs ist. Jemand anderes brachte die Ziffer eins mit, als Bild dafür, immer nur eine Sache gleichzeitig zu tun, anstatt sich im Multitasking zu erschöpfen, aber auch für Fokussierung und Ruhe und dafür, sich selbst wieder an die erste Stelle zu setzen. Ein Teilnehmer nahm eine Brille mit, um deutlich zu machen, dass er die Dinge – sowohl um sich herum als auch in seinem Inneren – jetzt wieder deutlich sehen konnte. Und er hatte auch ein Putztuch mitgenommen, da das Ganze ein Prozess ist: eine Brille, die gepflegt werden muss. Eine Teilnehmerin brachte das Lied »Out of my control« mit, das für sie symbolisierte, dass sie nicht immer alles kontrollieren kann, weder während der Arbeit noch in ihrem Privatleben. Und dann war da eine Teilnehmerin, die ein kleines Geschenk mitbrachte, um damit zu zeigen, dass sie das Training als ein Geschenk ihres Arbeitgebers empfand, da er es ihr ermöglicht hatte, daran teilzunehmen. Und sie betrachtete es auch als Geschenk an sich selbst, dass sie sich die Zeit dafür genommen hatte, ein Geschenk, dass sie sich in Zukunft weiterhin machen kann, indem sie täglich zu Hause übt.

3 g Wunschmeditation und Verabschiedung

Die letzte Meditation, die wir gemeinsam durchführen, ist eine Wunschmeditation (genaue Anleitung siehe Infobox 16), die jedoch nicht nachbesprochen wird.

Infobox 16 Wunschmeditation

[Glocke]

Nehmen Sie wahr, wie Sie hier sitzen, spüren Sie, an welchen Stellen Ihr Körper die Unterlage berührt. Nehmen Sie Ihren Atem für einige Atemzüge wahr … Stellen Sie sich die Frage: Was wünsche ich mir für mich selbst? … Versuchen Sie nicht, über die Antwort nachzudenken. Gelingt es Ihnen, die Antwort einfach in sich aufsteigen zu lassen? … Was brauchen Sie? … Was wünschen Sie sich selbst? … Legen Sie, wenn Sie möchten, beide Hände auf Ihr Herz, um den Wunsch in Ihr Herz einzuschließen und ihn mitzunehmen … Schließen Sie dann die anderen Personen in der Gruppe mit in Ihre Gedanken ein … Was wünschen Sie ihnen? …

[Glocke]

Zum Abschluss der Sitzung danken wir den Teilnehmenden für ihre Anwesenheit, ihren Einsatz und ihre Offenheit (oder was die Gruppe ansonsten ausgezeichnet hat) und wünschen ihnen alles Gute. Es kann noch einmal betont werden, dass wir als Trainer oder Trainerin weiterhin erreichbar sind, wenn es Fragen gibt oder jemand nicht weiterkommt (zum Beispiel über Mail oder telefonisch). In der Praxis wird hiervon nach unserer Erfahrung kaum Gebrauch gemacht, aber die Betonung der Fürsorglichkeit ist uns wichtig. Schließlich geben wir Datum und Uhrzeit des Abschlusstreffens bekannt, das idealerweise sechs Wochen nach dieser letzten Sitzung stattfindet, sodass die Periode, in der die Teilnehmenden selbst weiterüben, genauso lang ist wie die Dauer des Trainings. Zur Erinnerung verschicken wir in den kommenden Tagen noch eine E-Mail. Wir erläutern kurz, wie sich das Abschlusstreffen gestalten wird. Wir erwähnen in jedem Fall, dass es auch dann um die drei Komponenten (bewusste aktive Bewegung, Yoga und Achtsamkeit) gehen wird und darum, das Gelernte noch einmal aufzufrischen, die Weiterentwicklung zu evaluieren und neue Ziele zu formulieren.

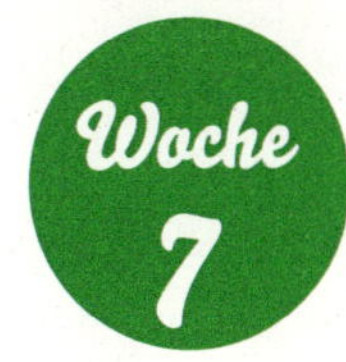

Hintergrundwissen zur siebten Woche:

Abschlusstreffen: Auf eigenen Beinen stehen

Die sechs Wochen zwischen Sitzung sechs und sieben sind vielleicht wichtiger als die sechs Wochen des Trainings selbst. Denn während dieser Zeit konnten die Teilnehmenden erleben, wie sie ohne die Unterstützung der Gruppe und der Trainer zurechtkommen, ohne die gemeinsamen Bewegungsübungen, das gemeinsame Yoga und die Meditationen während der Sitzungen, ohne die Aussicht darauf, dass die Übungen in den Sitzungen nachbesprochen werden, was ja immer auch einen gewissen Anreiz zum Üben darstellt. Wie haben die Teilnehmenden sich motivieren können, woher haben sie die Disziplin, die Freude, die Zeit genommen? Welche der Erkenntnisse aus dem Training wenden sie bewusst oder unbewusst auch während der Arbeit und in ihrem Privatleben an? Fallen sie in automatische Muster zurück und in welchen Momenten wird ihnen das bewusst? Rechtzeitig vor der siebten Sitzung verschicken wir eine Erinnerungsmail, in der wir zum Ausdruck bringen, dass wir uns freuen, alle Teilnehmenden wiederzusehen und sie bitten, ihr Übungsbuch mitzubringen. Auch wenn es manchen nicht gelungen ist, die formellen Übungen zu machen, hoffen wir, dass sie da sein werden, um auf die vergangene Zeit zurückzublicken, um sich zusammen zu bewegen, Yoga zu machen und zu meditieren, um Erfahrungen auszutauschen und Abschied zu nehmen.

»Ich versuche jeden Tag vor dem Schlafengehen ein paar Yoga-Übungen zu machen, aber es ist immer noch eine Herausforderung, das alles in meinen Alltag zu integrieren.«

Programm Woche 7

1 Bewusste aktive Bewegung oder achtsames Gehen im Freien (25 Minuten)
2 Yoga (25 Minuten)
3 Achtsamkeit (insgesamt 70 Minuten)
3a Wetterbericht (5 Minuten)
3b Wie geht es mir inzwischen? (15 Minuten)
3c Bewegungs-, Yoga- und Meditationsplan für die kommenden sechs Monate (10 Minuten)
3d Brief an mich (15 Minuten)
3e Bergmeditation + kurzes Inquiry (10 + 5 Minuten)
3f Verabschiedung (10 Minuten)

1 Bewusste aktive Bewegung

Während dieses Treffens entscheiden wir uns für einige der bekannten Bewegungsübungen oder wählen andere, die wir gerne gemeinsam machen möchten und die zu den körperlichen Voraussetzungen der Gruppe passen. Manchmal entscheiden wir uns auch für eine Gehmeditation im Freien (Anleitung hierzu siehe Infobox 17).

Infobox 17 Gehmeditation im Freien

Für die formelle Gehmeditation im Freien wählen wir einen Weg von ungefähr 15 bis 20 Schritten, der mit einem Stein oder Stock markiert werden kann. Wir gehen auf diesem Weg hin und her, anstatt einen längeren Spaziergang zu machen, denn hierbei müsste sich unser Geist zu intensiv mit dem Weg befassen. Es setzt mentalen Raum voraus, um zum Beispiel einem Fahrrad auszuweichen oder über einen Stein hinwegzusteigen. Wenn man dagegen nur hin- und herläuft, kennt man den Weg recht schnell und der problemlösende Teil des Gehirns kann zur Ruhe kommen. Das Hin-und-Zurückgehen steht auch dafür, dass es kein Ziel gibt, keinen Endpunkt oder Ort, den man erreichen möchte – das Gehen selbst ist das Ziel. Wir gehen auch lieber hin und her als im Kreis, da die kleine Unterbrechung am Ende des Weges hilfreich ist, um die Aufmerksamkeit wieder auf den gegenwärtigen Moment auszurichten, wenn sie während des Gehens abgeschweift war.

[Glocke]

Wählen Sie ein Tempo, das angenehm für Sie ist ... eher etwas langsamer als normalerweise, sodass Sie nicht so leicht in den normalen Automatismus beim Gehen verfallen ... wenn man sich ruhelos fühlt oder schläfrig, kann ein schnelleres Tempo sinnvoll sein. Versuchen Sie die Geschwindigkeit zu finden, bei der Sie das Gefühl des Gehens am besten wahrnehmen können ... Richten Sie Ihre Aufmerksamkeit auf den Kontakt der Fußsohlen mit dem Boden, Schritt für Schritt ... Sobald Sie sich mit dieser Empfindung verbunden fühlen, können Sie die Aufmerksamkeit auf das Gefühl des Gehens in Ihrem gesamten Fuß, Ihren Beinen, Ihrem ganzen Körper erweitern ... Und so wie wir in der Sitzmeditation die Bewegung des Atems als Anker betrachten, auf die wir die Aufmerksamkeit ausrichten können, ist jetzt die Bewegung des Gehens, ... die sich abwechselnden Schritte, ... der Anker, um in Kontakt mit dem gegenwärtigen Moment zu bleiben ...

Das Gehen im Freien kann recht anspruchsvoll sein, weil es hier so viele Reize gibt, die unsere Aufmerksamkeit auf sich ziehen können: Geräusche, ... der

Wind, … Nässe, … die Sonne, … Schatten, … alles, was es zu sehen gibt … vielleicht fesselt etwas Schönes oder Interessantes Ihre Aufmerksamkeit, während Sie gehen, zum Beispiel eine Blume oder ein Vogel … Wenn Sie den Eindruck nicht loslassen können, dann halten Sie kurz inne und machen Sie eine Seh-Meditation im Stehen … Wenn der Eindruck Ihre Aufmerksamkeit nicht mehr so stark beansprucht, können Sie weitergehen … Wenn ein Geräusch auftaucht, können Sie kurz stehen bleiben, Ihre Augen schließen und eine Hör-Meditation machen … Sollte eine Empfindung, ein intensiver Gedanke oder eine Emotion auftauchen, die Ihre Aufmerksamkeit vom Gefühl des Gehens ablenkt, können Sie ebenfalls stehen bleiben und Ihre Aufmerksamkeit darauf richten … Führen Sie Ihre Gehmeditation fort, wenn die Gefühle oder Gedanken nicht mehr so stark sind … gehen Sie ruhig weiter, bis Sie die Glocke hören …

[Glocke]

2 Yoga

Für das Abschlusstreffen stellen wir einige der bekannten Yoga-Übungen nach eigenen Überlegungen zusammen oder wir wählen eine andere Serie von Yoga-Übungen, die wir gerne mit der Gruppe machen möchten und die zu den körperlichen Voraussetzungen der Gruppe passt. Manchmal ist dies zum Beispiel der Sonnengruß (eine Serie Yoga-Übungen, die im Rhythmus der Atmung fließend hintereinander ausgeführt werden).

3 Achtsamkeit

3 a Wetterbericht

Wir beginnen mit dem »achtsamen Einchecken« (siehe Infobox 4) und bitten die Teilnehmenden der Reihe nach in ein oder zwei Worten anzugeben, wie ihr innerer Wetterbericht in diesem Moment aussieht, wobei die Trainer die Runde mit ihrem Wetterbericht eröffnen und beenden.

3 b Wie geht es mir inzwischen?

In Zweierteams besprechen wir, wie es uns gerade geht, inwieweit der aktive Bewegungs-, Yoga- und Achtsamkeitsplan eingehalten wurde, der im Übungsbuch ausgefüllt wurde (das jetzt zur Hand genommen werden sollte). Wir bitten die Teilnehmenden achtsam zu sprechen und zuzuhören, nach der Hälfte der Zeit (zum Beispiel nach drei Minuten) leitet die Glocke den Rollenwechsel ein. Anschließend eröffnen wir das Gespräch im Plenum. Manche berichten, dass sie es angenehm finden, dass die intensive Zeit der wöchentlichen Gruppentreffen mit dem täglichen Üben zu Hause vorbei ist. Andere haben inzwischen eine eigene Routine für die Übungen entwickelt. Meist hören wir jedoch, dass die Teilnehmenden den festen Termin einmal in der Woche vermissen. Sie haben es genossen, zusammenzukommen und ihre Erfahrungen auszutauschen. Und es war für sie ein Anreiz zu üben. Es ist also für die Teilnehmenden oft noch schwierig, nach Ablauf des Trainings weiterzuüben. Wir sprechen darüber, was sie dabei motivieren und was ihnen helfen könnte.

> »Ich habe jetzt einige Hilfsmittel an die Hand bekommen, die ich im Alltag einsetzen kann. Jetzt muss ich nur noch die Disziplin aufbringen, durchzuhalten und eine Routine zu entwickeln.«

3 c Bewegungs-, Yoga- und Meditationsplan für die kommenden sechs Monate

Wir bitten die Teilnehmenden anschließend, einen neuen Mindful2Work-Plan für die kommenden sechs Monate zu entwickeln: Was wollen sie üben, wie oft und wann? Wie häufig wollen sie den Plan auswerten und anpassen? Manchmal hilft es, die Absichten ganz konkret herauszuarbeiten. Wenn jemand sich zum Beispiel vornimmt, »weiter den Bodyscan zu machen«, bedeutet das dann jeden Tag einmal, jede Woche einmal, an jedem Dienstagabend? Wie wollen die Teilnehmenden bewusste aktive Bewegung, Yoga und Achtsamkeit weiterhin in ihren Alltag integrieren? (Ein Beispiel für einen solchen Plan findet sich im Übungsbuch.) Wenn die Zeit es erlaubt, können einige Teilnehmenden ihren Plan laut vorlesen. Da wir die Wirkung des Trainings auch wissenschaftlich begleiten, bitten wir die Teilnehmenden, die Fragebögen, die sie bereits vor und nach dem Training sowie sechs Wochen später ausgefüllt haben, nach sechs Monaten erneut zu bearbeiten. Manchmal entscheiden wir uns dazu, ihnen ein Feedback zu den ausgefüllten Fragebögen zu geben. Gemeinsam kann dazu individuell ein Termin vereinbart werden, um anhand der Fragebögen – telefonisch oder über E-Mail – darüber zu sprechen, wie sich die Situation des jeweiligen Teilnehmenden gerade gestaltet. Eine solche Evaluation nach sechs Monaten kann auch eine gute Motivation sein, weiterhin zu üben.

3 d Brief an mich

Wir beginnen diese Übung mit einer kurzen Meditation (Anleitung siehe Infobox 18).

Infobox 18 Brief an mich

Suchen Sie sich eine angenehme Haltung im Sitzen, auf einem Kissen, Stuhl oder Meditationsbänkchen.

[Glocke]

Richten Sie Ihre Aufmerksamkeit nach innen … Nehmen Sie wahr, wie Sie hier sitzen … Spüren Sie, an welchen Stellen Ihr Körper den Boden berührt

… Nehmen Sie Ihre Sitzhaltung wahr … und Ihre Atmung … Wir haben das Ende des Trainings jetzt fast erreicht … Welchen Rat würden Sie Ihrem zukünftigen Selbst geben wollen? … Was würden Sie Ihrem zukünftigen Selbst auf der Basis Ihres jetzigen Wissens sagen wollen? … Oder wünschen? … Achten Sie darauf, welche Antworten in Ihnen entstehen … Sie müssen nicht danach suchen, beobachten Sie einfach, was in Ihnen aufsteigt …

[Glocke]

Am Ende der Meditation bitten wir die Teilnehmenden, einen Brief an sich selbst zu schreiben. In diesen sollte einfließen, was während der Meditation in ihnen aufgekommen ist. Wir betonen, dass der Brief ausschließlich für sie selbst gedacht ist. Wenn sie zu Ende geschrieben haben, stecken sie ihn in einen Umschlag, kleben ihn zu und adressieren ihn an sich selbst. Anschließend sammeln wir die Briefe ein und verwahren sie an einem sicheren Ort. Irgendwann in der Zukunft (wir wissen wann: innerhalb eines halben Jahrs nach Beendigung des Trainings) bringen wir die Briefe zur Post und die Teilnehmenden erhalten so einen Brief von sich selbst. Manchmal entscheiden wir uns auch dazu, statt des Briefpapiers eine Serie schöner Postkarten mitzubringen, aus der die Teilnehmenden eine Karte auswählen können.

3 e Bergmeditation

Die letzte gemeinsame Meditation ist die Bergmeditation (Anleitung siehe Infobox 19). In dieser Meditation symbolisiert das Bild des Berges Festigkeit und Stabilität, was zum Beispiel in Situationen großer Unruhe in uns oder um uns herum, im Alltag oder während des Meditierens als hilfreich erlebt werden kann.

Infobox 19 Bergmeditation

Wenn Sie bereit sind, lassen Sie sich wieder etwas Zeit, in Ihrem Körper anzukommen, die Augen zugehen zu lassen und sich der Atmung bewusst zu werden …

[Glocke]

Wenn Sie so weit sind, stellen Sie sich einen Berg vor … vielleicht erinnern Sie sich an einen Berg auf einer Zeichnung, einem Foto oder in einem Film, der Sie beeindruckt hat, oder an einen Berg, auf dem Sie gewandert sind oder den Sie bestiegen haben, oder an einen Berg, den Sie an einem bestimmten Ort sehen konnten, oder vielleicht ist es auch ein Fantasieberg … Wichtig ist nur, dass Sie der Berg anspricht, dass er eine positive Resonanz in Ihnen hervorruft … Welche Form hat Ihr Berg? Ist es ein hoher, breiter, kantiger, spitzer oder runder Berg? … Merken Sie, wie tief der Berg in der Erde verankert ist, wie er sich in die Höhe erstreckt und alles überragt? … Der Berg steht hier schon eine Ewigkeit und wird weiterhin hier stehen, kräftig und stabil … Stellen Sie sich nun einmal vor, dass Sie dieser Berg sind … In diesem Fall ein atmender Berg … Ihre Füße und Beine sind die Basis des Berges, Ihre Arme die Abhänge, Ihr Kopf ist der Gipfel, Ihr Körper ist ein prächtiger, königlicher Berg, genauso wie ein Berg sein sollte …

Stellen Sie sich verschiedene Landschaften vor, in denen der Berg steht, je nachdem, wo auf der Welt Ihr Berg sich befindet … Am Fuße des Berges stehen vielleicht Laubbäume, weiter oben Nadelbäume und ganz oben vielleicht nur noch Felsen … Stellen Sie sich die Jahreszeiten auf dem Berg vor, abhängig davon, wo Ihr Berg sich befindet. Im Winter ist der Berg vielleicht mit Schnee und Eis bedeckt, die Tiere verstecken sich in ihren Höhlen, vielleicht fahren die Menschen dort Ski … Im Frühling schmilzt das Eiswasser und es bilden sich kleine Bäche, das erste Grün und die ersten Blumen sprießen, die Tiere kommen aus ihren Höhlen, die Bauern säen auf den Äckern … Dann wird es Sommer auf Ihrem Berg. Die Gipfel des Berges sind jetzt nicht mehr weiß … Vielleicht besteigen Menschen den Berg und in den Tälern ist alles grün, überall blühen die Blumen … es kann warm werden und die Menschen ruhen sich auf dem Berg aus, sie pflücken die Früchte von den Bäumen, die Tiere grasen auf den Weiden … Im Herbst färben sich die Blätter auf Ihrem Berg orange und rot und fallen von den Bäumen, das Obst wird geerntet, es gibt Unwetter, Donner und Blitz, es regnet und stürmt … Welches Wetter auf dem Berg auch herrscht, was auch immer dort geschieht, der Berg ruht in sich selbst, als Mittelpunkt der Landschaft …

Stellen Sie sich vor, dass Sie dieser Berg sind, der Mittelpunkt Ihres ereignisreichen Lebens … Bei der Arbeit sind Sie ein Berg inmitten Ihrer Kolleginnen und Kollegen, die Sie um Rat und Hilfe fragen, an dem sie sich abreagieren, Schutz suchen, der ihnen Entspannung und Herausforderung bietet … Zu Hause sind Sie ein Berg inmitten der Familienmitglieder, die auf Ihnen herumklettern, sich bei Ihnen ausruhen, verstecken, Nahrung und Trost suchen … Sie brauchen sich nur immer wieder daran zu erinnern, dieser Berg zu sein, fest verwurzelt, immer da, Tag und Nacht, Sommer und Winter … Erinnern Sie sich daran, dass Sie jederzeit dieser Berg sein können, egal welche Probleme oder Krisen es in der Arbeit oder in Ihrem Leben auch geben mag … Unter all dem sind Sie der Berg, der in sich ruht … unerschütterlich …

[Glocke]

Am Ende fragen wir, wer etwas über seine Erfahrung mit dieser – neuen – Meditation berichten möchte. Oft sagen uns die Teilnehmenden, dass sie diese Meditation als sehr angenehm empfinden, weil sie die Festigkeit des Berges spüren konnten. Andere finden es schwierig zum Berg »zu werden«, es fällt ihnen schwer, sich in dieses Bild hineinzudenken. Dann bitten wir sie, damit weiterzuüben (auch unter Verwendung von Audiodatei 9), sich vertrauter damit zu machen. Oder wir fragen, ob sie nicht doch in einem bestimmten Teil ihres Körpers Festigkeit und Halt wahrgenommen haben.

3f Verabschiedung

Wir bedanken uns bei den Teilnehmenden für ihre Anwesenheit und den Beitrag, den sie in der Gruppe geleistet haben. Wir sagen ihnen, dass sie uns auch später noch kontaktieren können, falls es noch Fragen geben sollte. Dann nehmen sie voneinander Abschied. Dieser kann unterschiedlich ausgedrückt werden, es ist nur wichtig, den Abschied kurz wahrzunehmen. Wir bringen den Teilnehmenden oft etwas (eine Kleinigkeit) mit, als Andenken an die Gruppe und als Erinnerung daran, achtsam zu bleiben – vielleicht eine Glückspuppe als Schlüsselanhänger, eine Karte mit einem Bild oder einem Achtsamkeitsspruch, einen Stein für den Schreibtisch oder einen anderen zentralen Ort zu Hause. Manchmal kaufen wir die Steine, aber oft finden wir sie auch, zum Beispiel während einer achtsamen Wanderung zur Vorbereitung dieses letzten Treffens. Wenn wir noch Zeit haben, machen wir gemeinsam eine Steinmeditation (Anleitung siehe Infobox 20). Wir gehen mit dem Teller voller Steine herum und bitten alle, sich einen der Steine zur Erinnerung an dieses Training bewusst auszusuchen – ihren persönlichen Stein. Denn Achtsamkeit ist nicht schwierig – schwierig ist nur, sich immer wieder daran zu erinnern, achtsam zu sein, wie Feldman (2001) es formuliert. Dass die Einbettung in den Alltag eine Herausforderung bleibt, geht auch aus den Interviews mit den Teilnehmenden hervor (siehe Kapitel 3). Das Objekt, das wir ihnen mitgeben, kann dazu dienen, sich daran zu erinnern.

Infobox 20 Steinmeditation

Wählen Sie eine sitzende Meditationshaltung … nehmen Sie den Stein in die Hand …

[Glocke]

Betrachten Sie den Stein von allen Seiten … seine Form … seine Farbe … ist er hell … dunkel … wie ist er gezeichnet? … Spüren Sie den Stein in Ihrer Hand – vielleicht schließen Sie hierzu die Augen … sein Gewicht … die Temperatur … Ist die Oberfläche glatt oder rau? … die Konturen rund oder scharf? … Lassen Sie dann den Blick auf dem Stein ruhen … Denken Sie daran, dass dieser Stein vielleicht schon Tausende Jahre alt ist … Woher mag er stammen? … Welche Entfernung mag er zurückgelegt haben, bis er hier in Ihrer Hand gelandet ist? … Welche Umstände haben den Stein so geformt, wie Sie ihn jetzt vor sich sehen? … Das Wasser … das Wetter … die Veränderung der Masse … Geben Sie dem Stein einen Platz, zu Hause oder am Arbeitsplatz, wo dieser Stein, Ihr Stein, Sie daran erinnert, was Sie während dieses Trainings erlebt haben, wo er sie an diesen Prozess der Achtsamkeit während der Arbeit und in Ihrem sonstigen Leben erinnert …

[Glocke]

Kapitel 3

Mindful2Work – die Wirkung

»Ich habe seit dem Training nicht mehr das Gefühl, in einer Wildwasserbahn zu sitzen, die vom Anfang des Tages oder der Woche bis zum Ende des Tages oder der Woche durchrast. Inzwischen steuere ich mein Boot selbst und lege ab und zu kurz an.«

Hintergrund

In diesem Kapitel wird die Wirkung des Programms Mindful2Work betrachtet. Damit verlassen wir die Perspektive des klinischen Fachpersonals oder der Trainerin (wie in Kapitel 2) und nehmen die wissenschaftliche Perspektive ein. Wir kombinieren dabei eine Top-Down-Herangehensweise, bei der Statistik und Fragebögen das Wort führen, mit einer Bottom-Up-Herangehensweise, bei der wir die Teilnehmenden selbst über ihre Ansichten zur Achtsamkeit und ihre Erfahrungen mit dem Mindful2Work-Programm sprechen lassen. Manche der aufgeführten Studien sind bereits in nationalen und internationalen Zeitschriften erschienen, andere werden noch erscheinen. Die Forschungsarbeiten wurden unter anderem ermöglicht durch die finanzielle Unterstützung – teilweise realisiert über crowd funding – des MIND Fonds Psychische Gezondheid.

1 Mindful2Work: Effekte auf die Arbeitsfähigkeit (Pilotstudie)

Die vollständige Studie, auf die sich dieser Absatz bezieht, ist dokumentiert in:

De Bruin, E.I., Formsma, A.R., Frijstein, G., Bögels, S.M., *Mindful2Work: Effects of combined physical exercise, yoga, and mindfulness meditations for stress relieve in employees. A proof of concept study,* Mindfulness 1 (2016), 1–14.

De Bruin, E.I., Formsma, A.R, Sars, D., Frijstein, F., Bögels, S.M., *Mindful2Work: Een nieuw veelbelovend programma met actief bewegen, yoga en mindfulness om werkgerelateerde stressklachten te bestrijden,* Tijdschrift voor Bedrijfs- en Verzekeringsgeneeskunde 25 (2017), 99–103.

1.1 Studie 1: Zielsetzung

Bei der Entwicklung eines neuen Trainingsprogramms geht es zunächst um die Frage der Machbarkeit, die all das umfasst, was die Implementierung einer Intervention in ein bestimmtes Gesundheitssystem oder die therapeutische Praxis beeinflusst (Bird, Le Boutillier, Leamy, Williams, Bradstreet, Slade, 2014). Es gibt verschiedene Indikatoren für die Machbarkeit, aber die wichtigste Frage in diesem Zusammenhang ist wohl die, inwieweit die Personen der Zielgruppe an der Intervention teilnehmen können und wollen, wobei auch die Finanzierung eine Rolle spielt (Wie teuer ist die Intervention? Wer kommt dafür auf?), das Vertrauen und die Motivation (Ist die Intervention ansprechend, sowohl für diejenigen, an die sie sich richtet, als auch für diejenigen, die sie finanzieren oder empfehlen werden?), die physische und mentale Belastung durch die Intervention und die entsprechenden Übungen für zu Hause. Die Frage, ob die Teilnehmenden durchgehend an der Intervention teilnehmen und auch zu Hause üben, ist ebenfalls ein wichtiger Indikator für die Machbarkeit. Zweitens stellt sich bei der Entwicklung des Programms die Frage, inwieweit die Teilnehmenden das Training wertschätzen. In der Forschung wird dies auch mit dem Begriff Akzeptanz *(acceptability)* beschrieben. Drittens geht es um die tatsächlichen Effekte, die mit dem Training in Bezug auf Arbeitsfähigkeit und chronische Erschöpfung erzielt werden. Denn das Programm Mindful2Work wurde entwickelt, um die körperliche und geistige Arbeitsfähigkeit von Arbeitnehmern zu steigern und stressbedingte Symptome zu lindern.

1.2 Studiendesign

An der ersten Studie zu den Effekten des Programms Mindful2Work nehmen 26 Arbeitnehmer (davon 22 Frauen) mit (arbeitsbedingten) Stresssymptomen teil, meist wurden sie vom Betriebsarzt überwiesen (77 Prozent). Das durchschnittliche Alter beträgt 45 Jahre und 80 Prozent der Teilnehmenden verfügen über eine höhere Berufs- oder universitäre Ausbildung. Wir bitten die Teilnehmenden am Ende des Trainings einen Evaluationsfragebogen sowie zu vier verschiedenen Zeitpunkten (vor dem Training, direkt nach dem Training, sechs Wochen sowie sechs Monate nach dem Training) ebenfalls Fragebögen auszufüllen, in denen ihre mentale wie physische Arbeitsfähigkeit, ihr Risiko für krankheitsbedingten Arbeitsausfall, chronische Erschöpfung, (körperlichen) Stress, Angst, Depressionen, Schlafqualität sowie positive und negative Affekte abgefragt werden.

1.3 Wichtigste Ergebnisse für die klinische Praxis

Fast 90 Prozent der Teilnehmenden nehmen an fünf oder sechs der insgesamt sechs Sitzungen teil und niemand bleibt dem Training komplett fern. Auch nehmen fast 70 Prozent der Teilnehmenden am Abschlusstreffen teil, das sechs Wochen nach Beendigung des Trainings stattfindet. Wir nehmen an, dass dieser hohe Prozentsatz nahelegt, dass das Training sehr gut realisierbar ist und sich mit dem hohen Leidensdruck der Teilnehmenden erklären lässt sowie der großen Motivation, hieran etwas ändern zu wollen. Ebenfalls spielt die Unterstützung durch den Arbeitgeber eine Rolle. (Es darf während der Arbeitszeit am Training teilgenommen werden und es wird meist auch vom Arbeitgeber finanziert.) Durchschnittlich wird das Mindful2Work-Programm mit der Note 8,2 bewertet (auf einer Bewertungsskala von 10 (hervorragend) bis 1 (sehr schlecht), Anm. d. Übers.) 60 Prozent der Teilnehmenden schreiben die positiven Effekte ausschließlich dem Programm zu und weitere 32 Prozent schreiben sie dem Programm und einem weiteren Element in ihrem Leben zu (zum Beispiel einer Reduzierung der Arbeitszeit oder einer weiteren Intervention). Nach Abschluss des Programms haben Müdigkeit und Erschöpfung signifikant abgenommen (und Motivation, Energie und Aktivität haben zugenommen). Dieser große Effekt wird mit der Zeit sogar noch größer. Zu den exakten Effektstärken siehe Tabelle 3.1. Vor dem Training gehören 92 Prozent der Teilnehmenden zur Gruppe mit einem erhöhten Risiko für krankheitsbedingten Arbeitsausfall als Folge der genannten Symptome. Direkt nach Beendigung des Trainings sind dies noch 67 Prozent, 44 Prozent nach sechs Wochen und nur noch 35 Prozent sechs Monate nach Beginn des Trainings (siehe auch Abbildung 3.1).

Tabelle 3.1 Effektstärken für die Veränderungen direkt nach dem Training sowie sechs Wochen und sechs Monate danach im Vergleich zur Vorher-Messung

Zielvariable	VM versus nm	VM versus FU-1	VM versus FU-2
Chronische Erschöpfung (CIS)	ES = 2.45***	ES = 2.98***	ES = 3.13***
Physische Arbeits-fähigkeit (WAI)	ES = 0.63	ES = 1.40**	ES = 1.60**
Mentale Arbeitsfähigkeit (WAI)	ES = 1.96***	ES = 2.92***	ES = 1.92***
Angst (DASS-21)	ES = 0.77	ES = 1.37**	ES = N/A
Depression (DASS-21)	ES = 1.09*	ES = 1.74**	ES = N/A
Allgemeiner Stress (PSS)	ES = 2.08***	ES = 2.73***	ES = N/A
Körperlicher Stress (4DKL)	ES = 0.87	ES = 2.08***	ES = 1.50**
Schlafqualität (PSQI)	ES = 1.19*	ES = 0.00	ES = N/A
Positiver Affekt (PANAS)	ES = 2.21***	ES = 2.26***	ES = 2.26***
Negativer Affekt (PANAS)	ES = 1.81***	ES = 2.55***	ES = 1.88***

Anmerkung: ES = Effect Size (Effektstärke ausgedrückt in Cohens d); FU-1 = Follow-up sechs Wochen später; FU-2 = Follow-up sechs Monate nach dem Beginn des Mindful2Work-Programms; nm = Nachher-Messung; N/A = nicht verfügbar (bei der Messung nach sechs Monaten wurden nicht alle Fragebögen erhoben); VM = Vorher-Messung. *: $p <.05$; **: $p <.01$; ***: $p \leq .001$. CIS = Checklist Individuele Spankracht (Beurskens, Bültmann, Kant, Vercoulen, Bleijenberg, Swaen 2000; Bültmann, de Vries, Beurskens, Bleijenberg, Vercoulen, Kant, 2000); WAI = Work Ability Index (Tuomi, Ilmarinen, Jahkola, Katajarinne, Tulkki, 1997); DASS = Depression Anxiety Stress Scale (Lovibond, Lovibond, 1995); PSS = Perceived Stress Scale (Cohen, Kamarck, Mermelstein, 1983); 4DKL = Vier Dimensionele Klachten Lijst (Terluin, 1996); PSQI = Pittsburgh Sleep Quality Index (Buysse, Reynolds, Monk, Berman, Kupfer, 1989); PANAS = Positive And Negative Affect Scale (Watson, Clark, Tellegen, 1988).

Außerdem berichten die Teilnehmenden über einen signifikanten Anstieg der physischen und mentalen Arbeitsfähigkeit im Anschluss an das Training (Anstieg physische Arbeitsfähigkeit von 6.1 auf 7.7, mentale Arbeitsfähigkeit von 4.9 auf 7.0 auf einer Skala von 1 bis 10, große Effektstärken). Vor dem Training arbeiteten die Teilnehmenden durchschnittlich 65 Prozent ihrer vertraglich festgelegten Arbeitszeit, die übrige Zeit waren sie krankgeschrieben. Nach dem Training stieg die Arbeitszeit auf 73 Prozent, sechs Wochen später wird ein weiterer Anstieg auf 81 Prozent sichtbar und sechs Monate nach dem Beginn des Mindful2Work-Programms arbeiten die Teilnehmenden wieder zu 93 Prozent bezogen auf ihre vertraglich festgelegte Arbeitszeit (siehe auch Abbildung 3.2). Diese Resultate sind nicht nur positiv für die Teilnehmenden selbst, auch für die Arbeitgeber sind dies vielversprechende Fakten, angesichts der hohen gesellschaftlichen Kosten für Arbeitskräfte mit Burn-out-bedingten Symptomen (die zu Hause bleiben). Siehe hierzu auch Kapitel 1.

Darüber hinaus geben die Teilnehmenden in den Fragebögen an, sich signifikant weniger ängstlich, depressiv und gestresst zu fühlen, sowohl psychisch als auch körperlich. Auch diese Effekte sind ein halbes Jahr später noch vorhanden (alle mit großen Effektstärken). Die Schlafqualität hat sich nach dem Training signifikant verbessert (große Effektstärke), dieser Effekt ist jedoch sechs Wochen später nicht mehr so stark spürbar. Und schließlich werden signifikante Effekte auf den positiven Affekt (Anstieg) und den negativen Affekt (Verringerung) festgestellt, sowohl direkt nach dem sechswöchigen Training als auch ein halbes Jahr später (alle mit großen Effektstärken). Zu den genauen Effektstärken siehe Tabelle 3.1. Die Effektstärken ausgedrückt in Cohens *d*, wobei gilt, dass $d < 0.50$ einen kleinen Effekt beschreibt, $d \geq 0.50$ bis $d < 0.80$ einen mittleren Effekt und $d \geq 0.80$ einen großen Effekt (Cohen, 1992).

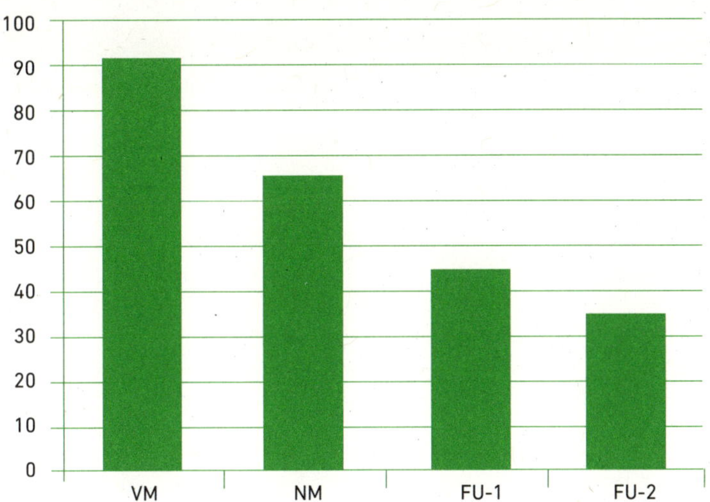

Abbildung 3.1 Teilnehmende (in Prozent) mit einem Risiko für krankheitsbedingten Arbeitsausfall zu den unterschiedlichen Zeitpunkten vor und nach dem Mindful2Work-Programm. FU-1 = Follow-up sechs Wochen später; FU-2 = Follow-up sechs Monate später; nm = Nachher-Messung; VM = Vorher-Messung. Das Mindful2Work-Programm findet in der Periode zwischen Vorher- und Nachher-Messung statt.

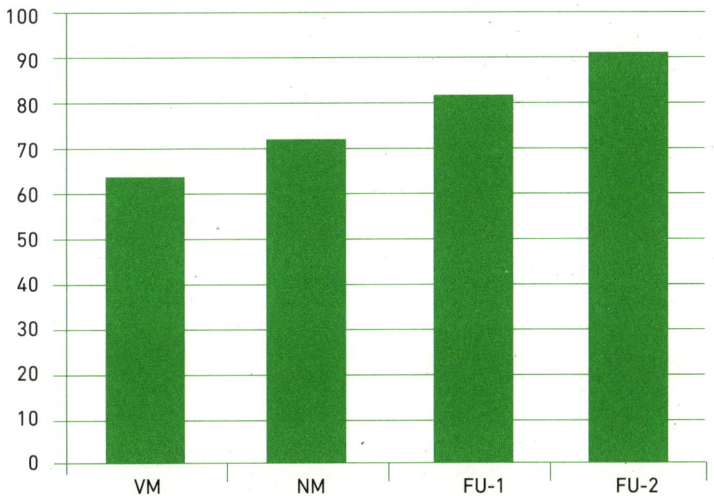

Abbildung 3.2 Arbeitsstunden (in Prozent) zu den unterschiedlichen Zeitpunkten vor und nach dem Mindful2Work-Programm. FU-1 = Follow-up sechs Wochen später; FU-2 = Follow-up sechs Monate später; nm = Nachher-Messung; VM = Vorher-Messung. Das Mindful2Work-Programm findet in der Periode zwischen Vorher- und Nachher-Messung statt.

1.4 Studie 1: Schlussfolgerungen

Obwohl diese Pilotstudie nur bedingt aussagekräftig ist (kleine Gruppe, keine Wartelisten- oder Kontrollgruppe), sind die vorläufigen Effekte des neu entwickelten Programms Mindful2Work vielversprechend. Verglichen mit anderen Stressmanagement-Interventionen ist das Programm Mindful2Work kürzer (und somit günstiger), und es bleiben weniger Teilnehmenden dem Programm ganz fern. Das Training wird sehr gut angenommen und die Effekte in Bezug auf die Verbesserung der Arbeitsfähigkeit und die Verringerung der chronischen Müdigkeit sind groß, bleiben über längere Zeit erhalten oder vergrößern sich im Laufe der Zeit sogar noch. Dennoch sind methodisch stärkere Folgestudien notwendig, um abzuklären, ob die vielversprechenden Effekte nicht nur das Resultat der Zeit oder von Messwiederholungen sind.

2 Mindful2Work: Effekte auf die Arbeitsfähigkeit (Studie mit Wartelistenbedingung)

Die vollständige Studie, auf die sich dieser Abschnitt bezieht, ist dokumentiert in:

> de Bruin, E. I., Valentin, S., Baartmans, J. M., Blok, M., Bögels, S. M., *Mindful2Work the next steps: Effectiveness of a program combining physical exercise, yoga and mindfulness, adding a wait-list period, measurements up to one year later and qualitative interviews,* Complementary Therapies in Clinical Practice (2020), 101137.

2.1 Studie 2: Zielsetzung

Jetzt, da wir wissen, dass Mindful2Work gut angenommen wird, realisierbar ist und die ersten Effekte vielversprechend sind, geht es um den nächsten Schritt: die Stärkung des Forschungsdesigns. In dieser zweiten

Phase wird eine weitere Messung während der Wartezeit durchgeführt, ungefähr sechs Wochen vor Beginn des Programms. Die Ergebnisse sechs Wochen vor dem Training, direkt nach dem Training und aus der Langzeitmessung werden mit der Situation kurz vor Beginn des Trainings verglichen. Wir erwarten hierbei, dass in der Wartezeit keine signifikanten Veränderungen festzustellen sind oder zumindest nur kleinere Effektstärken im Vergleich zum Zeitraum während und nach dem Training. Mit diesem Forschungsdesign kann mit einer größeren Sicherheit festgestellt werden, ob die Effekte (falls es sie gibt) auch wirklich dem Mindful2Work-Training zuzuschreiben sind.

2.2 Studiendesign

An dieser zweiten Studie zur Wirkung des Programms Mindful2Work nehmen 98 Arbeitnehmende (davon 73 Frauen = 75 Prozent) mit (arbeitsbedingten) Stresssymptomen teil, von denen ungefähr die Hälfte vom Betriebsarzt überwiesen wurde. Die Teilnehmenden weisen mindestens mittelschwere Stresssymptome auf und erfüllen damit das Aufnahmekriterium, um an dem Programm teilzunehmen. Das mittlere Alter liegt bei 43 Jahren und 81 Prozent der Teilnehmenden haben eine höhere Berufs- oder universitäre Ausbildung. Die Teilnehmenden beantworten die Fragebögen dieses Mal zu fünf verschiedenen Zeitpunkten (sechs Wochen vor, direkt vor, direkt nach, sechs Wochen und sechs Monate nach dem Training). Die Zielgrößen sind chronische Erschöpfung, Risiko für krankheitsbedingten Arbeitsausfall, Arbeitsfähigkeit und allgemeine Stresssymptome. Daneben betrachten wir Angst, Depressionen, körperliche Beschwerden, Schlafprobleme, positiven und negativen Affekt, achtsames Bewusstsein und Selbstmitgefühl.

2.3 Wichtigste Ergebnisse für die klinische Praxis

Direkt nach Beendigung des Mindful2Work-Programms, sechs Wochen und auch noch sechs Monate später treten signifikante Verbesserungen auf, was die chronische Erschöpfung betrifft, das Risiko für Arbeitsausfall, die physische und mentale Arbeitsfähigkeit, allgemeine Stresssymptome, Angst, Depressionen, körperliche Stresssymptome, Schlafprobleme, den positiven und negativen Affekt, achtsames Bewusstsein und Selbstmitgefühl. Effekte, die wie erwartet, im Allgemeinen während der Wartezeit vor dem Mindful2Work-Programm nicht oder nur in geringerem Maße vorhanden sind. Bevor wir näher auf diese Effekte eingehen, sollte erwähnt werden, dass bei negativem Affekt und physischer Arbeitsfähigkeit bereits in der Wartezeit eine signifikante Verbesserung zu erkennen ist (kleine Effektstärken). Nach dem Mindful2Work-Programm hat Erschöpfung signifikant abgenommen. Dieser Effekt wird mit der Zeit größer. Ungefähr sechs Wochen vor dem Training gehören 69 Prozent der Teilnehmenden zur Gruppe mit einem erhöhten Risiko für krankheitsbedingten Arbeitsausfall, direkt vor dem Training ist dies beinahe unverändert bei 73 Prozent. Direkt nach dem Training sinkt der Anteil auf 44 Prozent, nach sechs Wochen auf 49 Prozent und bleibt konstant bei 49 Prozent sechs Monate nach Beginn des Trainings (siehe auch Abb. 3.3).

Die physische Arbeitsfähigkeit verbessert sich signifikant direkt nach dem Training (von einer Zeugnisnote 6.4 vor dem Training zu 6.9 direkt nach dem Training [auf einer Bewertungsskala von 10 hervorragend bis 1 sehr schlecht, Anm. Übers.], kleine Effektgröße) und verbessert sich ein halbes Jahr nach dem Beginn des Trainings weiter (Note 7.2, mittlere Effektstärke im Vergleich zum Zeitpunkt vor dem Training).

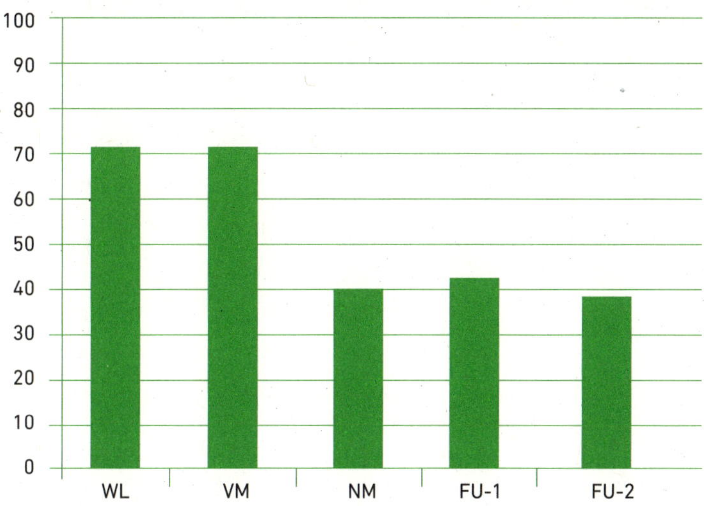

Abbildung 3.3 Teilnehmende (in Prozent) mit einem Risiko für krankheitsbedingten Arbeitsausfall zu den unterschiedlichen Zeitpunkten vor und nach dem Mindful2Work-Programm. FU-1 = Follow-up sechs Wochen später; FU-2 = Follow-up sechs Monate später; nm = Nachher-Messung; VM = Vorher-Messung; WL – Messung Warteliste. Das Mindful2Work-Programm findet in der Periode zwischen Vorher- und Nachher-Messung statt.

Die mentale Arbeitsfähigkeit folgt ungefähr demselben Muster. Nach dem Training wird eine signifikante Verbesserung (mittlere Effektstärke) sichtbar (von Note 5.7 zu Beginn des Trainings zu Note 6.5 nach dem Training). Obwohl auch sechs Wochen nach dem Training eine signifikante Verbesserung deutlich wird, ist auch hier der größte Effekt ein halbes Jahr später festzustellen (Note 6.8, mittlere Effektstärke). Ansonsten vermindern sich die allgemeinen Stresssymptome nach dem Training und auch auf längere Sicht nehmen sie weit stärker ab (mittlere bis große Effektstärke). Gefühle der Angst und Depressionen, Schlafprobleme und körperliche Stresssymptome bleiben wie erwartet im Zeitraum vor dem Training unverändert. Direkt nach dem Training sowie sechs Wochen und ein halbes Jahr später nehmen die Beschwerden allerdings signifikant ab (kleine bis mittlere

Effektstärken). Die Verbesserungen bleiben also im Laufe der Zeit bestehen. In Hinblick auf positiven und negativen Affekt: Hier berichten die Teilnehmenden von einem signifikanten Anstieg des positiven und einer Reduzierung des negativen Affekts (mittlere Effektstärken). Diese Effekte sind sechs Wochen später noch nachweisbar und ein halbes Jahr nach Beginn des Trainings noch etwas größer (noch in der Marge für mittlere Effektgrößen). Schließlich stellen wir fest, dass in Bezug auf Achtsamkeit und Selbstmitgefühl, wie zu erwarten, keine signifikanten Veränderungen in der Wartezeit auftreten und dass diese Fähigkeiten nach dem Training signifikant zunehmen (mittlere Effektstärken).

2.4 Studie 2: Schlussfolgerungen

Verglichen mit den Ergebnissen von Studie 1 sind vor allem drei Befunde bemerkenswert. Erstens können wir die positiven Effekte jetzt mit mehr Sicherheit dem Programm Mindful2Work zuschreiben, da bei den meisten Variablen während der Wartezeit keine Veränderung festzustellen ist, direkt nach dem Training und auf längere Sicht dagegen sehr wohl. Zweitens fällt auf, dass in Bezug auf körperliche Arbeitsfähigkeit und negativen Affekt bereits eine Verbesserung während der Zeit vor dem Training festzustellen ist, in der Zeit also, in der die Personen auf der Warteliste stehen. Auch wenn dieser Zeitraum durchschnittlich nur sechs Wochen beträgt, führt möglicherweise bereits die Aussicht auf eine Intervention zu einer Verbesserung der Symptome. Es ist auch möglich, dass die Teilnehmenden in dieser Zeit ihrem Betriebsarzt einige Besuche abstatten, was zu einer Verbesserung der Symptome führen kann. Über genauere Daten hierzu verfügen wir zurzeit jedoch noch nicht. Schließlich kann die Verbesserung der Symptome auch auf die Zeit oder auf Messwiederholungen zurückzuführen sein, da Messungen zu einer Bewusstwerdung führen und somit auch zu Veränderungen. Von einer Verbesserung der Symptome in der Wartezeit wird in der Literatur häufiger berichtet (zum Beispiel Simon, Bögels,

Voncken, 2011). Untersuchungen zeigen auch, dass ungefähr 40 Prozent der Verbesserung, die sich nach einer Psychotherapie zeigt, einer spontanen Verbesserung zuzuschreiben sind, was sich durch einen Vergleich mit den spontanen Veränderungen bei Patienten, die auf einer Warteliste für diese Behandlungsmethode stehen, zeigen lässt (Vandereycken, Van Deth, 2011).

Zusätzlich zu diesen Effekten in der Wartezeit zeigt sich jedoch nach dem Mindful2Work-Progamm eine weitaus stärkere Verbesserung der Symptome, die bis zu einem halben Jahr danach anhält. Drittens fällt auf, dass die Effekte zwar eine bemerkenswerte Größe haben (meist mittlere Effektstärken), dass sie aber kleiner sind als in Unterkapitel 1 erwähnt. Wir nehmen an, dass dies mit dem etwas geringeren Leidensdruck der Patienten in dieser zweiten Studie zusammenhängt, sodass auch etwas weniger Raum für Verbesserungen vorhanden ist. Natürlich sprechen wir auch in dieser Gruppe von deutlichen stressbedingten Beschwerden, denn alle Teilnehmenden liegen oberhalb des Aufnahmekriteriums in Bezug auf das Risiko für Arbeitsausfall und sie suchen nicht ohne Grund einen Betriebsarzt auf. Aber auch in diesem Zusammenhang wird ein Unterschied zur ersten Studie sichtbar, in der 77 Prozent der Teilnehmenden von einem Betriebsarzt überwiesen worden waren. In dieser zweiten Studie waren dies »lediglich« etwa die Hälfte, die übrigen Teilnehmenden meldeten sich selbst an. Dies stimmt damit überein, dass in der Pilotstudie vor dem Training 92 Prozent in den Risikobereich für Arbeitsausfall fielen, während es in der zweiten Studie weniger waren, nämlich lediglich 73 Prozent. Es ist auch vorstellbar, dass die (noch) größeren Effekte in der ersten Phase mit so etwas wie »Anfangsbegeisterung« zu tun haben. In jedem Fall aber treten die positiven Effekte des Mindful2Work-Programms auch bei diesem solideren Forschungsdesign deutlich zutage.

3 Mindful2Work: Schriftliche Evaluationen

Die vollständige Studie, auf der dieser Abschnitt basiert, ist dokumentiert in:

De Bruin, E.I., Formsma, A.R., Frijstein, G., Bögels, S.M., *Mindful2Work: Effects of combined physical exercise, yoga, and mindfulness meditations for stress relieve in employees. A proof of concept study.* Mindfulness 1 (2016), 1–14.

3.1 Studie 3: Zielsetzung

Wie aber äußern sich die Teilnehmenden selbst eigentlich zum Mindful2Work-Programm, wenn sie (mündlich oder schriftlich) dazu befragt werden? Heutzutage müssen die Effekte eines (neu entwickelten) Trainingsprogramms vor allem mit »harten Daten« oder eben »statistischen Erkenntnissen« untermauert werden – und wir als Wissenschaftlerinnen betonen die Wichtigkeit dieser Vorgehensweise. Dennoch sollen in diesem und dem folgenden Abschnitt die Aussagen der Teilnehmenden im Zentrum stehen, wobei zunächst ihre Antworten auf die schriftlichen Evaluationsfragen am Ende des Trainings dargestellt werden sollen.

3.2 Studiendesign

Für diese Studie haben wir die Daten der ersten 60 Teilnehmenden (verteilt über acht Gruppen) erhoben. In den schriftlichen Fragen zur Evaluation im Anschluss an das Training wollten wir unter anderem wissen: »Was hat sich für Sie oder in Ihrem Leben seit der Teilnahme am Mindful2Work-Programm verändert?«. Die meisten geben hierauf mehrere Antworten. Alle 164 Antworten anlässlich der Nachher-Messung wurden zusammengetragen, dann wurde von Esther de Bruin ein Kodierschema mit unterschiedlichen Antwortkategorien erstellt. Anschließend befassten sich hiermit zwei unabhängige Rater (Beurteiler, JdW, Psychologin, und cm, Psychologe in Ausbildung). Beide verfügen über eigene Achtsamkeitserfahrung und sind somit mit der fachspezifischen Terminologie in den Antworten vertraut. Die Übereinstimmung zwischen diesen beiden erwies sich als groß (Intraclass Correlation Coefficient = 0.90). Sechs Wochen nach dem Training wurden dieselben schriftlichen Fragen den Teilnehmenden erneut vorgelegt (115 Antworten) sowie nochmals sechs Monate nach Beginn des Mindful2Work-Programms (91 Antworten). Diese Daten wurden dann unabhängig voneinander kodiert, um zu untersuchen, ob und wenn ja welche Veränderungen oder Effekte nach sechs Wochen und einem halben Jahr nach dem Training noch vorhanden waren. Außerdem wollten wir wissen, ob sich diese Effekte im Vergleich zu den Effekten direkt nach dem Training verändern. Obwohl es in diesem Abschnitt vor allem um die Evaluationsfrage »Was hat sich für Sie oder in Ihrem Leben seit der Teilnahme am Mindful2Work-Programm verändert?« gehen soll, werden die Antworten der Teilnehmenden auf die folgenden fünf Fragen hier ebenfalls dargestellt: »Wie hat Ihnen das Programm Mindful2Work gefallen?«; »Was ist Ihrer Meinung nach die Ursache für die Veränderungen, die Sie festgestellt haben?«; »Waren Sie mit der Reihenfolge der Elemente aktive Bewegung, Yoga und Achtsamkeit während der Mindful2Work-Treffen zufrieden?«; »Welches Element des Programms Mindful2Work war für Sie am sinnvollsten oder hat Ihnen am besten geholfen?«; »Werden Sie sich auch nach Beendigung des Mindful2Work-Programms weiterhin bewusst aktiv bewegen und/ oder Yoga und/oder Achtsamkeitsmeditationen praktizieren?«

3.3 Wichtigste Ergebnisse für die klinische Praxis

Aus den vielen Antworten auf die Frage »Was hat sich für Sie oder in Ihrem Leben seit der Teilnahme am Mindful2Work-Programm verändert?« lassen sich zwei Hauptkategorien ableiten: Themen im Zusammenhang mit Achtsamkeit (zum Beispiel bewusster leben, mehr Selbstmitgefühl, sich gegenüber Erfahrungen anders verhalten) und Themen im Zusammenhang mit dem Wohlbefinden (zum Beispiel sich ruhiger, stärker, weniger ängstlich fühlen). Die achtsamkeitsbezogenen Kategorien werden am häufigsten genannt, jeweils 52 Prozent, 51 Prozent, 53 Prozent (die Prozentangaben in diesem Abschnitt sind immer gerundet) der Antworten direkt nach dem Training, sechs Wochen und sechs Monate später. Kategorien mit Bezug zum Wohlbefinden werden jeweils in 29 Prozent, 24 Prozent und 21 Prozent der Antworten genannt. Wir haben diese beiden Hauptkategorien weiter unterteilt in acht Unterkategorien, siehe hierzu Tabelle 3.2 und 3.3. Daneben fallen jeweils 17 Prozent, 20 Prozent und 21 Prozent der Antworten in eine eigene Kategorie, die Kategorie »Just do it«, mehr dazu unten. Schließlich gibt es eine kleine Anzahl Antworten (jeweils 2, 5 und 5 Prozent), aus denen hervorgeht, dass nach dem Mindful2Work-Programm kaum Veränderungen wahrgenommen wurden. In Tabelle 3.2 und 3.3 finden sich zu jeder Kategorie einige Beispielantworten und in Abbildung 3.4 eine Übersicht zur Häufigkeit des Vorkommens (in Prozent vom Ganzen) der verschiedenen Themen.

Tabelle 3.2 Antwortkategorien auf die Frage »Was hat sich für Sie oder in Ihrem Leben seit der Teilnahme am Mindful2Work-Programm verändert?«

A. Themen mit Bezug zur Achtsamkeit	Beispielantworten
Bewusster	Mir meiner Haltung bewusster sein (Körper); mir meiner Gedanken bewusster sein; mir meines Verhaltens in Situationen mit Stress bewusster sein
Selbstfürsorge	Mehr positive Aufmerksamkeit für mich selbst, freundlicher zu mir selbst; mir einen Moment für mich selbst gönnen; nachsichtiger gegenüber meinen Unvollkommenheiten
Slow-down	Ich kann besser und leichter innehalten; ich schaffe mir im Tagesablauf Momente der Ruhe; ich bin zurückhaltender geworden, wenn es darum geht, hundert Prozent zu geben
Loslassen	Ich kann jetzt besser loslassen; ich kann besser Abstand zu meinen Gedanken gewinnen; ich kann Dinge besser loslassen
Anderes Verhalten/ Relativieren	Ich kann mit meinen Gefühlen besser umgehen; ich habe noch immer unangenehme Gefühle und ich grübele auch noch, aber ich kann jetzt besser damit umgehen
Im gegenwärtigen Moment	Ich bin mehr mit der Gegenwart beschäftigt und nicht mit all den Dingen, die noch auf meiner Liste stehen; ich schenke dem Hier und Jetzt größere Aufmerksamkeit
Aufmerksamkeit	Ich bin aufmerksamer; ich schenke meiner Arbeit mehr Aufmerksamkeit; ich bin aufmerksamer und kann mich so besser konzentrieren
Akzeptanz	Ich akzeptiere meine Gefühle; ich akzeptiere meine Gedanken jetzt eher

Tabelle 3.3 Antwortkategorien auf die Frage »Was hat sich für Sie oder in Ihrem Leben seit der Teilnahme am Mindful2Work-Programm verändert?«

B. Themen mit Bezug zum Wohlbefinden	Beispielantworten
Ruhiger	Ich bin ruhiger; ich erlebe die Ruhe; mein Geist kommt immer mehr zur Ruhe
Stärker/Stabiler	Ich habe mehr Selbstvertrauen; ich habe mehr Energie; ich bin seltener durcheinander; ich fühle mich wohler
Weniger Angst	Ich habe weniger Angst (vor negativen Gefühlen); ich habe keine Panikattacken mehr; ich grübele weniger
Besserer Schlaf/Bessere Schlafqualität	Ich schlafe besser (ein), ich kann jetzt viel besser schlafen
Mehr Kontrolle	Ich habe mehr Kontrolle über meine Gefühle; ich lasse mich nicht mehr so sehr von Emotionen leiten
Fokus auf dem Positiven	Ich bin optimistischer; ich bin den Dingen gegenüber etwas positiver
Weniger physische Beschwerden	Körperlich geht es mir immer besser; mir ist seltener schwindelig; die Übungen helfen bei meinen RSI-Beschwerden
Andere positive Bereiche	Ich arbeite wieder mehr; ich weiß jetzt, wie ich mich in Situationen mit Stress verhalte; ich bin meinen Gefühlen näher gekommen
C. Sonstige Themen	**Beispielantworten**
Just do it!	Ich meditiere öfter; ich gehe oft achtsam spazieren; ich mache jetzt zu Hause Yoga; Achtsamkeit gehört jetzt zu meinem Tagesablauf

Bei den Top-4-Veränderungen, die von den Teilnehmenden wahrgenommen werden, geht es also um mehr achtsames Bewusstsein, sie stellen fest, dass das Üben zu Hause weitergeht sowohl bei der aktiven Bewegung als auch bei Yoga und Meditation. Es geht darum, sich ruhiger/weniger gestresst zu fühlen und um ein größeres Selbstmitgefühl. Sechs Monate nach dem Training steht übrigens das Thema »stärker loslassen« auf dem vierten Platz anstelle der Selbstfürsorge. Eine Verringerung des Stresses und ein Anstieg des achtsamen Bewusstseins und der Selbstfürsorge ist in vielen Studien, die die Effekte von achtsamkeitsbasierten Programmen untersuchen, eines der konsistentesten Ergebnisse (Carmody, Baer, 2008; Chiesa, Serretti, 2009; Kabat-Zinn, 2003; Keng u. a., 2012) und somit ist dieses Ergebnis wenig überraschend. Es fällt jedoch auf, dass bei der Erhebung der quantitativen Daten nach der Reduzierung von Stress gefragt wird, während die Teilnehmenden selbst eher die andere Seite der Medaille betonen: »Ich bin ruhiger.« Sie scheinen also eine positive Formulierung vorzuziehen, während bei der Erhebung über Fragebögen eher das negative Äquivalent gewählt wird. Es könnte also interessant sein, den Stress-Fragebogen um einen Ruhe-Fragebogen zu ergänzen. Auffallend ist auch, dass unter diesen Top 4 auch die drei Wirkmechanismen auftauchen, wie sie in Abschnitt 5 beleuchtet wurden: achtsames Bewusstsein, Selbstfürsorge und Stressreduktion. In einigen Achtsamkeitsprogrammen steht Selbstfürsorge im Mittelpunkt, und auch wir haben der Selbstfürsorge bei der Entwicklung des Mindful2Work-Programms bewusst einen zentralen Platz eingeräumt, angesichts der hohen Messlatte, die Menschen, die empfänglich für Burn-out-bedingte Symptome sind, an sich selbst anlegen, angesichts ihrer strengen Haltung sich selbst gegenüber, des häufigen Überschreitens der eigenen Grenzen und der damit zusammenhängenden Erschöpfung.

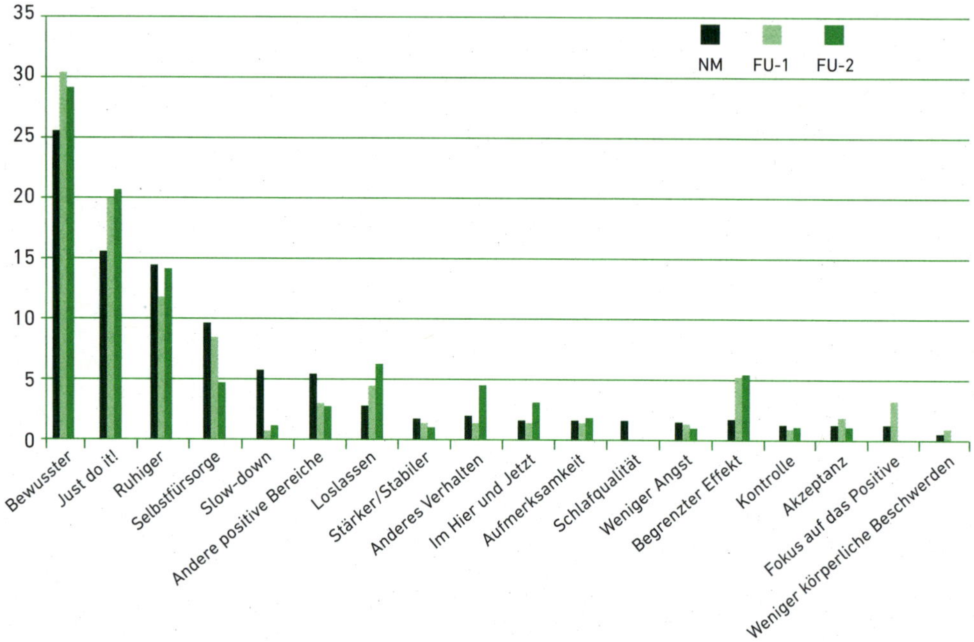

Abbildung 3.4 Verteilung der Antwortkategorien (in Prozent) bei der Frage »Was hat sich für Sie oder in Ihrem Leben seit der Teilnahme am Mindful2Work-Programm verändert?« (NM = Nachher-Messung; FU-1 = Follow-up sechs Wochen später; FU-2 = Follow-up sechs Monate später). Dies betrifft alle Unterkategorien (der drei Hauptkategorien) in der Reihenfolge der Vorkommenshäufigkeit (Nachher-Messung als Referenzpunkt).

Weiterhin fällt auf, dass die Kategorie »weniger körperliche Beschwerden« relativ selten genannt wird, obwohl die Teilnehmenden sich häufig wegen körperlicher, aber auch seelischer Beschwerden zum Training anmelden. Dies spiegelt sich auch in den Befunden zu den körperlichen Stresssymptomen in den Abschnitten 1 und 2. Die Effekte sind hier (sehr) groß. Möglicherweise zeigt das Mindful2Work-Programm in diesem Zusammenhang sehr wohl einen Effekt, aber es scheint nicht das Erste zu sein, woran die Teilnehmenden selbst denken. In Abschnitt 4, in dem die persönlichen Interviews mit den Teilnehmenden im Zentrum stehen, wird sich zeigen, ob dieses Thema häufiger zur Sprache kommt. Interessant ist auch, dass die Kategorie »Akzeptanz« kaum genannt wird. Dies hat vielleicht damit zu tun, dass Akzeptanz zwar als Prozess und als Haltung bei den Trainerinnen während des gesamten Programms eine Rolle spielt, aber nicht als aktive, losgelöste Aktivität eingeübt wird. In den Übungen wird gezielt mit Aufmerksamkeit, Bewusstwerdung von körperlichen Empfindungen, Gedanken und Gefühlen gearbeitet, aber aktive Akzeptanzübungen stehen nicht auf dem Programm. Oft wirkt es auch kontraproduktiv, wenn jemand sagt, »du musst das eben akzeptieren«. Wenn wir eine mitfühlende Haltung uns selbst und anderen gegenüber einnehmen und uns der unterschiedlichen Gedanken und Gefühle bewusster werden, diese mit einen größeren Abstand beobachten, ist eine stärker akzeptierende Haltung die logische Folge. Möglicherweise wird dies von den Teilnehmenden in den Evaluationen nicht explizit in Worte gefasst, sondern tritt erst in den Gesprächen stärker in den Vordergrund. Die Interviews in Abschnitt 4 werden dies zeigen. Auffallend ist hier auch die Übereinstimmung mit den sieben Qualitäten der Achtsamkeit Kabat-Zinn (1990, 2013): »Nicht-Urteilen«, »Geduld«, »Anfänger-Geist«, »Vertrauen«, »Nicht-Erzwingen«, »Akzeptanz«, »Loslassen«. Die innere Einstellung »Geduld« steht für die Fähigkeit, Dinge sich in ihrem eigenen Tempo und auf ihre eigene Weise entwickeln zu lassen, anstatt zu sehr zu pushen, sowohl in Bezug auf uns selbst als auch bei anderen. Die Kategorie »Slow-down« in den Antworten der Teilnehmenden erinnert hieran. Denn auch dabei geht es darum, die Dinge nicht mehr so schnell und forciert anzugehen, sondern ihnen ihren Lauf zu lassen, häufiger Pausen einzulegen und alles mit mehr Ruhe zu erledigen.

»Ich nehme mir die Zeit, wirklich anwesend zu sein, ich hetze nicht mehr ständig von einem Termin oder einer Aufgabe zur nächsten. Das alles ist für mich das Ergebnis des Trainings, und das kommt vor allem daher, dass ich etwas weniger schnell mache, die Dinge etwas langsamer angehe als früher.«

Der Faktor »Loslassen« beschreibt die Fähigkeit, Dinge so zu belassen, wie sie sind, Dinge loszulassen, anstatt an ihnen festzuhalten. Die Teilnehmenden geben an, besser loslassen zu können, besser in der Lage zu sein, Abstand zu ihren Gedanken zu gewinnen und nicht mehr völlig in den negativen Emotionen aufzugehen (Kategorie »Loslassen«).

»Seit ich am Mindful2Work-Training teilgenommen habe, bin ich in der Lage, ein wenig Abstand zu gewinnen, wenn ich Stress habe, sodass ich etwas ruhiger werde. Zumindest aber nimmt der Stress dann nicht so heftig von mir Besitz. Es bildet sich eine Art Kokon um mich herum, ohne dass ich apathisch oder distanziert bin. Es ist nicht ganz einfach zu beschreiben, aber es hat einen großen Effekt.«

»Das Training hat mir wirklich dabei geholfen, Abstand zu gewinnen. Kurz einen Moment nur mit mir verbringen, alle Fässer schließen, die ich aufgemacht hatte, und mich kurz nicht mehr von all den Dingen aufsaugen lassen, die so dringend erledigt werden müssen.«

Schließlich ist es auffallend, wie groß die Einsicht in die eigene Verantwortung ist. Dies drückt sich in der Kategorie »Just-do-it!« aus, die der Erkenntnis Ausdruck verleiht, dass auch weiterhin geübt werden muss, um auch weiterhin die Effekte zu spüren. Es ist die Kategorie, die am zweithäufigsten genannt wird, sowohl direkt nach dem Training als auch sechs Wochen und sechs Monate später.

> »Ich stelle inzwischen bewusst ein paarmal pro Woche, oder eigentlich pro Tag, Abstand zu all den Dingen her, die gemacht werden müssen, mache dann meine Achtsamkeitsübungen und bin so kurz mit mir allein.«

Was haben die Begründer von MBSR, MBCT und der Slogan von Nike »Just do it!« gemeinsam? Auf den ersten Blick wenig, so scheint es zumindest. Dennoch gibt es ein wichtiges verbindendes Element, das sich eindeutig auch in den Erfahrungen nach Teilnahme am Mindful2Work-Programm niederschlägt. Während eines Kongresses hörten wir Jon Kabat-Zinn sagen: »You just have to hit the cushion«, womit er ausdrücken wollte, dass wir, wenn wir die heilsamen Effekte der Meditation kennenlernen wollen, nicht aufhören dürfen, zu üben, dass wir einfach regelmäßig meditieren müssen. Nikes Slogan »Just do it!« besagt etwas Ähnliches. Laufen, Sport machen, (bewusste) aktive Bewegung, man muss es einfach nur tun! Genau wie Zähne putzen. Jeder kann es. Man hat nicht immer Lust dazu, aber man weiß, dass es einem guttut, notwendig ist, und darum tut man es und integriert es in den Alltag.

»Ich habe während des Trainings gelernt, dass man nicht aufhören darf, zu üben. Ich mache die Yoga-Übungen noch mehrere Male in der Woche. Und ich meditiere weiterhin. Das Wichtigste, was mir das Training gegeben hat, ist vielleicht dieser kleine Schubs, mit Achtsamkeit, mit Yoga anzufangen, um dann selbst weiterzumachen. Da ich während des Mindful2Work-Programms täglich üben ›musste‹, konnte ich auch feststellen, dass es mir wirklich guttut. Und ich habe gemerkt, dass es mir nicht mehr so gut geht, wenn ich aufhöre zu üben, vielleicht nicht direkt, aber ein paar Wochen später. Und dann mache ich mir wieder klar: Oh, ich bewege mich nicht mehr, ich mache keine Yoga-Übungen und Meditationen mehr. Die feste Übungsstruktur, die ich im Mindful2Work-Programm kennengelernt habe, hat mir gezeigt, wie wichtig das ist. Ich habe dort alles an die Hand bekommen, um nach dem Training selbst weiterzumachen.«

Wenn man die Antworten direkt nach dem Training mit den Antworten nach sechs Wochen und einem halben Jahr vergleicht, zeigt sich, dass sie im Wesentlichen identisch bleiben. Bis zu einem halben Jahr nach dem Training geben die Teilnehmenden an, dass sie mehr Bewusstheit leben und erleben.

»Noch immer ist es der bewusstere Umgang mit ... mit allem eigentlich ... es ist, als hätte bei mir jemand einen Schalter ›Bewusst‹ installiert.«

Es wird immer noch deutlich wahrgenommen, wie wichtig es ist, auch weiterhin zu üben, um weiterhin von den Effekten zu profitieren. Als wichtigste Wirkung nennen die Teilnehmenden, dass sie sich ruhiger fühlen und besser in der Lage sind loszulassen. Zwei kleine Unterschiede fallen im Vergleich zu den Antworten direkt nach dem Training jedoch auf. Einerseits vergrößert sich der prozentuale Anteil der Antworten in der Kategorie »Begrenzter Effekt« ein wenig (von 2 auf 5 beziehungsweise 5 Prozent). Auch wenn dies immer noch sehr wenige Antworten in dieser Kategorie sind, ist es andererseits auch naheliegend, dass längere Zeit nach dem Training die Effekte etwas abnehmen. Besonders fällt auf, dass die Kategorie »Slow-down« deutlich kleiner wird (von 6 auf 1 beziehungsweise 1 Prozent). Offensichtlich ist es nicht immer leicht, einen Moment lang innezuhalten, sich kurz Zeit zu nehmen, und das ist womöglich der Hektik unseres Lebens geschuldet. Es ist so verführerisch – und bei vielen (auch bei uns) bereits ein eingeschliffenes Muster –, einfach auf dem Karussell des Alltags weiterzufahren. Und so vergessen wir schnell, kurz innezuhalten, uns eine Atempause zu gönnen. Vielleicht ist es bereits ein sehr großer Schritt, die Fallstricke bewusst wahrzunehmen, die wir uns durch das Verharren in unseren Mustern selbst knüpfen.

»Alte Muster aufzugeben, ist schwierig. Ich war nach dem Training und nach vier Monaten zu Hause das erste Mal wieder bei der Arbeit und sehe mich selbst auf dem Weg zum Kopierer, schrecklich eilig und gehetzt, und ich dachte: Komm schon, jetzt geht das wieder los, das passiert dir nicht noch einmal! Immer mit der Ruhe, das ist doch völlig unnötig! Also ging ich wieder zurück in mein Büro und machte mich erneut auf den Weg zum Kopierer, in aller Ruhe dieses Mal. Diese und ähnliche Einsichten kommen ganz sicher daher, dass ich achtsam bin. Und obwohl es dabei natürlich immer noch Fallstricke gibt, verfange ich mich nicht mehr so leicht darin, weil ich sie (gerade noch) rechtzeitig erkenne.«

3.4 Studie 3: Schlussfolgerungen

Die Teilnehmenden erleben sowohl die »primären Endpunkte« (wie den Anstieg von Ruhe/Reduzierung von Stress) als auch die möglichen »zugrunde liegenden Wirkmechanismen« (wie den Anstieg des achtsamen Bewusstseins und der Selbstfürsorge) als Effekte des Programms Mindful2Work. Außerdem entwickeln sie ein starkes Bewusstsein dafür, dass sie dranbleiben müssen (sowohl was die bewusste aktive Bewegung als auch Yoga und Achtsamkeitsmeditationen betrifft), um (weiterhin) von den Effekten profitieren zu können – und sie tun dies auch. Die eigene Verantwortung für die Umstände, in denen wir uns befinden, und für unser Handeln in dieser Situation ist auch im Buddhismus ein wichtiges Thema. Karma ist ein Wort aus dem Sanskrit und bedeutet »Wirken, Tat«. Es verweist auf die Aktivitäten, die wir mit Körper, Sprache und Geist absichtsvoll verrichten. Diese Aktivitäten erzeugen Abdrücke oder Samen in unserem Geist, die zur Erfahrung reifen, wenn die Voraussetzungen dafür erfüllt sind. Wenn wir jedoch keine Ursache oder kein Karma für etwas erzeugen, dann werden wir auch keine Ergebnisse spüren. Es fällt auf, dass diese Themen sechs Wochen und sechs Monate nach dem Training praktisch gleichbleiben. Die Teilnehmenden nehmen also verändernde Effekte in ihrem Leben wahr, auch auf längere Sicht, gerade auch dadurch, dass sie weiterhin dranbleiben und üben.

3.5 Ergänzende schriftliche Fragen (direkt) nach dem Mindful2Work-Training

Wie hat Ihnen das Programm Mindful2Work gefallen?

Von den 117 Antworten der 60 Teilnehmenden sind acht (7 Prozent) neutral. Außerdem werden zwölf Dinge (10 Prozent) genannt, die die Teilnehmenden als schwierig erleben. Diese beziehen sich zur Hälfte auf Hindernisse bei ihnen selbst (zum Beispiel: »es ist schwierig, Zeit zu finden, um zu Hause zu üben«) und zur anderen Hälfte aus Anmerkungen zum Programm (zum Beispiel »etwas zu kurz«, »große Gruppe«, »sehr einleuchtend«). Die allergrößte Mehrheit der Antworten (83 Prozent) sind positive Anmerkungen zu Mindful2Work.

»Ein gutes Training, das wirklich hilft«; »hat meine Erwartungen erfüllt«; »hat mir die Augen geöffnet«; »genau, was ich gebraucht habe«; »lehrreich«; »motiviert mich, zu Hause weiterzumachen«; »hat ganz sicher zu meiner Genesung beigetragen«; »habe gelernt, mich selbst zu akzeptieren und zu verstehen«; »großartig«; »habe gelernt, Momente zu akzeptieren, in denen es nicht so gut läuft«; »erkenntnisreich«; »beruhigend«; »gute Kombination aus Sport, Yoga und Meditation«.

Was ist Ihrer Meinung nach die Ursache für die Veränderungen, die Sie festgestellt haben?

Von den 60 Teilnehmenden geben vier (7 Prozent) keine Antwort auf diese Frage und zwei (3 Prozent) schreiben die Veränderungen anderen Dingen in ihrem Leben zu (zum Beispiel: »dadurch, dass ich eine jetzt eine Beziehung habe«). Mehr als die Hälfte der Teilnehmenden (55 Prozent) schreiben die positiven Veränderungen in seinem/ihrem Leben vollständig dem Mindful2Work-Programm zu.

»Seit dem Training schenke ich mir und meinem Körper mehr Aufmerksamkeit«; »die Veränderungen hängen ausschließlich mit dem Training zusammen«; »während des Trainings habe ich gelernt, wie wichtig es ist, Pausen zu machen«; »ich bin erschöpft und übermüdet, und ich merke, dass ich durch das Training einen besseren Einblick in mein Verhalten und meinen Energieverbrauch bekommen habe«.

Die übrigen 21 Teilnehmenden (35 Prozent) schreiben die positiven Veränderungen dem Mindful2Work-Programm in Kombination mit anderen Faktoren in ihrem Leben zu.

»Die Veränderungen sind ganz sicher dem Training zuzuschreiben und ein wenig auch der Tatsache, dass mein Arbeitsplatz wegen meiner Schulterbeschwerden angepasst wurde«; »teilweise durch das Training, aber auch durch Gespräche mit einem Psychologen«; »durch Mindful2Work und wöchentliche Besuche bei einem Haptonom«;* »Ich habe mir auch einen neuen Job gesucht«; »Ich bin inzwischen arbeitslos und habe so mehr Zeit und Raum, um bewusster zu leben«; »Die Effekte haben mit dem Training zu tun, aber auch damit, dass ich inzwischen weniger arbeite, sodass ich auch weniger Schmerzen habe«.

* Haptonomie ist eine Behandlung mit heilender Berührung, die Menschen wieder in Kontakt mit sich selbst bringen möchte. Sie wurde in den 1940er-Jahren von dem Niederländer Frans Veldman entwickelt und ist heute vor allem in Frankreich verbreitet. (Anm. des Verlags)

Waren Sie mit der Reihenfolge der Elemente aktive Bewegung, Yoga und Achtsamkeit während der Mindful2Work-Treffen zufrieden?
Auf diese Frage geben 60 Teilnehmende insgesamt 68 Antworten. Fünf (7 Prozent) antworten »Weiß nicht/keine Meinung«, und weitere vier (6 Prozent) spiegeln persönliche Präferenzen der Teilnehmenden wider, es werden andere Vorschläge bezüglich der Reihenfolge gemacht (zum Beispiel »Mir hätten die Meditationen ausgereicht«; »Für mich etwas mehr Yoga und etwas weniger Meditation«). In den übrigen 59 Antworten (87 Prozent) äußern sich die Teilnehmenden sehr positiv über die Reihenfolge und den Aufbau der Sitzungen des Mindful2Work-Programms.

»Guter Aufbau«; »gutes Timing, was die Elemente angeht«; »sehr zufrieden mit der Reihenfolge«; »perfekter Mix«; »Es war schön, erst ein wenig rauszugehen«; »Das ist für mich die beste Kombination«.

Welches Element des Programms Mindful2Work war für Sie am sinnvollsten oder hat Ihnen am besten geholfen?
Insgesamt erhalten wir 112 Antworten auf diese Frage, die sich in sieben Kategorien einteilen lassen: Meditationen/Achtsamkeitsübungen (37 Prozent), Yoga (23 Prozent), Sport/bewusste aktive Bewegung (11 Prozent), die Kombination aus Meditationen, Yoga und bewusster aktiver Bewegung (6 Prozent), die Erläuterungen/Psychoedukation zu den Themen (6 Prozent), die Gruppe/das Teilen der Erfahrungen mit anderen (6 Prozent) und sonstige Antworten (11 Prozent). Die Meditationen oder Achtsamkeitsübungen werden also von den Teilnehmenden als das sinnvollste oder hilfreichste Element des Mindful2Work-Programms erlebt. Siehe hierzu auch Abbildung 3.5.

Werden Sie sich auch nach Beendigung des Mindful2Work-Programms weiterhin bewusst aktiv bewegen und/oder Yoga und/oder Achtsamkeitsmeditationen machen?

Der allergrößte Teil der Teilnehmenden (83 Prozent) hat sich vorgenommen, weiterhin mit wenigsten zwei, oft sogar mit allen drei Elementen auch nach dem Training weiterzuarbeiten. Mehr als die Hälfte der 60 Teilnehmenden (52 Prozent) gibt an, sowohl die bewusste aktive Bewegung, Yoga als auch die Achtsamkeitsmeditationen nach dem Training fortzusetzen.

»Ich werde ganz sicher mit allen Elementen weitermachen und habe es mir jetzt schon ein wenig zu eigen gemacht«; »Es ist my way of life geworden«; »Ich will diese Kombination, oder eigentlich das gesamte Programm, selbst wiederholen«.

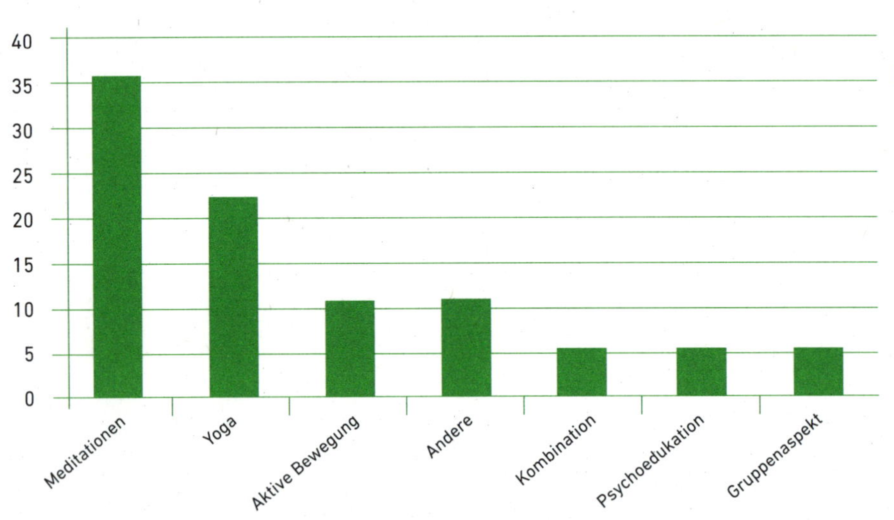

Abbildung 3.5 Antworten (in Prozent) auf die Frage: »Welches Element des Programms Mindful2Work war für Sie am sinnvollsten oder hat Ihnen am besten geholfen?«

Sieben (12 Prozent) Teilnehmenden geben an, mit der Kombination aus Yoga und Achtsamkeitsmeditationen weiterarbeiten zu wollen (zum Beispiel: »Ich habe die Absicht, den Tag immer mit Yoga und einer Meditation zu beginnen«) und weitere sieben (12 Prozent) wollen mit der Kombination aus bewusster aktiver Bewegung und Yoga arbeiten (zum Beispiel: »Sport und Yoga am Anfang eines Arbeitstags«). Fünf Teilnehmende (≈8 Prozent) geben an, in Zukunft mit einer Kombination aus bewusster aktiver Bewegung und Achtsamkeitsmeditationen weiterzuüben (zum Beispiel: »um mich aktiv zu bewegen, mache ich einen flotten Spaziergang oder gehe aufs Trampolin und zusätzlich werde ich jeden Tag meditieren und ein ›.a‹ machen«). Weitere drei Personen (5 Prozent) zogen es vor, nur noch Achtsamkeitsübungen zu machen und eine Person (2 Prozent) lediglich Yoga. Schließlich geben fünf Personen (8 Prozent) keine Antwort auf die Frage und eine Person (2 Prozent) gab an, mit keinem der Elemente weiterüben zu wollen.

4 Persönliche Interviews mit Teilnehmenden am Programm Mindful2Work

Die vollständige Studie, auf die sich dieser Abschnitt bezieht, ist dokumentiert in:

De Bruin, E. I., Valentin, S., Baartmans, J. M., Blok, M., Bögels, S. M., *Mindful2Work the next steps: Effectiveness of a program combining physical exercise, yoga and mindfulness, adding a wait-list period, measurements up to one year later and qualitative interviews,* Complementary Therapies in Clinical Practice (2020), 101137.

4.1 Studie 4: Zielsetzung

Das Ziel dieser qualitativen Studie ist es, den Teilnehmenden des Mindful2Work-Training im direkten Gespräch genau zuzuhören, wenn sie sich selbst zu ihren Erfahrungen äußern und so nicht nur die Erfahrungen wahrzunehmen, die wir als Wissenschaftlerinnen an den von uns festgelegten Fragebögen ablesen können. Es handelt sich also eher um ein Bottom-up-Vorgehen, das unserer Meinung nach neben einem stärker forschungsgeleiteten (Top-down-)Vorgehen sehr gewinnbringend ist (vielleicht am gewinnbringendsten), vor allem wenn es um die Betrachtung der Effekte von Achtsamkeit geht. Denn wer kann die Effekte für die eigene Person besser in Worte fassen als die Person selbst?

»Ich hatte Beschwerden in den Händen, den Schultern und im Nacken. Eigentlich hatte ich also vor allem körperliche Beschwerden, was wahrscheinlich daran lag, dass ich so gestresst war. Auf Anraten des Betriebsarztes habe ich am Mindful2Work-Training teilgenommen. Wenn ich gestresst bin, verfange ich mich in meinen eigenen Gedanken. Und ich hatte das Gefühl, dass das Mindful2Work-Training mir hierbei helfen könnte. Am meisten habe ich davon profitiert, besser zu spüren, wie ich mich fühle. Ich kann jetzt im Laufe des Tages, wenn ich arbeite, viel besser kurz in mich hineinspüren: Wie halte ich meine Schultern? Und wenn ich dann zum Beispiel bemerke, dass ich meine Schultern stark hochziehe, kann ich inzwischen auch besser loslassen. Auch meinen Atem nehme ich jetzt besser wahr. Wenn ich sehr hoch oben atme, kann ich die Atmung inzwischen besser wieder nach unten bringen. Ich wusste auch schon vor dem Training, dass mein Körper manchmal angespannt war, aber ich konnte es nicht so gut spüren und loslassen. Im Training habe ich besser gelernt, wirklich zu spüren, was in meinem Körper gerade geschieht, um dann etwas daran zu ändern. Ich habe auch gelernt zu akzeptieren, wie ich mich fühle. Ich dachte immer, dass man irgendwann nie wieder gestresst ist, wenn man achtsam ist. Aber inzwischen weiß ich, dass das nicht stimmt, dass man dann überhaupt nicht mehr gestresst ist, sondern dass es eher darum geht zu akzeptieren, dass man gestresst ist und bei diesem Gefühl innehalten kann. Also merke ich inzwischen: Oh, ich bin gerade gestresst und daran kann ich vielleicht gerade nicht viel ändern, außer daran zu denken, dass es morgen vielleicht nicht mehr so schlimm ist. Einige Woche nach dem Training habe ich das plötzlich verstanden.«

4.2 Studiendesign

Es wurden neun Teilnehmende innerhalb von zwei Monaten nach Beendigung des Mindful2Work-Programms interviewt. Die Interviewtranskripte wurden nach den Leitlinien für conventional content analysis aufbereitet. Bei dieser Art der Analyse von Interviewdaten wird das Kodierschema aus den Daten entwickelt und nicht vorher festgelegt (Hsieh, Shannon, 2005). Allerdings sind wir natürlich an bestimmten Themen interessiert und haben daher bereits vorab vier allgemeine, weit gefasste Themen formuliert (Bernard, Ryan, 2009): 1. Bedeutung von Achtsamkeit; 2. Einschätzung des Programms Mindful2Work; 3. Veränderungen durch das Programm Mindful2Work; 4. Wirkmechanismen von Achtsamkeit oder des Programms Mindful2Work. Spezielle Haupt- und Unterkategorien wurden vorab nicht formuliert, sondern wurden aus den Konzepten und Gedanken der Interviewteilnehmer abgeleitet. Die Interviews wurden von einer unabhängigen Forschungsassistentin durchgeführt (JB, Sonderpädagogin in der Ausbildung), die über entsprechende Kenntnisse und einige eigene Erfahrung in Bezug auf Achtsamkeit verfügt. Sie dauerten durchschnittlich 20 Minuten und fanden an einem Ort statt, den die Teilnehmenden frei wählen konnten, in der Universität Amsterdam, bei UvA minds You oder bei den Teilnehmenden zu Hause. Anschließend wurden wörtliche Transkripte von allen Interviews angefertigt (was für eine Arbeit!) und (von Esther de Bruin) Hauptkategorien festgelegt, die die Kernkonzepte und Gedanken der Teilnehmenden widerspiegeln. Die Hauptkategorien wurden dann in Unterkategorien zweiter und dritter Ordnung unterteilt (zum Beispiel: Hauptkategorie »Neu erworbene Fähigkeiten«, Unterkategorie zweiter Ordnung »Bewusstwerdung«, Unterkategorie dritter Ordnung »Größeres Bewusstsein für die Signale des Körpers«). Beim Erstellen der Haupt- und Unterkategorien in einem Baumdiagramm bezogen wir uns immer wieder auf die ursprünglichen Aussagen der Teilnehmenden, um so nahe wie möglich am gesprochenen Wort zu bleiben (Ryan, Bernard, 2003). Anschließend wurden die Interviews in 318 Einzelzitate aufgeteilt (von Esther de Bruin), die dann den Kategorien zugeordnet wurden. Um die Zuverlässigkeit dieser Kategorien herauszuarbeiten, prüften wir die Interrater-Reliabilität, indem ein zweiter unabhängiger Rater (NK, Psychologe) mit fundierten Kenntnissen und großer Erfahrung in Bezug auf Achtsamkeit, der außerdem Achtsamkeitstrainer ist (nicht beim Programm Mindful2Work), alle Zitate ebenfalls den Kategorien zuordnete. Vorab wurden die Kategorien mündlich erläutert. Wir stellten eine Korrelation von 0.92 fest. Bei den beiden Ratern herrschte also eine große Übereinstimmung, ohne dass sie sich abgesprochen hätten, sodass wir davon ausgehen können, dass die vorgeschlagenen Kategorien eine zuverlässige Wiedergabe der Äußerungen im mündlichen Interview garantieren. Obwohl die Übereinstimmung im Wesentlichen groß war, ist die Interpretation von Äußerungen anderer dennoch eine herausfordernde – und zugleich inspirierende – Aufgabe. Zum Beispiel kann eine Aussage wie: »Ich urteile jetzt nicht mehr so schnell über mich selbst« von der einen Person als »Selbstfürsorge« kodiert werden und von einer anderen als »Nicht-Urteilen«. Kleine Unterschiede sind also angesichts der (subjektiven) menschlichen Komponente bei dieser Art Studie zu erwarten.

4.3 Wichtigste Ergebnisse für die klinische Praxis

Die Aussagen in den Interviews wurden somit in drei Hauptkategorien aufgeteilt, von denen zwei tatsächlich mit den Effekten von Achtsamkeit in Verbindung stehen: »Neu erworbene Fähigkeiten« und »Effekte auf das Wohlbefinden«. Für die weitere Unterteilung auf zweiter und dritter Ebene siehe Abbildung 3.6. Beispielantworten werden in Tabelle 3.4 und 3.5 wiedergegeben.

> »Achtsamkeit bedeutet für mich, mir über die Aktivitäten, mit denen ich beschäftigt bin, bewusst zu sein. Und auch ein größeres Körperbewusstsein. Ich achte dann mehr auf meine Umgebung, darauf wie das Wetter ist, welche Blumen ich sehe. Und ich denke nicht einfach nur in Schubladen und geradeaus, sondern schaue auch nach rechts und links. Ich halte häufiger bei dem inne, womit ich gerade beschäftigt bin, und komme dadurch zur Ruhe.«

Außerdem stellen wir fest, dass sich bei den Antworten eine dritte Hauptkategorie abzeichnet: »Aspekte des Trainings«. Diese Antworten sind meist positive Bemerkungen (»Tops«) zum Mindful2Work-Programm und können in die folgenden acht Unterkategorien eingeteilt werden: »Werkzeuge« (konkrete Instrumente, die die Teilnehmenden im Training an die Hand bekommen haben und die sie weiterhin anwenden oder auf die sie zurückgreifen können), »Trainingsleitung« (positive Aspekte bei Trainer oder Trainerin), »Kombination« (die Stärke des Programms Mindful2Work beruht auf der Kombination der einzelnen Elemente), »Dankbarkeit« (Dankbarkeit für die Teilnahme am Training und für die daraus resultierenden Effekte), »Reihenfolge« (die Stärke des Programms Mindful2Work beruht auf der Reihenfolge oder dem Flow von bewusster aktiver Bewegung, Yoga und Achtsamkeit), »Wiederholung« (die Stärke des Programms Mindful2Work beruht auf der Wiederholung), »Gruppe« (die Stärke des Programms Mindful2Work beruht auf dem Gruppeneffekt, der offenen Atmosphäre, dem Wiedererkennen des eigenen Leidens bei anderen und schließlich »Zugänglichkeit« (die Stärke des Programms Mindful2Work beruht auf der guten Zugänglichkeit für jeden Einzelnen). Neben diesen »Tops« nennen Teilnehmende in den Interviews auch »Tipps«, Herausforderungen, mit denen sie konfrontiert sind (sehr geringe Anzahl »Tipps« im Vergleich zu den »Tops«). Es sind meist einzelne, für sich stehende Bemerkungen, so hätten sich zum Beispiel einige Teilnehmende mehr Sitzungen gewünscht oder jemand anderes hätte gerne mehr über den jeweiligen persönlichen Hintergrund gesprochen. Die Kategorie, die hier unserer Meinung nach am stärksten in den Vordergrund rückt, ist jedoch »Umsetzung in die Praxis«. Hierbei geht es um die Herausforderung, das Gelernte (mit Bezug auf bewusste aktive Bewegung, Yoga und Achtsamkeit) weiterhin in den Alltag zu integrieren, um dranzubleiben. Dies ist eine Parallele zur Kategorie »Just do it!« aus der vorangegangenen Studie, siehe Abschnitt 3.3. Die Teilnehmenden stellen in den Interviews eindringlich dar, dass es – obwohl sie im Training brauchbare und nützliche »Werkzeuge« an die Hand bekommen haben (Kategorie »Werkzeuge«) und diese auch noch regelmäßig einsetzen – immer noch eine Herausforderung ist, die Übungen langfristig in das tägliche, oft hektische Leben langfristig einzubinden.

»Die größte Herausforderung ist, dranzubleiben«; »Ich würde mir wünschen, dass es zu einem noch festeren Bestandteil meines Lebens wird«; »Jetzt fehlt mir nur noch die Disziplin, dranzubleiben«; »Es ist für mich noch nicht zur Routine geworden«; »Ich hoffe, dass ich die Übungen allmählich doch irgendwie in den Tag einbauen kann«.

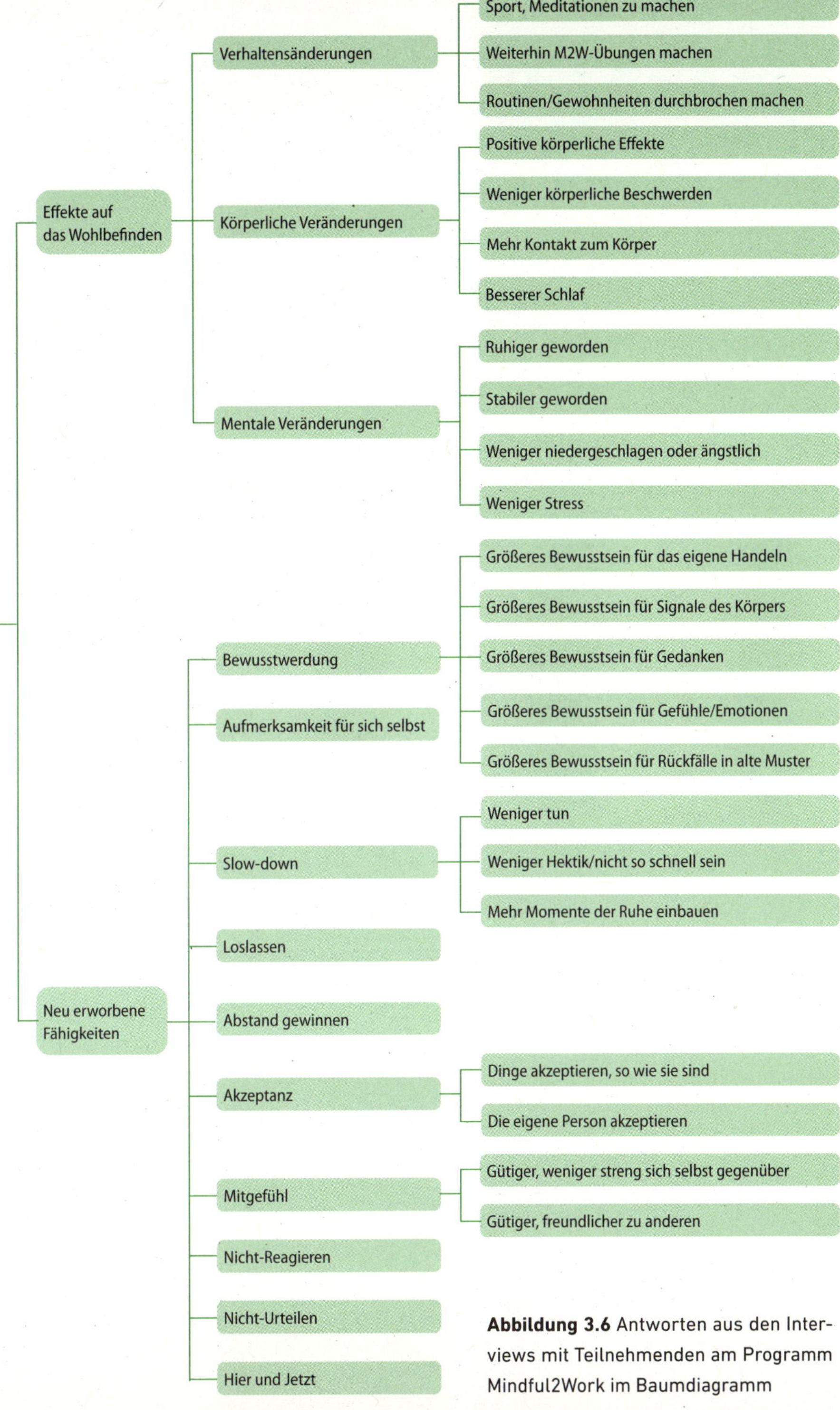

Abbildung 3.6 Antworten aus den Interviews mit Teilnehmenden am Programm Mindful2Work im Baumdiagramm

Tabelle 3.4 Themen und Beispielantworten aus der Hauptkategorie »Neu erworbene Fähigkeiten« aus den Interviews mit Teilnehmenden am Programm Mindful2Work

Thema	Beispielantworten
Bewusstwerdung	Ich erledige die Dinge, die vorher Routine waren, jetzt bewusster; ich nehme jetzt bewusst wahr, dass ich bei meiner Arbeit einfach immer weitermache; bei mir wurde ein Schalter »Bewusst« installiert; ich nehme jetzt bewusst wahr, dass meine Gedanken ständig weiterrasen.
Aufmerksamkeit für sich selbst	Jetzt geht es einfach mal kurz um mich, der Rest kann warten; ich schaffe mir kurz einen Raum für mich selbst; meditieren hilft mir, um zu mir selbst zu finden.
Entschleunigen	Ich habe angefangen, langsamer zu leben, und das meine ich positiv; ich habe begonnen, die Sachen etwas weniger schnell zu erledigen, langsamer ist es aber noch nicht; ich renne nicht ständig einfach weiter.
Loslassen	Ich muss nicht mehr alles ganz genau wissen; ich muss nicht überall dabei sein; das zieh ich mir nicht mehr an; ich denke jetzt öfter »lass mal gut sein«.
Abstand gewinnen	Ich kann die Dinge jetzt besser mit Abstand betrachten; ich kann meine Gedanken auch mal ab und zu einfach nicht beachten; es bildet sich eine Art Kokon um mich herum, ohne dass ich apathisch bin.
Akzeptanz	Ich bin zufriedener damit, wie es ist; es ist in Ordnung manchmal zu weinen; die Gefühle dürfen einfach kommen, manchmal bin ich fröhlich und manchmal nicht und daran muss ich nichts ändern.
Mitgefühl	Ich bin gütiger; das nimmt dem Ganzen die Schärfe; ich bin wirklich zu allen freundlicher; ich urteile nicht mehr so hart über mich; ich bin weniger streng mit mir.
Nicht-Reagieren	Ich stürze mich nicht mehr sofort auf alles, um darauf zu reagieren; ich werden nicht mehr sofort so schrecklich wütend.
Nicht-Urteilen	Ich urteile nicht mehr sofort über alles; ich nehme eine Idee oder ein Gefühl inzwischen wahr, ohne direkt zu urteilen.
Hier und Jetzt	Ich bin jetzt hier und ansonsten gibt es kein Gestern oder Morgen; ich denke nicht mehr an alles, was noch getan werden muss, sondern an das, was gerade wirklich wichtig ist; ich befinde mich wirklich im Hier und Jetzt.

Tabelle 3.5 Themen und Beispielantworten aus der Hauptkategorie »Effekte auf das Wohlbefinden« aus den Interviews mit den Teilnehmenden am Programm Mindful2Work

Thema	Beispielantworten
Veränderung von Mustern	Ich gehe inzwischen zu Fuß zur Arbeit; es hat meine Routinen erfreulich aufgeweicht; ich mache jetzt jeden Abend zu Hause Yoga; früher habe ich während des Essens immer den Fernseher angemacht; ich fahre mehr Fahrrad.
Körperliche Verbesserungen	Ich merke es körperlich; ich bin dadurch vitaler geworden; ich bin gelenkiger; ich fühle mich nicht mehr so steif; ich komme jetzt an meine Zehen; die körperlichen Stressbeschwerden sind größtenteils verschwunden.
Besserer Schlaf	Ich schlafe jetzt wieder gut; ich beginne, wieder besser zu schlafen.
Ruhiger	Achtsamkeit hilft mir, ruhiger zu bleiben; ich stehe viel ruhiger und entspannter im Leben; ich bin auch bei der Arbeit viel entspannter.
Stabiler	Ich bin ausgeglichener; ich fühle mich stabiler; ich habe weniger emotionale Ausreißer.
Weniger niedergeschlagen und ängstlich	Vorher hatte ich manchmal Phasen von Niedergeschlagenheit oder Depression, das habe ich jetzt nicht mehr so oft; ich bin nicht mehr so ängstlich.
Weniger Stress	Mein Kopf ist komplett vom Stress befreit; durch die Bewegung lässt der Stress ein wenig nach; ich komme ein wenig vom Stress runter.

Auch wenn es nicht das Ziel einer qualitativen Studie ist, Antworten in quantitative Größen umzusetzen, fällt dennoch auf, dass Antworten, die mit Achtsamkeitsfähigkeiten zusammenhängen, mehr als zweimal so oft genannt werden wie Antworten, die konkrete Effekte auf das Wohlbefinden widerspiegeln. Dasselbe konnte in den Evaluationsfragebogen aus

Abschnitt 3 beobachtet werden, während sich in den quantitativen Studien in Abschnitt 1 und 2 beinahe alle Ergebnisgrößen auf das Wohlbefinden beziehen, so wie es auch viele große internationale Studien zu achtsamkeitsbasierten Programmen spiegeln. Scheinbar beziehen sich die Teilnehmenden, wenn wir sie selbst zu Wort kommen lassen, direkt auf eine tiefere Schicht. Statt »an der Oberfläche zu bleiben« und die Effekte des Trainings aufzuführen, gehen sie sofort in die Tiefe und benennen, wodurch, wie oder über welchen Weg diese Effekte zustande gekommen sind. Sie geben uns als Wissenschaftlern damit sozusagen eine Art Hinweis auf die möglichen Wirkmechanismen des Trainings. Genau wie in Abschnitt 3 rückt auch in den Interviews die Kategorie »Bewusstwerdung« deutlich ins Zentrum: Bewusstwerdung in Bezug auf das eigene Handeln oder Verhalten, die Gedanken, die Gefühle, die Signale des Körpers und die Dinge in der Umgebung. Für konkrete Beispielantworten siehe auch Tabelle 3.4. Ansonsten fällt auch hier die Übereinstimmung zwischen einigen Qualitäten der Achtsamkeit, wie sie von Jon Kabat-Zinn formuliert wurden, und den Antworten der interviewten Teilnehmenden auf: die Grundhaltungen »Geduld« (Übereinstimmung mit der Kategorie »Slow-down«) und »Loslassen« (Übereinstimmung mit der Kategorie »Loslassen«) treten auch hier wieder in den Vordergrund.

»Wenn ich achtsam bin, habe ich nicht mehr das Gefühl, in einer Wildwasserbahn zu sitzen, die vom Anfang des Tages oder der Woche bis zum Ende des Tages oder der Woche durchrast. Inzwischen steuere ich mein Boot selbst und lege ab und zu kurz an.«

»Es hat für mich wirklich etwas damit zu tun, ein wenig loszulassen; dass ich nicht mehr alles über die Kollegen wissen muss, über die anderen Organisationen, mit denen wir zusammenarbeiten, dass ich nicht mehr überall dabei sein muss.«

Außerdem tritt die Kategorie »Akzeptanz« in den Interviews etwas häufiger auf als in den Evaluationsfragebogen aus Abschnitt 3. Bei Jon Kabat-Zinn beinhaltet die Qualität der »Akzeptanz« die Fähigkeit, die Dinge so zu sehen, wie sie wirklich sind und sie zu akzeptieren wie sie sind, ohne sie verändern zu wollen. Dies spiegelt sich in Antworten von Teilnehmenden, in denen sie äußern, dass sie nach dem Training ihre Gefühle und Gedanken so akzeptieren, wie sie sind.

> »Ich merke, dass ich es manchmal mit einem ganzen Berg an Gefühlen zu tun habe und früher habe ich dazu geneigt, sie einfach wegzuschieben, aber sie kommen immer wieder. Inzwischen denke ich, okay, sie sind da, und ich untersuche sie dann einfach und akzeptiere sie. Und inzwischen merke ich dann auch, dass sie einfach wieder weggehen und das ist sehr angenehm.«

Schließlich zeigt sich in den Interviews eine interessante Kategorie, die mit dem Durchbrechen von Mustern und Routinen zu tun hat (Kategorie »Veränderung von Mustern«). Immer wieder ist zu hören, dass alte (nicht hilfreiche) Muster verlassen werden (wobei wahrgenommen wird, dass das Risiko für einen Rückfall in alte Muster ständig vorhanden ist). Konkrete Beispiele hierfür finden sich in Tabelle 3.5. Dies kann als ein weiterer Schritt im Sinne unseres Gedankengangs betrachtet werden: Viele Dinge werden also nicht nur zunehmend bewusster und aufmerksamer wahrgenommen, sondern von dieser Bewusstwerdung ausgehend werden die Teilnehmenden auch aktiv, um Aspekte ihres Lebens oder Gewohnheiten, mit denen sie vielleicht weniger zufrieden sind, zu verändern. Dies wird aus unserer Sicht sehr deutlich.

Während ich (Esther de Bruin) die verschiedenen Teile dieses Mindful2Work-Handbuchs zusammenstellte, machte ich fast jeden Tag Übungen aus dem Programm. Als ich mir anschließend die Fragen des Interviews selbst vorlegte, zeigte sich auch für mich, dass das Durchbrechen von Mustern und Verhaltensänderungen ein wichtiges Ergebnis des Trainings ist. Ich mache mehr Sport – vor allem bewusster –, habe wieder mit Sportarten begonnen, die ich lange nicht mehr gemacht habe, ich esse weniger und vor allem bewusster und Yoga (für das Meditieren gilt dies schon länger) ist ein Teil meines Alltags geworden. So mache ich immer morgens einige Übungen und gehe jede Woche in eine Yoga-Stunde. Außerdem bemerke ich, dass ich viel freundlicher zu anderen bin und weniger überreagiere, wenn Situationen bei der Arbeit Stress verursachen. Auch für mich lautet die Herausforderung, weiter dranzubleiben!

Ich (Anne Formsma) integriere die Elemente aus dem Mindful2Work-Programm täglich in mein eigenes Leben. Das Training liegt mir sehr am Herzen und es ist etwas ganz Besonderes für mich, es auch als Trainerin zu begleiten. Ich schöpfe dabei aus der eigenen Erfahrung und nehme die positiven Effekte von Achtsamkeit, Yoga und Sport so selbst wahr. Trotz der positiven Effekte merke ich, dass es schwierig sein kann, im Alltag Zeit dafür zu finden. Durch das Programm Mindful2Work ist mir bewusst geworden, dass auch die kleinen Dinge zählen, ein paar Minuten Meditation pro Tag, kurz vor dem Schlafengehen eine Yoga-Position (Halbe Kerze) oder ein kurzer Spaziergang nach dem Abendessen, statt sofort auf dem Sofa zusammenzubrechen. Früher habe ich die Messlatte für mein eigenes Training oft sehr hoch gelegt, sodass ich unter dem Strich eigentlich weniger gemacht habe und außerdem noch Schuldgefühle hatte. Aber inzwischen ist es zu einem ganz selbstverständlichen Teil meines Lebens geworden. Während der Trainertätigkeit in den Gruppen des Mindful2Work-Programms habe ich ein intensives Gefühl der Verbundenheit und des Mitgefühls (auch für mich selbst) erleben dürfen. Ich bin mir des »universal suffering« in dieser hektischen, fordernden Zeit, in der wir im Moment leben, noch bewusster geworden.

Als ich (Susan Bögels) an einem Mindful2Work-Training teilnahm, das Anne Formsma leitete, und die Aufgabe bekam, während der achtsamen Bewegungsübungen das »Schlusslicht« zu spielen, also im Schneckentempo zu laufen und die Bewegungsübungen mit halber Geschwindigkeit zu machen, wurde ich mir meiner Neigung bewusst, willentlich das Tempo zu beschleunigen, ohne auf die Möglichkeiten und Begrenzungen meines Körpers zu hören. Es war eine echte Erleichterung, diese Rolle zu übernehmen, bei der ich mich langsamer bewegen »musste«! Ich experimentierte mit achtsamem Tennis und entdeckte, dass ich, wenn ich nur 70 Prozent gab und mit Aufmerksamkeit für die Bewegung, den Prozess, die Interaktion spielte, statt auf das Ergebnis zu blicken, das Spiel nicht nur intensiver genoss, sondern auch besser durchspielen konnte und mich selbst nicht heruntermachte, wenn ich einen Ball nicht richtig erwischte. Das auf Erholung ausgerichtete (Yin-) Yoga aus dem Programm tat mir unglaublich gut, sodass ich jetzt jede Woche zum Yoga gehe, wobei ich – ausgehend davon, wie ich mich fühle – zwischen Yin- oder Yang-Yogastunden oder einer Kombination aus beidem wechsele. Meditation ist schon lange ein Teil meines Lebens, aber durch die Kombination mit Yoga und Sport und einem bewussteren Ess- und Schlafverhalten habe ich das Gefühl, dass mein Körper und mein Leben besser im Gleichgewicht sind als je zuvor.

4.4 Studie 4: Schlussfolgerungen

> »Ich presse seit zwei Monaten meinen Orangensaft selbst, statt im Supermarkt schnell nach irgendeiner Packung Saft zu greifen.«

Was für ein wunderbares Beispiel für eine greifbare, konkrete und gut nachvollziehbare Verhaltensveränderung. Da stellt sich die Frage: Warum untersuchen wir die Effekte eines Trainings eigentlich über Fragebögen, wenn wir die Menschen auch direkt fragen können? Die Antworten, die die Menschen selbst formulieren, schriftlich oder im Gespräch, sind so reich, so bunt und gehen so viel tiefer als jeder Fragebogen oder computergestützte Test. Wir sind sehr dankbar, dass wir die Möglichkeit hatten, die Menschen selbst zu Wort kommen zu lassen. Im Zentrum vieler ihrer Antworten steht der Begriff Bewusstsein oder vielleicht eher Bewusstwerdung. Denn *sein* beinhaltet, dass man etwas bereits ist, wohingegen werden eher die Entwicklung und damit den Lernprozess, die Veränderung betont, was sich auch in den Antworten widerspiegelt, in denen das Durchbrechen von Mustern und Routinen anklingt. Die Teilnehmenden berichten, dass sie durch das Praktizieren von Achtsamkeit, durch die Teilnahme am Mindful2Work-Programm, ihre Gedanken bewusster wahrnehmen, ihre Gefühle, die Signale ihres Körpers, die Blumen in der Umgebung, das Wetter, die Hektik, in der sie Fahrrad fahren, kleine Dinge. Sie berichten, dass sie, wie das Beispiel oben so gut verdeutlicht, auch wirklich aktiv die täglichen Gewohnheiten und Muster durchbrochen haben.

»Im wahrsten Sinne des Wortes eine Bewusstwerdung. Ich mache die Dinge, die normalerweise zu meinen Routinen gehören, jetzt bewusster ... und mit der Methode, die wir während des Mindful2Work-Programms gelernt haben, bin ich mir vieler Dinge, auch der Routinehandlungen, bewusster und kann sie so eventuell verändern, sie einfach nicht mehr tun oder eben gerade tun, und das hat mir wirklich die Augen geöffnet.«

5 Mindful2Work: Wirkmechanismen

Die vollständige Studie, auf der dieser Abschnitt basiert, ist dokumentiert in:

Van der Meulen, R. T., Valentin, S., Bögels, S. M., De Bruin, E. (in Vorbereitung), *Mindfulness and Self-Compassion as Mediators of Mindful2Work Training for Perceived Stress and Chronic Fatigue.*

5.1 Studie 5: Zielsetzung

Die Effektivität von achtsamkeitsbasierten Programmen ist gut belegt, dennoch ist wenig zu deren Wirkmechanismen bekannt, den Mechanismen, die der jeweiligen Veränderung zugrunde liegen (Gu u. a., 2015; Kuyken u. a., 2010). Das gilt auch für das Programm Mindful2Work. Wie in Abschnitt 1 und 2 beschrieben, können positive Effekte des Programms Mindful2Work in Bezug auf chronische Erschöpfung und Stressreduktion nachgewiesen werden. Was diese Effekte allerdings erklärt, ist noch unklar. In diesem Abschnitt werden wir uns Schritt für Schritt auf die Suche nach den Wirkmechanismen des Programms Mindful2Work begeben. Chronische Erschöpfung und Stress wurden dabei als Kernvariablen gewählt, da es sich hierbei um die Beschwerden handelt, mit denen sich die Teilnehmenden am häufigsten beim Mindful2Work-Programm vorstellen. Außerdem ist die Reduzierung von Stress und Burnout-bezogenen Symptomen das zentrale Ziel bei der Entwicklung dieses Trainings und das Vorhandensein von Stress und chronischer Erschöpfung ist Aufnahmekriterium für die Teilnahme am Programm. Es ist, als betrachteten wir eine Blume, bei der wir im Vorfeld des Trainings zunächst die äußeren Blütenblätter auf den Zusammenhang (die Korrelation) zwischen den Zielgrößen und den möglicherweise zugrunde liegenden Wirkmechanismen untersuchen. Anschließend betrachten wir den Zusammenhang (die Korrelation) basierend auf der Differenz der Werte vor und nach dem Training, wir fragen also: Gibt es einen Zusammenhang zwischen dem Anstieg des achtsamen Bewusstseins und der Reduzierung von Stress? Dann betrachten wir die inneren Blütenblätter, wobei wir mithilfe von Mediationsanalysen testen, ob die Variablen, die aus den oben beschriebenen Schritten resultieren, die Effekte auch tatsächlich mediieren (erklären). Und schließlich schauen wir uns mithilfe einer explorativen Mediationsanalyse das Innere der Blüte an, um herauszufinden, welche Aspekte des achtsamen Bewusstseins die genauen Wirkmechanismen sind.

Basierend auf dem, was die Teilnehmenden selbst sagen (siehe Abschnitt 3 und 4) und der vorhandenen Literatur (siehe auch in Kapitel 1, Abschnitt 2, 3 und 4) erwarten wir, dass das Programm Mindful2Work drei wichtige Wirkmechanismen hat: das achtsame Bewusstsein, das Selbstmitgefühl und die Stressreduktion.

5.2 Studiendesign

Diese Studie umfasst dieselben Teilnehmenden wie in Abschnitt 2. Mithilfe von Korrelation wird die Beziehung zwischen den Variablen untersucht. Korrelationen beschreiben eine bidirektionale Beziehung. Wir können hieraus also keine Schlussfolgerungen darüber ableiten, ob das eine (zum Beispiel ein Anstieg des Selbstmitgefühls) das andere (zum Beispiel eine Reduzierung der chronischen Müdigkeit) voraussagt oder erklärt. Anschließend werden diese Variablen mithilfe von Mediationsanalysen auf eine etwas komplexere Weise miteinander in Verbindung gesetzt. Ein Mediator ist eine Variable, die die Beziehung zwischen zwei anderen Variablen erklärt. Dies ermöglicht dann zum Beispiel die Hypothese, dass sich die Reduzierung von Stress nach dem Training mit dem Anstieg des achtsamen Bewusstseins während des Trainings erklären lässt.

5.3 Wichtigste Ergebnisse für die klinische Praxis

Erstens zeigt sich, dass vor dem Mindful2Work-Training sowohl das achtsame Bewusstsein, das Selbstmitgefühl als auch der Stress signifikant mit chronischer Erschöpfung zusammenhängen (jeweils r = -0.44, r = -0.48 und r = 0.70). Mit anderen Worten, je größer zum Beispiel das Selbstmitgefühl, desto geringer die chronische Erschöpfung und andersherum. Und je mehr Stress, desto mehr chronische Erschöpfung. Ebenso hängt das Ausmaß an achtsamem Bewusstsein und Selbstmitgefühl signifikant negativ mit dem Ausmaß an Stress zusammen (jeweils r = -0.57 und r = -0.63), oder: je größer zum Beispiel das achtsame Bewusstsein, desto geringer der Stress bei den Teilnehmenden, gemessen vor dem Training. Und auch zwischen achtsamem Bewusstsein und Selbstmitgefühl besteht ein signifikanter Zusammenhang (r = 0.69), je achtsamer eine Person ist, desto größer ist auch ihr Selbstmitgefühl.

In einem zweiten Schritt betrachten wir, wie sich diese Variablen vor dem Training im Vergleich zu nach dem Training verändern. Dabei zeigt sich das gleiche Bild. Ein Anstieg des achtsamen Bewusstseins und des Selbstmitgefühls und die Reduzierung von Stress hängen signifikant mit einer Reduzierung der chronischen Müdigkeit nach dem Training zusammen (jeweils r = -0.56, r = -0.50 und r = 0.68) und andersherum. Mit anderen Worten, je stärker zum Beispiel das Selbstmitgefühl während des Trainings zunimmt, desto größer ist die Reduzierung der chronischen Müdigkeit nach dem Training. Auch bei Stress als Zielgröße zeigt sich dieses Bild: Der Anstieg des achtsamen Bewusstseins und des Selbstmitgefühls hängen signifikant mit der Reduzierung von Stress nach dem Training zusammen (jeweils r = -0.56 en r = -0.50), oder je mehr das achtsame Bewusstsein während des Mindful2Work-Trainings zunimmt, desto größer die Stressreduktion nach dem Training. Und auch hier korrelieren das größere achtsame Bewusstsein und das Selbstmitgefühl signifikant (r = 0.56): je mehr das achtsame Bewusstsein während des Mindful2Work-Trainings zunimmt, desto stärker nimmt auch das Selbstmitgefühl während des Trainings zu. Die oben genannten wechselseitigen Abhängigkeiten werden in Abbildung 3.7 und 3.8 verdeutlicht:

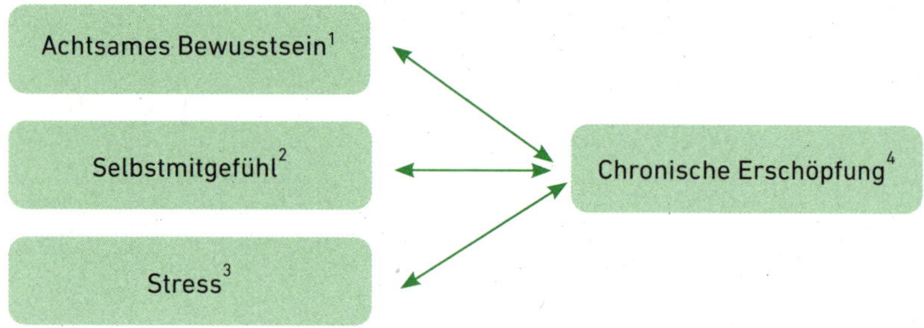

Abbildung 3.7 Ein Anstieg des achtsamen Bewusstseins und des Selbstmitgefühls und eine Reduzierung von Stress stehen im Zusammenhang mit der Reduzierung von chronischer Erschöpfung.

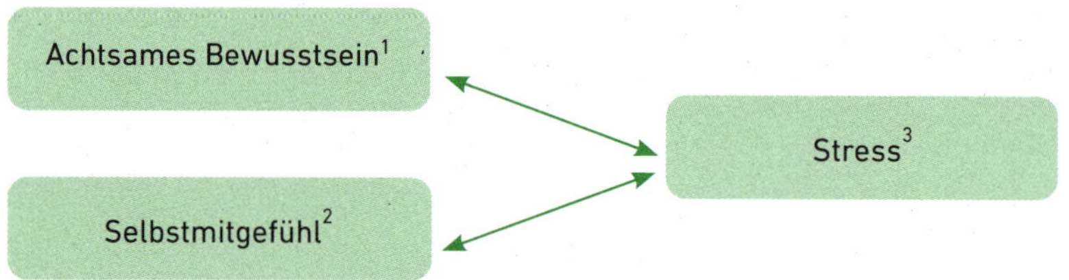

Abbildung 3.8 Ein Anstieg des achtsamen Bewusstseins und des Selbstmitgefühls stehen im Zusammenhang mit der Reduzierung von Stress.

---

1 Zur Messung des achtsamen Bewusstseins dient das FFMQ, Five Facets Mindfulness Questionnaire (Baer, Smith, Hopkins, Krietemeyer, Toney, 2006).

2 Zur Messung des Selbstmitgefühls dient die SCS = Self Compassion Scale (Neff, 2003b).

3 Zur Messung des Stresses dient die PSS (Cohen u. a., 1983).

4 Zur Messung der chronischen Müdigkeit dient die CIS (Beurskens u. a., 2000; Bültmann u. a., 2000).

Wir wissen jetzt, dass achtsames Bewusstsein, Selbstmitgefühl und Stress – sowohl deren Ausmaß vor dem Training als auch deren Anstieg/Reduzierung während des Trainings – in einem deutlichen Zusammenhang mit chronischer Erschöpfung und Stressreduktion stehen. Allerdings kennen wir die Struktur dieser Assoziationen noch nicht, wir wissen also nicht, wie der Veränderungsprozess genau aussieht. In einem dritten Schritt, bei dem wir noch deutlich tiefer in die Blüte hineinblicken, versuchen wir, besser zu verstehen, wie diese Variablen zusammenwirken. Wir testen hierzu achtsames Bewusstsein, Selbstmitgefühl und Stress als mögliche Mediatoren. Ohne hier allzu tief auf die statistische Vorgehensweise im Zusammenhang mit Mediationsanalysen eingehen zu wollen (siehe hierzu den wissenschaftlichen Artikel in Vorbereitung von Van der Meulen, Valentin, Bögels und de Bruin), zeigt sich zunächst, dass abhängig davon, welche Zielgrößen gewählt werden (Verringerung der chronischen Müdigkeit oder Stressreduktion), sowohl achtsames Bewusstsein, Selbstmitgefühl und Stress signifikante Mediatoren sind. Mit anderen Worten, die Verringerung der chronischen Müdigkeit nach dem Training verläuft vor allem über den Weg des gewachsenen achtsamen Bewusstseins und der Stressreduktion. Daneben vermindert sich der Stress nach dem Mindful2Work-Programm vor allem durch den Anstieg des achtsamen Bewusstseins und des Selbstmitgefühls. Und schließlich betrachten wir das Innerste der Blüte: Achtsames Bewusstsein ist ein weit gefasster Begriff, der sich in verschiedene Aspekte unterteilen lässt, zu dessen Beschreibung also mehr als nur die Grundfarben eingesetzt werden müssen. In unserer eigenen Achtsamkeitspraxis erscheinen uns vor allem die zentralen Konzepte des Nicht-sofort-Reagierens und -Urteilens als die Wege, über die andere Effekte möglich werden (zum Beispiel geduldiger werden, weniger leicht verärgert sein oder seltener wütend reagieren).

»Auch wenn Achtsamkeit zuerst nicht wirklich mein Ding war, habe ich es nach dem Training trotzdem weitergemacht, vor allem wenn es darum ging, nicht gleich wütend auf etwas zu reagieren. Ich finde es nicht ganz einfach zu erklären, aber die Tatsache, dass ich nicht immer gleich wütend werde, führte bei mir zu einem erstaunlichen Effekt. Das war dann doch ein wirklich überraschender Bonus«.

Auch in manchen Studien zu achtsamkeitsbasierten Programmen erscheint der Faktor »Nicht-Reagieren« als stärkster Mediator für spätere Ergebnisse (Haenen, Nyklíček, Van Son, Pop, Pouwer, 2016; Malinowski, Lim, 2015). Wenn wir allerdings die Äußerungen der Teilnehmenden am Mindful2Work-Training betrachten (Abschnitt 3 und 4), fällt auf, dass sowohl direkt nach dem Training als auch sechs Wochen und sechs Monate später »Dinge bewusster tun« auf dem ersten Platz steht (parallel zum Faktor »bewusstes Handeln« des FFMQ (Baer u. a., 2006; De Bruin, Topper, Muskens, Kamphuis, Bögels, 2012). Den Antworten der Teilnehmenden zufolge lautet die Hypothese also, dass »bewusstes Handeln« sowohl die unmittelbaren Ergebnisse mediiert als auch die langfristigen Effekte. Manche Studien zeigen tatsächlich, dass besonders dieser Achtsamkeitsfaktor die Ergebnisse für das Wohlbefinden direkt nach dem Training mediiert (Nyklíček, Kuijpers, 2008; Shapiro, Oman, Thoresen, Plante, Flinders, 2008), während in anderen Studien diese unmittelbaren Effekte nicht festgestellt werden, wobei aber auf längere Sicht »bewusstes Handeln« (und »Nicht-Urteilen«) sehr wohl als Mediator auftritt (Haenen u. a., 2016), ganz so, als wären dies Achtsamkeitsfähigkeiten, die sich erst allmählich entwickeln, Samen, die erst ein wenig später keimen. Basierend auf den Aussagen der Teilnehmenden, der Literatur und der eigenen Erfahrung beim Praktizieren von Achtsamkeit können wir die Hypothese aufstellen, dass das Programm Mindful2Work insbesondere über die Aspekte »bewusstes Handeln«, »Nicht-Reagieren« und »Nicht-Urteilen« zu einer Reduzierung von chronischer Erschöpfung und Stress führt. In explorativen Mediationsanalysen hat sich gezeigt, dass vor allem der Aspekt »bewusstes Handeln« die Reduzierung von chronischer Erschöpfung und Stress direkt nach dem Training mediiert*. Ob dies auch längere Zeit nach dem Training so bleibt, wird aktuell genauer untersucht.

5.4 Studie 5: Schlussfolgerungen

Nachdem nun die verschiedenen Schichten der Blüte offen vor uns liegen, können wir festhalten, dass sowohl achtsames Bewusstsein (besonders bewusstes Handeln), Selbstmitgefühl und Stressreduktion eine Rolle spielen, wenn es um die Wirkmechanismen des Programms Mindful2Work geht, und dass die Evidenz für achtsames Bewusstsein bislang am größten zu sein scheint.

---

* »Bewusstes Handeln« erweist sich als der einzige signifikante Mediator, wenn alle drei Aspekte gleichzeitig in das Mediationsmodell aufgenommen werden. Wenn allerdings nur »bewusstes Handeln« und »Nicht-Urteilen« aufgenommen werden, erscheint auch »Nicht-Urteilen« als signifikanter Mediator für die Stressreduktion. Das hat wahrscheinlich mit Multikollinearität zu tun, oder einem Zusammenhang zwischen den Aspekten »Nicht-Urteilen« und »Nicht-Reagieren« (für Details hierzu siehe den Artikel in Vorbereitung von De Bruin, Valentin, Bögels).

(Welche Rolle spielt Achtsamkeit im Hinblick auf die Veränderungen, die Sie in Ihrem Leben wahrnehmen?) »Es ist nicht so, als könnte man einfach auf einen Knopf drücken, ich habe eher so etwas wie eine zusätzliche Denk-Etage in meinem Denken eingerichtet, die ich vorher nicht hatte. Eine Art Niveau oder ein Moment der Bewusstwerdung, was mein Handeln betrifft, sodass ich die Dinge zunehmend anders angehe.«

Diese Ergebnisse decken sich zum Teil mit früheren Untersuchungen. So zeigen verschiedene Metaanalysen, dass das Praktizieren von Achtsamkeit zu einem Anstieg des achtsamen Bewusstseins führt, was seinerseits wiederum zu einer Verringerung der Symptome und einem Anstieg der Lebensqualität führt (zum Beispiel Alsubaie u. a., 2017; Bränström u. a., 2010; Carmody, Baer, 2008; Gu u. a., 2015; Kuyken u. a., 2010). Angesichts dieser Übereinstimmungen zwischen dem Mindful2Work-Programm und den ursprünglichen MBSR- und MBCT-Programmen und dem großen Anteil von Achtsamkeitsmeditationen im Programm Mindful2Work ist es nicht überraschend, dass auch hier der Anstieg des achtsamen Bewusstseins einer der wichtigsten Wege ist, über den die Reduzierung der chronischen Müdigkeit und des Stresses erreicht wird. Malinowski und Lim (2015) stellen außerdem einen positiven Zusammenhang zwischen achtsamem Bewusstsein, dem Arbeitsengagement sowie dem Wohlbefinden fest. Besonders die Fähigkeit, automatische Reaktionen unterbrechen zu können und nicht direkt zu reagieren (»Nicht-Reagieren«) scheint hierbei der Faktor mit der größten Vorhersagekraft zu sein. Das Letztere scheint für Mindful2Work so nicht ganz zuzutreffen. Von den drei Faktoren, auf die wir uns konzentriert haben, scheint vor allem »bewusstes Handeln« die Reduzierung von chronischer Erschöpfung und Stress zu mediieren. Zweitens scheint der Anstieg des Selbstmitgefühls nach dem Mindful-

2Work-Programm ein Mediator für die Stressreduktion zu sein*, eine Feststellung, die übereinstimmt mit Metaanalysen, in denen Selbstmitgefühl ein mediierender Mechanismus für Ergebnisgrößen in MBCT- und MBSR-Studien ist, wie Grübeln, Ängste oder Depressionen (Kuyken u. a., 2010; Van der Velden u. a., 2015). Angesichts der Tatsache, dass die Zielgruppe für das Mindful2Work-Programm Übereinstimmungen mit den obigen Populationen aufweist und im Programm der (Weiter)entwicklung von Selbstmitgefühl explizit Aufmerksamkeit geschenkt wird, bestätigt dieses Ergebnis – genau wie oben genannte Ergebnisse in Bezug auf das achtsame Bewusstsein – unsere Erwartungen. In der Literatur, die sich bisher mit den Wirkmechanismen von achtsamkeitsbasierten Programmen befasst hat, zeigt sich die größte Evidenz in diesem Zusammenhang für achtsames Bewusstsein, während die Ergebnisse in Bezug auf Selbstmitgefühl etwas gemischter ausfallen. Bergen-Cico und Cheon (2013) sowie Keng und Kollegen (2012) stellen zum Beispiel fest, dass das Selbstmitgefühl nach dem Achtsamkeitsprogramm zwar zunimmt, aber dann die abhängigen Maße nicht mediiert, und in einer anderen Studie ist der Effekt des Achtsamkeitsprogramms in Bezug auf Selbstmitgefühl überhaupt nicht signifikant, während dies bei aktiver Bewegung sehr wohl der Fall ist (Jazaieri u. a., 2012). Allerdings ist dieses Studiengebiet auch noch sehr jung, und es ist gut möglich, dass dies in ein paar Jahren anders aussieht. Schließlich scheint, wie zu erwarten, auch Stressreduktion ein zugrunde liegender Wirkmechanismus des Mindful2Work-Prgramms zu sein. Aus vielen früheren Studien ist bekannt, dass achtsamkeitsbasierte

---

* Selbstmitgefühl ist kein signifikanter Mediator für die Zielgröße chronische Erschöpfung, wenn bereits für den Effekt von achtsamem Bewusstsein als Mediator kontrolliert wird (in einem multiplen Mediationsmodell). Wäre Selbstmitgefühl jedoch der einzige Mediator im Modell (in einem einfachen Mediationsmodell), könnte er dennoch als signifikanter Mediator in den Vordergrund treten. Für Details hierzu siehe den Artikel in Vorbereitung von De Bruin, Valentin, Bögels.

Programme einen stark stressreduzierenden Effekt haben (zum Beispiel Chiesa, Serretti, 2009; Grossman u. a., 2004; Khoury, Sharma, Rush, Fournier, 2015), und manche Neurowissenschaftler legen nahe, dass eben diese Stressreduktion der zugrunde liegende Wirkmechanismus ist, über den Achtsamkeitstrainings ihre positiven Effekte erzielen (Tang, Hölzel, Posner, 2015). Angesichts der Tatsache, dass das Mindful2Work-Programm entwickelt wurde, um das Risiko für Erschöpfung und Stresssymptome bei Arbeitnehmenden zu verringern, liegt es nahe, dass auch hier die Stressreduktion selbst ein zugrunde liegender Wirkmechanismus ist, der zur Reduzierung der chronischen Müdigkeit führt.

> »Ich erkenne inzwischen die Fallstricke, die ich mir selbst lege; das Mindful2Work-Programm hat bei mir zu einer größeren Bewusstwerdung geführt, sodass ich ruhiger, entspannter im Leben stehe.«

6 Studien 1 bis 5: Zusammenfassung

Der Titel des Artikels (in Vorbereitung), in dem die Ergebnisse aus dem vorangegangenen Abschnitt nachzulesen sind, lautet: »Statistical mediators mirror people's voices«, was eine treffende Formulierung für die Zusammenfassung der oben genannten Studien ist. Die stärker quantitativen Ergebnisse zu den Zielgrößen und Wirkmechanismen (Abschnitte 1, 2 und 5), die vor allem auf einer theoretischen Betrachtung und einem Top-down- (oder forschungsorientierten) Ansatz basieren, ergeben im Großen und Ganzen das gleiche Bild wie die stärker qualitativen Befunde, in denen die Teilnehmenden selbst (bottom-up) zu Wort kommen (Abschnitte 3 und 4). Achtsames Bewusstsein, beziehungsweise eine größere Aufmerksamkeit scheint hierbei der zentrale Begriff zu sein und stellt sich als der Weg heraus, über den die unterschiedlichsten Effekte erzielt werden. Aber auch freundlicher und weniger streng mit sich selbst zu sein (Selbstmitgefühl) sowie die Stressreduktion kristallisieren sich in allen Studien als zentrale Faktoren heraus. Es ist faszinierend zu sehen, dass die Teilnehmenden, wenn wir sie (schriftlich oder mündlich) zu den Effekten befragen, eigentlich sofort auch auf diese zugrunde liegenden Wirkmechanismen zu sprechen kommen, ohne sich dessen bewusst zu sein und ohne dass wir dabei Begriffe wie Korrelation, Regression oder Mediation gebrauchen. Allerdings ist die Wissenschaft erst seit einigen Jahren damit befasst, sich einen Überblick über die Effekte von Achtsamkeitsprogrammen zu verschaffen. In den ersten Jahren lag der Schwerpunkt auf der Betrachtung von MBCT im Vergleich zu regulären psychologischen Behandlungen (zum Beispiel Godfrin, Van Heeringen, 2010; Teasdale u. a., 2000), danach erschienen einige Jahre lang RCTs, in denen MBCT mit einer Medikation verglichen wurde (zum Beispiel Kuyken u. a., 2008; Segal u. a., 2010), und erst danach, also seit Kurzem, sehen wir uns einer ganzen Flut von Untersuchungen gegenüber, die sich mit den zugrundeliegenden Wirkmechanismen von MBCT befassen (zum Beispiel Bieling, Hawley, Corcoran, Bloch, Levitan, Young u. a., 2012; Kuyken u. a., 2010). Als Wissenschaftlerinnen und Trainerinnen können wir von den Teilnehmenden lernen, dass sie sich nicht nur auf die Effekte des Trainings beziehen, sondern sofort über die tieferen Schichten, die Wirkmechanismen, berichten, wenn wir sie persönlich befragen, ohne dass sie dazu jahrelang geforscht oder Achtsamkeit praktiziert hätten! 2015 nahm ich (Esther de Bruin) an einem Kongress in Dänemark unter dem Titel »People's Voices« teil, bei dem Erfahrungen und Meinungen nach Achtsamkeitstrainings im Zentrum standen – und für Untersuchungen hierzu wurden mehr Fördergelder bereitgestellt als für großangelegte RCTs. Damals verstand ich das nicht so recht, inzwischen ist mir da einiges klarer geworden!

Kapitel 4

Mindful2Work unterrichten

»Auch wenn das zu Beginn nicht immer einfach war, integriere ich inzwischen Elemente aus dem Mindful2Work-Programm in meinen Alltag und merke dabei, welche Ruhe, Entspannung und Vitalität mir das bringt. Und dann ist da noch die zusätzliche Dimension, dass ich das mit den Trainingsteilnehmern teilen kann.«

– EINE TRAINERIN -

1 Wer kann Mindful2Work unterrichten?

Dieses Handbuch zum Programm Mindful2Work ist für Fachleute aus der Praxis konzipiert, die mit Personen arbeiten, die an (arbeitsbedingten) Stresssymptomen leiden und auf der Suche nach einer kurzen, einfach zu implementierenden Behandlungsmethode sind. Idealerweise sollten einige Kriterien erfüllt sein, wenn man das Training Mindful2Work unterrichten möchte. In der unten stehenden Tabelle finden sich eine Anzahl Fragen, die der Selbstreflexion mit Blick auf diese Voraussetzungen dienen. So kann jeder und jede Interessierte selbst einen Eindruck davon gewinnen, ob er oder sie (bereits) in der Lage ist, das Training zu geben, wobei die Behandlungsintegrität und die ethischen Aspekte, die mit der Trainertätigkeit einhergehen, eine besondere Rolle spielen. Diese Kriterien sind abgeleitet von gängigen Anforderungsprofilen, so wie sie zum Beispiel an MBCT-Kursleitende gestellt werden, die mit Personen mit Stimmungsstörungen arbeiten (siehe hierzu Segal u. a., 2012), oder auch für Mindfulness Based Childbirth and Parenting (MBCP) Trainings, die sich an schwangere Frauen und ihre Partner richten, die an Stress-, Depressions- und Angstsymptomen leiden (siehe hierzu Bardacke, 2012 und in den Niederlanden Veringa, De Bruin, Bardacke, Duncan, Van Steensel, Dirksen u. a., 2016). Im folgenden Abschnitt werden anschließend die Inhalte der Mindful2Work-Trainerausbildung näher erläutert.

Tabelle 4.1 Fragen zur Selbstreflexion, um die Eignung als Kursleitung für das Programm Mindful2Work einzuschätzen	
1	Praktizieren Sie selbst Achtsamkeit (und Yoga) in Ihrem Alltag (mithilfe von formellen und informellen Übungen)?
2	Verfügen Sie über eine berufliche Ausbildung im Gesundheitsbereich?
3	Haben Sie Erfahrung mit strukturierten, evidenzbasierten Behandlungsmethoden (für Gruppen)?
4	Haben Sie Erfahrung in der Arbeit mit Menschen mit Stress-, Angst-, Stimmungs- oder Burn-out-Symptomen?
5	Haben Sie an einer Ausbildung für das Mindful2Work-Training teilgenommen?
6	Haben Sie die Möglichkeit, auch nach der Ausbildung während der Trainings Intervision und Supervision zu erhalten?

2 Die Ausbildung, um Mindful2Work zu unterrichten

Die Ausbildung, um Mindful2Work unterrichten zu können, hat einen stark erfahrungsbasierten Charakter. Den Teilnehmenden werden nicht nur die theoretischen Grundlagen für die Bewegungsübungen, für Yoga und die Meditationen vermittelt, sondern sie führen auch alle Übungen selbst aktiv aus. Der Kurs thematisiert darüber hinaus, inwieweit Aufbau und Durchführung des Mindful2Work-Programms speziell auf Menschen mit (arbeitsbedingten) Stress- und Burn-out-Symptomen zugeschnitten ist. Die Ergebnisse der wissenschaftlichen Forschung zu den Effekten des Programms Mindful2Work werden erläutert. Außerdem wird die Form des vertiefenden Inquirys geübt, werden die Kernübungen in Kleingruppen im Rollenspiel durchgeführt und es besteht die Möglichkeit, Fragen zu stellen. Sicherheitsaspekte werden besprochen, wie In- und Exklusionskriterien des Programms, die Auswahl von/Aufnahmegespräche mit potenziellen Teilnehmenden, die Überweisung an/Zusammenarbeit mit anderen Fachleuten (falls nötig) usw. Die Ausbildung wird mit einem persönlichen Reflexionsbericht abgeschlossen. Freude, Engagement, Humor, Energie, Erfahrungslernen, Begeisterung und Flow sind von zentraler Bedeutung für diese Ausbildung. In Tabelle 4.2 wird der Inhalt der einzelnen Unterrichtseinheiten während der Ausbildung näher erläutert.

Tabelle 4.2 Inhalte der Mindful2Work-Trainingsausbildung

Tag 1	Einführung, Hintergrund und Entwicklung des Programms Mindful2Work, Einführung Burn-out und andere arbeitsbedingte Beschwerden, Inhalt von Woche 1 (Vom Autopiloten zur Achtsamkeit) und Woche 2 (Den Körper wahrnehmen) vorstellen, erfahren und üben.
Tag 2	Inhalt von Woche 3 (Der Atem) und Woche 4 (Stress) vorstellen, erfahren und üben. An diesem Tag geht es außerdem um die Mindful2Work-Yogaübungen.
Tag 3	Inhalt von Woche 5 (Mit schwierigen Situationen umgehen) und Woche 6 (Für sich selbst sorgen) vorstellen, erfahren und üben. An diesem Tag geht es außerdem um die bewussten, aktiven Mindful2Work-Bewegungsübungen. Ein Teil davon wird in Form eines Retreats (in Stille) mit angeleiteten Meditationen und Yogaübungen durchgeführt.
Tag 4	Inhalt des Abschlusstreffens (Auf eigenen Beinen stehen). Es wird über die zukünftige Arbeit als Mindful2Work-Trainer*in nach Abschluss der Ausbildung gesprochen, die Behandlungsintegrität und die In- und Exklusionskriterien für Teilnehmende am Programm werden thematisiert. Abschließend wird die wissenschaftliche Forschung zu den Effekten des Programms Mindful2Work präsentiert und vertiefende Formen des Inquirys werden geübt.
Tag 5	Videoaufnahmen, Feedback und Supervision zu eigenen Mindful2Work-Gruppen.

Um an dieser Ausbildung teilnehmen zu können, sollten folgende Zugangsvoraussetzungen berücksichtigt werden: 1. Teilnahme an einem anerkannten MBSR-, MBCT- oder vergleichbaren Programm, 2. Eigene Retreat-Erfahrung von mindestens vier Tagen (oder Teilnahme während des Ausbildungszeitraums), 3. (Tägliche) Achtsamkeitspraxis (formell und informell), 4. Erfahrung mit Yoga und Sport und 5. Erfahrung in der Arbeit mit Menschen aus der Zielgruppe des Mindful2Work-Programms. Diese Zugangsvoraussetzungen basieren auf den internationalen Leitlinien, zum Beispiel: MBCT Training Pathway des Oxford Mindfulness Centre, Großbritannien (www.oxfordmindfulness.org) (Segal, Williams, Teasdale, Crane, Dimidjian, Ma u. a., 2016) oder dem Mindfulness-Based Professional Training Institute des Centre for Mindfulness San Diego, USA.

3 Mindful2Work: Behandlungsintegrität und Supervision

Um bestmöglich sicherzustellen, dass das Programm Mindful2Work so durchgeführt wird, wie es beabsichtigt ist, und um neue Trainerinnen und Trainer in diesem Prozess zu unterstützen, empfehlen wir die unten aufgeführten Schritte. Auch diese stimmen überein mit den internationalen Standards für das Unterrichten von Achtsamkeitsinterventionen, wie denen des Oxford Mindfulness Centre. Sie basieren außerdem auf den Leitlinien für Supervision bei achtsamkeitsbasierten Interventionen, wie sie in Großbritannien entwickelt wurden (Evans, Crane, Cooper, Mardula, Wilks, Surawy u. a., 2015). Bereits während der Ausbildung wird die Behandlungsintegrität thematisiert, daran anschließend bitten wir die Teilnehmenden außerdem, Trainingseinheiten auf Video festzuhalten, die sowohl bewusste aktive Bewegungs als auch Yoga- und Achtsamkeitsübungen umfassen sollten. Einige zufällig ausgewählte Aufnahmen der ersten beiden selbst geleiteten Gruppen werden an die Ausbildungsleitung geschickt. Bei der Anfertigung von Video-Aufnahmen ist zu berücksichtigen, dass nur die Kursleitung im Bild zu sehen sein darf, dass die Kamera in einer Ecke installiert ist, sodass sie niemanden stört, dass den Teilnehmenden erklärt wird, dass die Aufnahmen ausschließlich zu Zwecken der Intervision und Supervision angefertigt werden und dass hierzu von den Teilnehmenden (auch wenn sie nicht selbst im Bild zu sehen sind) vorab schriftlich eine Einwilligung eingeholt werden muss. Wir haben die Erfahrung gemacht, dass dagegen meist niemand etwas einzuwenden hat, wenn dies direkt während des Aufnahmegesprächs kurz, aber verständlich erläutert wird. Sollten dennoch Teilnehmende Bedenken haben, dürfen selbstverständlich keine Videoaufzeichnungen angefertigt werden. Manchmal werden Audioaufnahmen von den Teilnehmenden eher akzeptiert. Die Ausbildungsleitung gibt ein mündliches Feedback zu den eingesendeten Aufnahmen. Dies ist Bestandteil der »Nachsorge« der Mindful2Work-Ausbildung. Hierbei werden die Mindfulness Based Interventions Teaching Assessment Criteria als Leitlinie zugrunde gelegt (MBI:TAC; Crane, Soulsby, Kuyken, Williams, Eames, Bartley u. a., 2016), die in der Ausbildung bereits besprochen wurden. Wir empfehlen, auch in späteren Gruppen stichprobenartig eigene Aufnahmen zu erstellen und dabei ebenfalls die MBI:TAC- oder vergleichbare Kriterien in Bezug auf Trainingskompetenzen als Leitlinie bei der Intervision oder Supervision zugrunde zu legen. Tabelle 4.3 gibt eine zusammenfassende Übersicht der Unterrichtskompetenzen nach MBI:TAC. Die vollständige Version der MBI:TAC wird seit fast zehn Jahre ständig weiterentwickelt, sowohl Zuverlässigkeit als auch Validität des Systems wurde inzwischen nachgewiesen (Crane, Eames, Kuyken, Hastings, Williams, Bartley u. a., 2013).

Neben einem Feedback zu einzelnen Videoaufzeichnungen aus den ersten Mindful2Work-Gruppen können angehende Trainer*innen auch Supervision von erfahrenen Kursleitenden in Anspruch nehmen, entweder face to face oder über Skype. Mögliche Themen bei diesen Supervisionsgesprächen können Fragen zur Vorgehensweise sein, zur Ausgewogenheit zwischen der vorgegebenen Struktur und eigenen Ergänzungen oder Anpassungen, zu Gruppenprozessen, zur inneren Einstellung und den Schwierigkeiten, die hierbei erlebt werden, zu individuellen Problemen von Teilnehmenden, zur Zusammenarbeit, wenn der Kurs zu zweit geleitet wird, und zur Implementierung des Mindful2Work-Programms in den eigenen Kontext. Evans und Kollegen (2015) nennen dies in ihren Leitlinien für Supervision die verschiedenen Kreise oder Schichten im Supervisionsprozess bei achtsamkeitsbasierten Trainings. Die Orientierung am Mindful2Work-Curriculum ist nicht nur wichtig, um eine eigene Trainingskompetenz zu entwickeln und diese kritisch reflektieren zu können, es ist auch ein Bestandteil der Behandlungsintegrität von Mindful2Work (parallel zum Adherence-Teil von MBI:TAC). Natürlich können erfahrene Trainer*innen das Programm so gestalten, wie sie es für richtig halten, und müssen die Übungen nicht exakt wie beschrieben durchführen. Allerdings werden die Übungen bewusst in eben dieser Reihenfolge zur Verfügung gestellt und das Mindful2Work-Programm wurde als standardisiertes und semistrukturiertes Programm entwickelt – und als solches wissenschaftlich untersucht –, und so entspricht es natürlich unserer Absicht, dass alle Elemente der jeweiligen Woche auch mit den Teilnehmenden durchgeführt werden.

Tabelle 4.3 Zusammenfassung der Unterrichtskompetenzen nach MBI:TAC	
Unterrichts-kompetenz	Erläuterung
1.Umsetzung, Zeiteinteilung und Organisation der Lehrinhalte	Dieser Bereich befasst sich mit der Frage, inwiefern es gelingt, das gesamte Programm des jeweiligen Treffens auf eine angemessene Weise umzusetzen. Dies beinhaltet ein angemessenes Gleichgewicht zwischen den Bedürfnissen einzelner Teilnehmer und denen der Gruppe sowie der Aufgabe, alle Lehrinhalte zu unterrichten. Dies setzt voraus, dass dem Trainer/der Trainerin das Kursmaterial zur Verfügung steht und er/sie den Trainingsraum für ein Gruppentraining angemessen vorbereitet hat. Geachtet wird auf ein adäquates Zeitmanagement, wobei mit einer gewissen Großzügigkeit, Beharrlichkeit und ohne Zeitdruck agiert werden sollte. Bei Ablenkungen vom Thema wird feinfühlig und fließend wieder zum jeweiligen Thema zurückgeführt.
2. Beziehungs-kompetenz	Achtsamkeitsbasiertes Unterrichten ist stark beziehungsorientiert, da die Übungen zu einem neuen Verhältnis zu uns selbst und zu unseren Erfahrungen führen. Die Qualitäten, die die Person, die das Training leitet, gegenüber den Teilnehmenden und dem Unterrichtsprozess verkörpert, sind sozusagen ein Spiegel der Qualitäten, die die Teilnehmenden erlernen sollen. Achtsamkeit ist das Bewusstsein, das dadurch entsteht, Erfahrungen auf eine spezielle Weise aufmerksam zu begegnen: bewusst (der Trainer handelt bewusst und fokussiert im Umgang mit den Teilnehmenden); im gegenwärtigen Moment (die Trainerin handelt in der Absicht, von ganzem Herzen präsent zu sein); und nicht-urteilend (die Trainerin bringt den Teilnehmenden eine Haltung von Interesse, tiefem Respekt und Akzeptanz entgegen) (Kabat-Zinn, 1990).

3. Verkörperung von Achtsamkeit	Der Trainer verkörpert die Achtsamkeit. Diese Fähigkeit wird vor allem über die körpersprachlichen Äußerungen der Trainerin transportiert, in Form ihrer physischen, non-verbalen Äußerungen. Die Verkörperung von Achtsamkeit beinhaltet auch, dass der Trainer verbunden und responsiv gegenüber dem bleibt, was im gegenwärtigen Moment auftaucht (bei sich selbst, bei den einzelnen Teilnehmenden und in der Gruppe) und hierbei den Grundsätzen der Achtsamkeitspraxis folgt. Diese sieben Aspekte der inneren Einstellung sind Nicht-Urteilen, Geduld, Anfängergeist, Vertrauen, Nicht-Streben, Akzeptanz, Loslassen (Kabat-Zinn, 1990).
4. Anleitung von Achtsamkeitsübungen	Die Trainerin leitet die Übungen so an, dass verständlich wird, was die Teilnehmenden bei einer (Meditations-)übung in der Praxis erwartet, wobei alle Elemente der Übung berücksichtigt werden. Die Anleitung befähigt die Teilnehmenden dazu, angemessen auf das Abschweifen der Aufmerksamkeit zu reagieren (indem sie dies als einen natürlichen Prozess des Geistes erkennen, wobei sie sich darin üben, zu bemerken, wann der Geist abschweift und die Aufmerksamkeit anschließend freundlich und bestimmt wieder zurückbringen). Außerdem kommen in der Anleitung die Grundhaltungen zum Tragen, die ein Teilnehmender sich selbst und seinen Erfahrungen während der Meditation entgegenbringen kann. Die Übungen gewährleisten ein Gleichgewicht zwischen Freiheit und Präzision. Um dies alles vermitteln zu können, ist ein sicherer Sprachgebrauch grundlegend.

5. Vermittlung der Kursthemen durch interaktives Inquiry und didaktisches Unterrichten	Dieser Bereich befasst sich damit, inwieweit der Trainer den Teilnehmenden die Lehrinhalte auf eine interaktive Weise zu vermitteln vermag. Manchmal geschieht dies explizit und betont, manchmal eher implizit. Dies umfasst das Inquiry, das Gespräch in der Gruppe, den Einsatz von Geschichten und Gedichten, (eigenen) Beispielen, die Arbeit in Kleingruppen, das Einbeziehen der Teilnehmenden, das Thema und die didaktischen Fähigkeiten. Ein wesentlicher Teil der Sitzungen wird interaktiv gestaltet; die Erfahrungen der Teilnehmenden während der Achtsamkeitsübungen in den Sitzungen und während der Übungen zu Hause werden im Inquiry beleuchtet, dabei richtet sich die Aufmerksamkeit auf die Erfahrungen in dem Moment. Die didaktischen Fähigkeiten der Trainingsleitung kommen auf interaktive und partizipatorische Weise zum Ausdruck. Durch diese explorative Methode, mit Erfahrungen umzugehen, werden die gewohnheitsmäßigen Tendenzen und Muster des menschlichen Geistes beleuchtet und die Teilnehmenden darin geschult, auch über das Programm hinaus mit Erfahrungen zu arbeiten und diese zu untersuchen. Schwierigkeiten, mit denen Teilnehmende sich während der Sitzungen konfrontiert sehen (zum Bespiel Vermeidung, Hindernisse, emotionale Reaktivität) sind wichtige Gelegenheiten, Lehrinhalte des Kurses zu vermitteln.

6. Halten der Lernatmosphäre in der Gruppe	Der gesamte Lernprozess findet im Kontext der Gruppe statt, die – vorausgesetzt dies wird auf eine effektive Weise gefördert – sozusagen zum Vehikel wird, um die Teilnehmenden mit der Universalität dieses Prozesses in Kontakt zu bringen. Die Trainerin ist in der Lage, eine Art »Container« oder Lernumgebung einzurichten, die die Gruppe zusammenbringt und verbindet, sodass dort effektive Lernprozesse stattfinden können. Der Trainer geht responsiv mit Gruppenprozessen um, indem er einen angemessenen Führungsstil an den Tag legt; indem er in der Gruppe Aspekte der Sicherheit, des Vertrauens und der Grenzen im Auge behält; indem er einen Unterrichtsstil entwickelt, der das Individuum im Kontext der Gruppe sieht und das richtige Gleichgewicht zwischen den Bedürfnissen des Individuums und der Gruppe herzustellen vermag; indem er den Gruppenprozess nutzt, um an ihm universelle Themen aufzuzeigen; indem er mit Gruppenprozessen arbeitet und auf sie reagiert und die verschiedenen Phasen der Gruppenfindung, -entwicklung und deren Auflösung sicher begleitet. Die Trainerin ist in der Lage, sich auf eine angemessene Weise auf die Verschiebungen und Veränderungen in den Merkmalen und Stimmungen der Gruppe einzulassen, mit ihnen in Kontakt zu treten und auf sie zu reagieren.

Anmerkung: Mit Zustimmung übernommen (und übersetzt) aus: Crane, R.S., Soulsby, J.G., Kuyken, W., Williams, J.M.G., Eames, C., Bartley, T. u. a., The universities of Bangor, Exeter and Oxford Mindfulness-Based Interventions Teaching Assessment Criteria (MBI:TAC). Manual, summary and addendum, 2016. Das vollständige englischsprachige Dokument findet sich auf: https://mbsr.website/mbi-tac

Literatur

Adams, L., *Learning a new skill is easier said than done,* Gordon Training International, 2016, auf: www.gordontraining.com.

Aikens, K.A., Astin, J., Pelletier, K.R., Levanovich, K., Baase, C.M., Park, Y.Y. u. a., *Mindfulness goes to work: Impact of an online workplace intervention,* Journal of Occupational and Environmental Medicine 56 (2014), 721–731.

Alsubaie, M., Abbott, R., Dunn, B., Dickens, C., Keil, T.F., Henley, W. u. a., *Mechanisms of action in Mindfulness-Based Cognitive Therapy and Mindfulness- Based Stress Reduction in people with physical and/or psychological conditions: A systematic review,* Clinical Psychology Review 55 (2017), 74–91.

American Psychiatric Association, *Diagnostic and statistical manual of mental disorders (DSM-5®),* American Psychiatric Pub, 2013.

American Psychological Association, *Stress in America – Missing the health care connection,* 2013, auf: www.apa.org/news/press/releases/stress/2012/full-report.pdf.

Anderson, E., Shivakumar, G., *Effects of exercise and physical activity on anxiety,* Front Psychiatry 4 (2013), 27.

Andersson, G.B., *Epidemiological features of chronic low-back pain,* Lancet 354 (1999), 581–585.

Annerstedt, M., Währborg, P., *Nature-assisted therapy: Systematic review of controlled and observational studies,* Scandinavian Journal of Public Health 39 (2011), 371–388.

Atlantis, E., Chow, C.M., Kirby, A., Singh, M.F., *An effective exercise-based intervention for improving mental health and quality of life measures: A randomized controlled trial,* Preventive Medicine 39 (2004), 424–434.

Awa, W.L., Plaumann, M., Walter, U., *Burn-out prevention: A review of intervention programs,* Patient Education and Counseling 78 (2010), 184–190.

Baer, R.A., Smith, G.T., Hopkins, J., Krietemeyer, J., Toney, L., *Using self-report assessment methods to explore facets of mindfulness,* Assessment 13 (2006), 27–45.

Bahrke, M.S., Morgan, W.P., *Anxiety reduction following exercise and meditation,* Cognitive Therapy and Research 2 (1978), 323–333.

Balasubramaniam, M., Telles, S., Doraiswamy, P.M., *Yoga on our minds: A systematic review of yoga for neuropsychiatric disorders,* Frontiers in Psychiatry 3 (2013), 1–16.

Bandura, A., *Self-efficacy: Toward a unifying theory of behavioral change,* Psychological Review 84 (1977), 191–215.

Bardacke, N., *Der achtsame Weg durch Schwangerschaft und Geburt,* Freiburg: Arbor Verlag, 2013.

Bartley, C.A., Hay, M., Bloch, M.H., Meta-analysis: Aerobic exercise for the treatment of anxiety disorders, Progress in Neuropsychopharmacology and Biological Psychiatry 45 (2013), 34–39.

Batink, T., Peeters, F., Geschwind, N., Van Os, J., Wichers, M., How does *Mindfulness-Based Cognitive Therapy for depression work? Studying cognitive and affective mediation pathways,* PLOS ONE 8 (2013), e72778.

Bergen-Cico, D., Cheon, S., *The mediating effects of mindfulness and self-compassion on trait anxiety,* Mindfulness 5 (2013), 505–520.

Bernard, H.R., Ryan, G.W., *Analyzing Qualitative Data: Systematic Approaches,* London: Sage Publications, 2009.

Beurskens, A.J., Bültmann, U., Kant, I., Vercoulen, J.H., Bleijenberg, G., Swaen, G.M., *Fatigue among working people: Validity of a questionnaire measure,* Occupational Environmental Medicine 57 (2000), 353–357.

Bieling, P.J., Hawly, L.L., Bloch, R.T., Corcoran, K.M., Levitan, R.D., Young, L.T. u. a., *Treatment-specific changes in decentering following Mindfulness-Based Cognitive Therapy versus antidepressant medication or placebo for prevention of depressive relapse,* Journal of Consulting and Clinical Psychology 80 (2012), 365–372.

Bird, V.J., Le Boutillier, C., Leamy, M., Williams, J., Bradstreet, S., Slade, M., *Evaluating the feasibility of complex interventions in mental health services: Standardized measure and reporting guidelines,* The British Journal of Psychiatry 204 (2014), 316–321.

Boehm, K., Ostermann, T., Milazzo, S., Büsing, *Effects of yoga interventions on fatigue: A meta-analysis,* Evidence-Based Complementary and Alternative Medicine, 2012, DOI: 10.1155/2012/124703.

Bögels, S. M., Restifo, K., *Mindful parenting: Achtsamkeit und Selbstfürsorge für Eltern, das Manual für ein 8-Wochen-Programm,* Freiburg: Arbor Verlag, 2014.

Borkovec, T.D., Shadick, R.N., Hopkins, M., *The nature of normal and pathological worry,* in: Rapee, R.M., Barlow. D.h. (Hrsg.), Chronic anxiety: Generalized anxiety disorder and mixed anxiety depression, New York: Guilford Press, 1991, 29–51.

Bränström, R., Kvillemo, P., Brandberg, Y., Moskowitz, J.T., *Self-report mindfulness as a mediator of psychological well-being in a stress reduction intervention for cancer patients – A randomized study,* Annals of Behavioral Medicine 39 (2010), 151–161.

Bregman, R., *De geschiedenis van de vooruitgang,* Amsterdam: De Bezige Bij, 2013.

Bültmann, U., De Vries, M., Beurskens, A.J., Bleijenberg, G., Vercoulen, J.H., Kant, I., *Measurement of prolonged fatigue in the working population: Determination of a cut-off point for the checklist individual strength,* Journal of Occupational Health Psychology 5 (2000), 411–416.

Burton, A., Burgess, C., Dean, S., Koutsopoulou, G.Z., Hugh-Jones, S., *How effective are mindfulness-based interventions for reducing stress among healthcare professionals? A systematic review and meta-analysis,* Stress and Health 33 (2017), 3–13.

Bundesanstalt für Arbeitsschutz und Arbeitsmedizin (baua): *Arbeitswelt im Wandel. Zahlen – Daten – Fakten: Ausgabe 2018.* Dortmund: 2018 (ISBN 978-3-88261-244-8; doi: 10.21934/baua:praxis20180131)

Buysse, D.J., Reynolds, C.F., Monk, T.H., Berman, S.R., Kupfer, D.J., *The Pittsburgh sleep quality index — a new instrument for psychiatric practice and research,* Psychiatry Research 28 (1989), 193–213.

Carmody, J., Baer, R.A., *Relationships between mindfulness practice and levels of mindfulness, medical and psychological symptoms and well-being in a Mindfulness-Based Stress Reduction program,* Journal of Behavioral Medicine 31 (2008), 23–33.

Center for Disease Control and Prevention (CDC), *Physical Activity and Health,* 2015, auf: www.cdc.gov/physicalactivity/basics/pa-health/index.htm.

Chattha, R., Nagarathna, R., Venkatram, P., Hongasandra, N., *Treating the climacteric symptoms in Indian women with an integrated approach to yoga therapy: A randomized control study,* Menopause 15 (2008), 862–870.

Cheema, B.S., Houridis, A., Busch, L., Raschke-Cheema, V., Melville, G.W., Marshall, P.W. u. a., *Effect of an office worksite-based yoga program on heart rate variability: Outcomes of a randomized controlled trial,* BMC Complementary and Alternative Medicine 13 (2013), 82–92.

Chen, K.W., Berger, Manheimer, E., Forde, D., Magidson, J., Dachman, L. u. a., *Meditative therapies for reducing anxiety: A systematic review and meta-analysis of randomized controlled trials,* Depression and Anxiety 29 (2012), 545–562.

Chiesa, A., Serretti, A., *Mindfulness-Based Stress Reduction for stress management in healthy people: A review and meta-analysis,* The Journal of Alternative and Complementary Medicine 15 (2009), 593–600.

Chu, A.H.Y., Koh, D., Moy, F.M., Müller-Riemenschneider, F., *In-depth review: Do workplace physical activity interventions improve mental health outcomes?,* Occupational Medicine 64 (2014), 235–245.

Clark, B., *Das große Yin Yoga-Buch,* Stuttgart: Trias, 2018.

Cohen, J., *A power primer,* Psychological Bulletin 112 (1992), 155–159.

Cohen, S., Kamarck, T., Mermelstein, R., *A global measure of perceived stress,* Journal of Health and Social Behavior 24 (1983), 385–396.

Collins, R., *The credential society: an historical sociology of education and stratification,* New York: Academic Press, 1979.

Conn, V.S., *Depressive symptom outcomes of physical activity interventions: Meta-analysis findings,* Annals of Behavioral Medicine 39 (2010a), 128–138.

Conn, V.S., *Anxiety outcomes after physical activity interventions: Meta-analysis findings,* Nursing Research 59 (2010b), 224–231.

Conn, V.S., Hafdahl, A.R., Cooper, P.S., Brown, L.M, Lusk, S.L., *Meta-analysis of workplace physical activity interventions,* American Journal of Preventive Medicine 37 (2009), 330–339.

Cooney, G.M., Dwan, K., Greig, C.A., Lawlor, D.A., Rimer, J., Waugh, F.R. u. a., *Exercise for depression,* Cochrane Database of Systematic Reviews 9 (2013), DOI: 10.1002/14651858.

Coronado-Montoya, S., Levis, A.W., Kwakkenbos, L., Steele, R.J., Turner, E.H., Thombs, B.D., *Reporting of positive results in randomized controlled trials of mindfulness-based mental health interventions,* PLOS ONE 11 (2016), e0153220.

Cramer, H., Lauche, R., Haller, H., Dobos, G., *A systematic review and meta-analysis of yoga for low back pain,* Clinical Journal of Pain 29 (2013), 450–460.

Cramer, H., Lauche, R., Haller, H., Steckhan, N., Michalsen, A., Dobos, G., *Effects of yoga on cardiovascular disease risk factors: A systematic review and meta-analysis,* International Journal of Cardiology 173 (2014), 170–183.

Cramer, H., Lauche, R., Langhorst, J., Dobos, G., *Yoga for depression: A systematic review and meta-analysis,* Depression and Anxiety 30 (2013), 1068–1083.

Crane, R.S., Brewer, J., Feldman, C., Kabat-Zinn, J., Santorelli, S., Williams, J.M.G. u. a., *What defines mindfulness-based programs? The warp and the weft, Psychological Medicine Vol 47 (2017),* 990–999 (Online 2016), DOI: 10.1017/S0033291716003317.

Crane, C., Crane, R.S., Eames, C., Fennell, M.J.V., Silverton, S., Williams, J.M.G. u. a., *The effects of amount of home meditation practice in Mindfulness-Based Cognitive Therapy on hazard of relapse to depression in the staying well after depression trial, Behaviour Research and Therapy 63* (2014), 17–24.

Crane, R.S., Eames, C., Kuyken, W., Hastings, R.P., Williams, J.M.G., Bartley, T. u.a, *Development and validation of the Mindfulness-Based Interventions – Teaching Assessment Criteria (MBI:TAC),* Assessment 20 (2013), 681–688.

Crane, R.S., Soulsby, J.G., Kuyken, W., Williams, J.M.G., Eames, C., Bartley, T. u.a, *The universities of Bangor, Exeter and Oxford Mindfulness-Based Interventions Teaching Assessment Criteria (MBI:TAC).* Manual, summary and addendum, 2016, auf: www.bangor.ac.uk/mindfulness/documents/MBI-TACmanualsummaryaddendums05–16.pdf

De Bruin, E. I., Valentin, S., Baartmans, J. M., Blok, M., Bögels, S. M., *Mindful2Work the next steps: Effectiveness of a program combining physical exercise, yoga and mindfulness, adding a wait-list period, measurements up to one year later and qualitative interviews,* Complementary Therapies in Clinical Practice (2020), 101137.

De Bruin, E.I., Formsma, A.R., Frijstein, G., Bögels, S.M., *Mindful2Work: Effects of combined physical exercise, yoga, and mindfulness meditations for stress relieve in employees. A proof of concept study,* Mindfulness 1 (2016), 1–14.

De Bruin, E.I., Formsma, A.R, Sars, D., Frijstein, F., Bögels, S.M., *Mindful2Work: Een nieuw veelbelovend programma met actief bewegen, yoga en mindfulness om werkgerelateerde stressklachten te bestrijden,* Tijdschrift voor Bedrijfs- en Verzekeringsgeneeskunde 25 (2017), 99–103.

De Bruin, E.I., Topper, M., Muskens, J., Kamphuis, H.J., Bögels, S.M., *Psychometric properties of the Dutch Five Facet Mindfulness Questionnaire (FFMQ) in a meditating and non-meditating sample,* Assessment 19 (2012), 187–197.

De Bruin, E.I., van der Meulen, R.T., de Wandeler, J., Zijlstra, B.J.H., Formsma, A.R., & Bögels, S.M., *The Unilever Study: Positive effects on personal goals, well-being, and functioning at work after the Mindfulness in a Frantic World training,* Mindfulness-Special Issue, Mindfulness, 2018.

De Bruin, E.I., Valentin, S., Bögels, S.M. (in Vorbereitung), *Statistical mediators mirror people's voices: Working mechanisms (top-down and bottom-up) of Mindful2Work on chronic fatigue and perceived stress.*

De Bruin, E.I., Van der Zwan, J.E., Bögels, S.M., *A randomized controlled trial comparing daily mindfulness meditations, biofeedback exercises, and daily physical exercise on attention control, executive functioning, mindful awareness, self-compassion, and worrying in stressed young adults,* Mindfulness 7 (2016), 1182–1192.

De Zeeuw, E.L.E.J., Tak, E.C.P.M., Dusseldorp, E., Hendriksen, I.J.M., *Workplace exercise intervention to prevent depression: A pilot randomized controlled trial,* Mental Health & Physical Activity 3 (2010), 72–77.

DAK Gesundheit: *Psychoreport 2019: Entwicklung der psychischen Erkrankungen im Job.* Langzeitanalyse: 1997-2018, S. 3.

Dewulf, D., *De mindful box: 7 inzichten voor je levenswerk,* Utrecht: Kosmos Uitgevers, 2010.

Duraiswamy, G., Thirthalli, J., Nagendra, H.R., Gangadhar, B.N., *Yoga therapy as an add-on treatment in the management of patients with schizophrenia: A randomized controlled trial,* Acta Psychiatrica Scandinavica 10 (2007), 226–232.

European Agency for Safety and Health at Work, *OSH in figures: Stress at work – facts and figures,* 2014, auf: www.osha.europa.eu/en.

Evans, A., Crane, R., Cooper, L., Mardula, J., Wilks, J., Surawy, C. u. a., *A framework for supervision for mindfulness-based teachers: A space for embodied mutual inquiry,* Mindfulness 6 (2015), 572–281.

Feldman, C., *The Buddhist path to simplicity: Spiritual practice for everyday life,* London: Harper Collins 2001.

Feldman, C., Kuyken, W., *Compassion in the landscape of suffering,* Contemporary Buddhism 12 (2011), 143–155.

Forcier, K., Stroud, L.R., Papandonatos, G.D., Hitsman, B., Reiches, M., Krishnamoorthy, J. u. a., *Links between physical fitness and cardiovascular reactivity and recovery to psychological stressors: A meta-analysis,* Health Psychology 25 (2006), 723–739.

Freudenberger, H.J., *Staff Burn-out,* Journal of Social Issues 30 (1974), 159–165.

Gard, T., Brach, N., Hölzel, B.K., Noggle, J.J., Coboy, L.A., Lazar, S.W., *Effects of yoga-based intervention for young adults on quality of life and perceived stress: The potential mediating roles of mindfulness and self-compassion,* The Journal of Positive Psychology 7 (2012), 165–175.

Germer, C., *Der achtsame Weg zum Selbstmitgefühl: Wie man sich von destruktiven Gedanken und Gefühlen befreit,* Freiburg: Arbor Verlag, 2015.

Gilbert, P., *Mitgefühl: wie wir Mitgefühl nutzen können, um Glück und Selbstakzeptanz zu entwickeln und es uns wohl sein zu lassen,* Freiburg: Arbor Verlag, 2011.

Godfrin, K.A., Van Heeringen, C., *The effects of Mindfulness-Based Cognitive Therapy on recurrence of depressive episodes, mental health and quality of life: A randomized controlled Study,* Behaviour Research and Therapy 48 (2010), 738–746.

Gotink, R.A., Chu, P., Busschbach, J.J.V., Benson, H., Fricchione, G.L., Hunink, M.G.M., *Standardised mindfulness-based interventions in healthcare: An overview of systematic reviews and metaanalyses of randomized controlled trials,* PLoS ONE 10 (2015), 1–17.

Goudswaard, A., *Wat u moet weten over flexwerkers en stress. Monitoring van de Arbeidssituatie, TNO, 2017,* auf: www.tno.nl/media/9004/tno_factsheet_wat_u_moet_weten_over_flex-werkers_en_stress.pdf

Graeber, D., *Bürokratie: die Utopie der Regeln,* Stuttgart: Klett-Cotta, 2016.

Granath, J., Ingvarsson, S., Von Thiele, U., Lundberg, U., *Stress management: A randomized study of cognitive behavioural therapy and yoga,* Cognitive Behaviour Therapy 35 (2006), 3–10.

Grossman, P., Niemann, L., Schmidt, S., Walach, H., *Mindfulness-Based Stress Reduction and health benefits: A meta-analysis,* Journal of Psychosomatic Research 57 (2004), 35–43.

Gu, J., Strauss, C., Bond, R., Cavanagh, K., *How do Mindfulness-Based Cognitive Therapy and Mindfulness-Based Stress Reduction improve mental health and well-being? A systematic review and meta-analysis of mediation studies,* Clinical Psychology Review 37 (2015), 1–12.

Haenen, S., Nykliček, I., van Son, J., Pop, V., Pouwer, F., *Mindfulness facets as differential mediators of short and long-term effects of Mindfulness-Based Cognitive Therapy in diabetes outpatients: Findings from the DiaMind randomized trial,* Journal of Psychosomatic Research 85 (2016), 44–50.

Hammen, C., *Stress and depression,* Annual Review of Clinical Psychology 1 (2004), 293–319.

Hansen, D., *A guide to mindfulness at work,* 2012, auf: www.forbes.com/sites/drewhansen/2012/10/31/a-guide-to-mindfulness-at-work/#f5ff69825d28.

Harnett, P.H., Dawe, S., *The contribution of mindfulness-based therapies for children and families and proposed conceptual integration,* Child and Adolescent Mental Health 17 (2012), 195–208.

Hartfiel, N., Havenhand, J., Khalsa, S.B., Clarke, G., Krayer, A., *The effectiveness of yoga for the improvement of well-being and resilience to stress in the workplace,* Scandinavian Journal of Work and Environmental Health 37 (2011), 70–76.

Hassmén, P., Koivula, N., Uutela, A., Physical exercise and psychological well-being: A population study in Finland, Preventive medicine 30 (2000), 17–25.

Hawley, L.L., Schwartz, D., Bieling, P.J., Irving, J., Corcoran, K., Farb, N.A.S. u. a., *Mindfulness practice, rumination and clinical outcome in mindfulness-based treatment,* Cognitive Therapy and Research 38 (2014), 1–9.

Heeren, A., Philippot, P., *Changes in ruminative thinking mediate the clinical benefits of mindfulness: Preliminary findings,* Mindfulness 2 (2011), 8–13.

Herring, M.P., O'Connor, P.J., Dishman, R.K., *The effect of exercise training on anxiety symptoms among patients: A systematic review,* Archives of Internal Medicine 170 (2010), 321–331.

Hofmann, S.G., Sawyer, A.T., Witt, A.A., Oh, D., *The effect of mindfulness-based therapy on anxiety and depression: A meta-analytic review,* Journal of Consulting and Clinical Psychology 78 (2010), 169–183.

Hölzel, B.K., Lazar, S.W., Gard, T., Schuman-Olivier, Z., Vago, D.R., Ott, U., *How does mindfulness meditation work? Proposing mechanisms of action from a conceptual and neural perspective,* Perspective on Psychological Science 6 (2011), 537–559.

Howell, A., Digdon, N., Buro, K., *Mindfulness predicts sleep-related self-regulation and well-being, Personality and Individual Differences 48* (2010), 419–424.

Hsieh, H.F., Shannon, S.E., *Three approaches to qualitative content analysis, Qualitative Health Research 15* (2005), 1277–1288.

Huffington, A., *Die Schlaf-Revolution: So ändern Sie Nacht für Nacht Ihr Leben,* Kulmbach: Plassen Verlag, 2016.

Iacovides, A., Fountoulakis, K.N., Kaprinis, St., Kaprinis, G., *The relationship between job stress, Burn-out, and clinical depression,* Journal of Affective Disorders 75 (2003), 209–221.

Irving, J.A., Dobkin, P.L., Park, J., *Cultivating mindfulness in health care professionals: A review of empirical studies of Mindfulness-Based Stress Reduction, Complementary Therapies in Clinical Practice 15* (2009), 61–66.

Jadad, A.R., Moore, R.A., Carroll, D., Jenkinson, C., Reynolds, D.J.M., Gavaghan, D.J. u. a., *Assessing the quality of reports of randomized clinical trials: Is blinding necessary?,* Controlled Clinical Trials 17 (1996), 1–12.

Jazaieri, H., Goldin, P.R., Werner, K., Ziv, M., Gross, J.J., *A randomized trial of Mindfulness-Based Stress Reduction versus aerobic exercise for social anxiety disorder,* Journal of Clinical Psychology 68 (2012), 715–731.

Josefsson, T., Lindwall, M., Archer, T., *Physical exercise intervention in depressive disorders: Meta-analysis and systematic review,* Scandinavian Journal of Medicine & Science in Sports 24 (2014), 259–272.

Kabat-Zinn, J., *An out-patient program in behavioral medicine for chronic pain patients based on the practice of mindfulness meditation: Theoretical considerations and preliminary results,* General Hospital Psychiatry 4 (1982), 33–47.

Kabat-Zinn, J., *Gesund durch Meditation: das große Buch der Selbstheilung mit MBSR,* München: Knaur, 2013.

Kabat-Zinn, J., *Mindfulness-based interventions in context: Past, present, and future,* Clinical Psychology: Science and Practice 10 (2003), 144–156.

Kalia, M., *Assessing the economic impact of stress-the modern day hidden epidemic, Metabolism, Clinical and Experimental 51* (2002), 49–53.

Kaluza, G., *Gelassen und sicher im Stress.* Das Stresskompetenz-Buch: Stress erkennen, verstehen, bewältigen, Berlin: Springer, 7. Auflage 2017.

Kazdin, A.E., *Mediators and mechanisms of change in psychotherapy research,* Annual Review of Clinical Psychology 3 (2007), 1–27.

Kazdin, A.E., *Understanding how and why psychotherapy leads to change, Psychotherapy Research: Journal of the Society for Psychotherapy Research 19* (2009), 418–428.

Keng, S.L., Smoski, M.J., Robins, C.J., Ekblad, A.G., Brantley, J.G., *Mechanisms of change in Mindfulness-Based Stress Reduction: Self-compassion and mindfulness as mediators of intervention outcomes,* Journal of Cognitive Psychotherapy 26 (2012), 270–280.

Khoury, B., Lecomte, T., Fortin, G., Masse, M., Therien, P., Bouchard, V. u. a., *Mindfulness-based therapy: A comprehensive meta-analysis,* Clinical Psychology Review 33 (2013), 763–771.

Khoury, B., Sharma, M., Rush, S.E., Fournier, C., *Mindfulness-Based Stress Reduction for healthy individuals: A meta-analysis, Journal of Psychosomatic Research 78* (2015), 519–528.

Knieps, F. und Pfaff, H. (Hg.): *BKK Gesundheitsreport 2019: Psychisch Gesundheit und Arbeit.* Berlin: Medizinisch Wissenschaftliche Verlagsgesellschaft, 2019.

Krogh, J., Nordentoft, M., Sterne, J.A.C., Lawlor, D.A., T*he effect of exercise in clinically depressed adults: Systematic review and meta-analysis of randomized controlled trials,* The Journal of Clinical Psychiatry 72 (2011), 529–538.

Kuyken, W., Byford, S., Taylor, R.S., Watkins, E., Holden, E., White, K. u. a., *Mindfulness-Based Cognitive Therapy to prevent relapse in recurrent depression, Journal of Consulting and Clinical Psychology 76* (2008), 966–978.

Kuyken, W., Watkins, E., Holden, E., White, K., Taylor, R. S., Byford, S. u. a., *How does Mindfulness-Based Cognitive Therapy work?,* Behaviour Research and Therapy 48 (2010), 1105–1112.

Lasater Hanson, J., *Relax and renew: Restful yoga for stressful times,* Berkeley, CA: Rodmell Press, 2011.

Leone, S.S., Wessely, S., Huibers, M.J.H., Knottnerus, J.A., Kant, I., *Two sides of the same coin? On the history and phenomenology of chronic fatigue and Burn-out,* Psychology & Health 26 (2011), 449–464.

Li, A.W., Goldsmith, C.A.W., *The effects of yoga on anxiety and stress,* Alternative Medicine Review 17 (2012), 21–35.

Lovibond, S.H., Lovibond, P.F., *Manual for the Depression Anxiety Stress Scale,* Sydney: The Psychology Foundation of Australia, 1995.

Lupien, S.J., Maheu, F., Tu, M., Fiocco, A., Schramek, T.E., *The effects of stress and stress hormones on human cognition: Implications for the field of brain and cognition,* Brain and Cognition 65 (2007), 209–237.

MacBeth, A., Gumley, A., *Exploring compassion: A meta-analysis of the association between self-compassion and psychopathology,* Clinical Psychology Review 32 (2012), 545–552.

Malinowski, P., Lim, H.J., *Mindfulness at work: Positive affect, hope, and optimism mediate the relationshop between dispositional mindfulness, work engagement, and well-being,* Mindfulness 6 (2015), 1250–1262.

McDonald, D.G., Hodgdon, J.A., *The psychological effects of aerobic fitness training,* New York: Springer Science & Business Media, 1991.

Michalak, J., Hölz, A., Teisman, T., *Rumination as a predictor of relapse in Mindfulness-Based Cognitive Therapy for depression,* Psychology and Psychotherapy: Theory, Research and Practice 84 (2011), 230–236.

Mino, Y., Babazono, A., Tsuda, T., Yasuda, N., *Can stress management at the workplace prevent depression? A randomized controlled trial,* Psychotherapy and Psychosomatics 75 (2006), 177–182.

Mota-Pereira, J., Silverio, J., Fonte, D., Carvalho, S., Ramos, J., Ribeiro, J.C., *Moderate exercise as an adjuvant therapy for treatment-resistant major depressive disorder: 6-month follow-up, in:* J.A. Simmons, A.C. Brown (Hrsg.), Aerobic exercise: Health benefits, types and common misconceptions, New York: Nova Science Publishers, 2013, 85–111.

Mothes, H., Klaperski, S., Seelig, H., Schmidt, S., Fuchs, R., *Regular aerobic exercise increases dispositional mindfulness in men: A randomized controlled trial,* Mental Health and Physical Activity 7 (2014), 111–119.

National Institute for Health and Care Excellence, Treating depression in adults: *recognition and management. Clinical guideline [CG90],* 2009, auf: www.nice.org.uk/guidance/cg90

Nederlands Centrum voor Beroepsziekten, *Beroepsziekten in cijfers.* AMC/UvA: Coronel Instituut voor Arbeid en Gezondheid, 2016.

Neff, K.D., *Self-Compassion: An alternative conceptualization of a healthy attitude toward oneself,* Self and Identity 2 (2003a), 85–101.

Neff, K.D., *The development and validation of a scale to measure self-compassion,* Self and Identity 2 (2003b), 223–250.

Neff, K.D., *The role of self-compassion in development: A healthier way to relate to oneself,* Human Development 52 (2009), 211–214.

Nyklíček, I., Beugen, S., Denollet, J., *Effects of Mindfulness-Based Stress Reduction on distressed (type D) personality traits: A randomized controlled trial,* Journal of Behavioral Medicine 36 (2013), 361–370.

Nyklíček, I., Kuijpers, K.F., *Effects of Mindfulness-Based Stress Reduction intervention on psychological well-being and quality of life: Is increased mindfulness indeed the mechanism?,* Annals of Behavioral Medicine 35 (2008), 331–340.

Ong, J., Shapiro, S., Manber, R., *Combining mindfulness meditation with cognitive-behavior therapy for insomnia: A treatment-development study,* Behavior Therapy 39 (2008), 171–182.

Petruzzello, S.J., Landers, D.M., Hatfield, B.D., Kubitz, K.A., Salazar, W., *A meta-analysis on the anxiety-reducing effects of acute and chronic exercise: Outcomes and mechanisms,* Sports Medicine 11 (1991), 143–182.

Philips, B., Ball, C., Sackett, D., Badenoch, D., Straus, S., Haynes, B. u. a., *Oxford Centre for Evidence-Based Medicine – Levels of evidence,* 2011, auf: www.cebm.net/index.aspx?0=1025.

Piet, J., Hougaard, E., T*he effect of Mindfulness-Based Cognitive Therapy for prevention of relapse in recurrent major depressive disorder: A systematic review and meta-analysis,* Clinical Psychology Review 31 (2011), 1032–1040.

Pronovabkk, Ulrich Rosendahl (2018), *Betriebliches Gesundheitsmanagement* 2018. Repräsentative Studie über 1650 Arbeitnehmer/innen, 2018 (auf: 2018/pronovaBKK_BGM_Studie2018.pdf)

Raes, F., Dewulf, D., Van Heeringen, C., Williams, J.M.G., *Mindfulness and reduced cognitive reactivity to sad mood: Evidence from a correlational study and a non-randomized waiting list controlled study,* Behavior Research and Therapy 47 (2009), 623–627.

Reb, J., Choi, E., *Mindfulness in organizations. The psychology of meditation.* Research collection Lee Kong Chian School of Business, 2014, auf: http://ink.library.smu.edu.sg/cgi/viewcontent.cgi?article=5198&context=lkcsb_research.

Richardson, K.M., Rothstein, R., *Effects of occupational stress management intervention programs: A meta-analysis,* Journal of Occupational Health Psychology 13 (2008), 69–79.

Riley, K.E., Park, C.L., *How does yoga reduce stress? A systematic review of mechanisms of change and guide to future inquiry,* Health Psychology Review 9 (2015), 379–396.

Rosch, P.J., *The quandary of job stress compensation,* Health and Stress 3 (2001), 1–4.

Ross, A., Thomas, S., *The health benefits of yoga and exercise: A review of comparison Studies,* Journal of Alternative and Complementary Medicine 16 (2010), 3–12.

Ryan, G.W., Bernard, H.R., *Techniques to identify themes,* Organization Studies 15 (2003), 85–109.

Sadeh, A., Keinan, G., Daon, K., *Effects of stress on sleep: The moderating role of coping style,* Health Psychology: Official Journal of the Division of Health Psychology 23 (2004), 542–545.

Sapolsky, R.M., *Warum Zebras keine Migräne kriegen: wie Stress den Menschen krank macht,* München, Zürich: Piper, 1998.

Sarris, J., Byrne, G.J., *A systematic review of insomnia and complementary medicine,* Sleep Medicine Reviews 15 (2011), 99–106.

Scher, C.D., Ingram, R.E., Segal, Z.V., *Cognitive reactivity and vulnerability: Empirical evaluation of construct activation and cognitive diatheses in unipolar depression,* Clinical Psychology Review 25 (2005), 487–510.

Schneiderman, N., Ironson, G., Siegel, S.D., *Stress and health: Psychological, behavioral, and biological determinants,* Annual Review of Clinical Psychology 1 (2005), 607–628.

Segal, Z.V., Bieling, P., Young, T., MacQueen, G., Cooke, R., Martin, L. u. a., *Antidepressant monotherapy vs sequential pharmacotherapy and Mindfulness-Based Cognitive Therapy, or placebo, for relapse prophylaxis in recurrent depression,* Archives of General Psychiatry 67 (2010), 1256–1264.

Segal, Z.V., Williams, J.M.G., Teasdale, J.D., *Die achtsamkeitsbasierte kognitive Therapie der Depression: ein neuer Ansatz zur Rückfallprävention,* Tübingen: Dgvt-Verl., 2008.

Segal, Z.V., Williams, J.M.G., Teasdale, J.D., Crane, R., Dimidjian, S., Ma, H. u. a., *Mindfulness-Based Cognitive Therapy training pathway,* Oxford: Oxford Mindfulness Center, 2016.

Shanafelt, T.D., Hasan, O., Dyrbye, L.N., Sinsky, C., Satele, D., Sloan, J. u. a., *Changes in Burn-out and satisfaction with work-life balance in physicians and the general US working population between 2011 and 2014,* Mayo Clinic Proceedings 90 (2015), 1600–1613.

Shapiro, S.L., Oman, D., Thoresen, C.E., Plante, T.G., Flinders, T., *Cultivating mindfulness: Effects on well-being,* Journal of Clinical Psychology 64 (2008), 840–862.

Simon, E., Bögels, S.M., Voncken, J.M., *Efficacy of child-focused and parentfocused interventions in a child anxiety prevention study,* Journal of Clinical Child & Adolescent Psychology 40 (2011), 204–219.

Smit, F., Vlasveld, M., Beekman, A., Cuijpers, P., Schoevers, R., Ruiter, M. u. a., *Depressiepreventie. Stand van zaken, nieuwe richtingen,* Utrecht: Trimbos-instituut, 2013.

Spijker, J., Bockting, C.L.H., Meeuwissen, J.A.C., van Vliet, I.M., Emmelkamp, P.M.G., Hermens, M.L.M. u. a., *Multidisciplinaire richtlijn depressie. Richtlijn voor de diagnostiek, behandeling en begeleiding van volwassen patiënten met een depressieve stoornis,* Utrecht: Trimbos-instituut, 2013 (3. Überarb.).

Stansfeld, S., Candy, B., *Psychosocial work environment and mental health – a meta analytic review,* Scandinavian Journal of Work, Environment & Health 32 (2006), 443–462.

Stathopoulous, G., Powers, M.B., Berry, A.C., Smits, J.A.J., Otto, M.W., *Exercise interventions for mental health: A quantitative and qualitative review,* Clinical Psychology: Science and Practice 13 (2006), 179–193.

Stonerock, G.L., Hoffman, B.M., Smith, P.J., Blumenthal, J.A., *Exercise as treatment for anxiety: Systematic review and analysis,* Annals of Behavioral Medicine 49 (2015), 542–556.

Strauss, C., Cavanagh, K., Oliver, A., Peltman, D., *Mindfulness-based interventions for people diagnosed with a current episode of an anxiety or depressive disorder: A meta-analysis of randomized controlled trials,* PLOS ONE, 2014, DOI: 10.1371/journal.pone.0096110.

Tan, C.M., *Search inside yourself: das etwas andere Glücks-Coaching,* München: Arkana.

Tang, Y., Hölzel, B.K., Posner, M.I., *The neuroscience of mindfulness meditation, Nature Reviews Neuroscience 16* (2015), 213–225.

Teasdale, J.D., Moore, R.G., Hayhurst, H., Pope, M., Williams, J.M.G., Segal, Z.V., *Metacognitive awareness and prevention of relapse in depression: Emprical evidence,* Journal of Consulting and Clinical Psychology 70 (2002), 275–287.

Teasdale, J.D., Segal, Z.V., Williams, J.M.G., Ridgeway, V., Soulsby, J., Lau, M., *Prevention of relapse/recurrence in major depression by Mindfulness-Based Cognitive Therapy,* Journal of Consulting and Clinical Psychology 68 (2000), 615–623.

Tekur, P., Nagarathna, R., Chametcha, S., Hankey, A., Nagendra, H.R., *A comprehensive yoga program improves pain, anxiety, and depression in chronic low back pain patients more than exercise: A randomized controlled trial,* Complementary Therapies in Medicine 20 (2012), 107–118.

Terluin, B., *De Vierdimensionale Klachtenlijst (4DKL).* Een vragenlijst voor het meten van distress, depressie, angst en somatisatie, Huisarts & Wetenschap 39 (1996), 538–547.

Tuomi, K., Ilmarinen, J., Jahkola, A., Katajarinne, L., Tulkki, A., *Work Ability Index,* Institute of Occupational Health, Helsinki: Finland, 1997.

Tveito, T.H., Eriksen, H.R., *Integrated health programme: A workplace randomized controlled trial,* Journal of Advanced Nursing 65 (2009), 110–119.

Van Aalderen, J.R., Donders, A.R.T., Giommi, F., Spinhoven, P., Barendregt, H.P., Speckens, A.E.M., *The efficacy of Mindfulness-Based Cognitive Therapy in recurrent depressed patients with and without a current depressive episode: A randomized controlled trial,* Psychological Medicine 42 (2012), 989–1001.

Van Balkom, A.L.J.M., Van Vliet, I.M., Emmelkamp, P.M.G., Bockting, C.L.H., Spijker, J., Hermens, M.L.M. u. a., *Multidisciplinaire richtlijn angststoornissen* (dritte Überarb.). Richtlijn voor de diagnostiek, behandeling en begeleiding van volwassen patiënten met een angststoornis, Utrecht: Trimbos-instituut, 2013.

Van Berkel, J., Boot, C.R.L., Proper, K.I., Bongers, P.M., van der Beek, A.J., *Process evaluation of a workplace health promotion intervention aimed at improving work engagement and energy balance,* Journal of Occupational Environmental Medicine, 55 (2013), 19–26.

Van Berkel, J., Boot, C.R.L., Proper, K.I., Bongers, P.M., Van der Beek, A.J., *Effectiveness of a worksite mindfulness-related multi-component health promotion intervention on work engagement and mental health: Results of a randomized controlled trial,* PLOS ONE 9 (2014), e84118.

Van Cuijck, J., Holterman, A., Hettinga, F., *Bootcamp. Fitnessen in de buitenlucht,* Sportgericht 5 (2013), 10–13.

Van der Velden, A.M., Kuyken, W., Wattar, U., Crane, C., Pallesen, K.J., Dahlgaard, J. u. a., *A systematic review of mechanisms of change in Mindfulness-Based Cognitive Therapy in the treatment of recurrent major depressive disorder,* Clinical Psychology Review 37 (2015), 26–39.

Van der Zwan, J.E., De Vente, W., Huizink, A.C., Bögels, S.M., De Bruin, E.I., *Physical activity, mindfulness meditation, or heart rate variability biofeedback for stress reduction: A randomized controlled trial,* Applied Psychophysiology and Biofeedback 40 (2015), 257–68.

Van Dongen, J.M., Van Berkel, J., Boot, C.R.L., Bosmans, J.E., Proper, K.I., Bongers, P.M. u. a., *Long-term cost-effectiveness and return-on-investment of a mindfulness-based worksite intervention results of a randomized controlled trial,* Journal of Occupational and Environmental Medicine 58 (2016), 550–560.

Vandereycken, W., Van Deth, R. *Psychiatrie, Van diagnose tot behandeling,* Houten: Bohn, Stafleu van Loghum, 2011.

Veringa, I.K., De Bruin, E.I., Bardacke, N., Duncan, L.G., Van Steensel, F.J.A., Dirksen, C.D. u. a., *»I've Changed My Mind«, Mindfulness-Based Childbirth and Parenting (MBCP) for pregnant women with a high level of fear of childbirth and their partners: Study protocol of the quasi-experimental controlled trial,* BMC Psychiatry 16 (2016), 377–389.

Verschuren, C.M., Nauta, A.P., Bastiaanssen, M.H.H., Terluin, B., Vendrig, A.A., Verbraak, M.J.P.M. u. a., *Richtlijn: Eén lijn in de eerste lijn bij overspanning en Burn-out. Multidisciplinaire richtlijn overspanning en Burn-out voor eerstelijns professionals,* Utrecht: Nederlandse Vereniging voor Arbeids- en Bedrijfsgeneeskunde (NVAB), 2011.

Virgili, M., *Mindfulness-based interventions reduce psychological distress in working adults: A meta-analysis of intervention studies,* Mindfulness 6 (2015), 326–337.

Vøllestad, J., Nielsen, M.B., Nielsen, G.H., *Mindfulness- and acceptance-based interventions for anxiety disorders: A systematic review and meta-analysis,* British Journal of Clinical Psychology 51 (2011), 239–260.

Währborg, P., Petersson, I.F., Grahn, P., *Nature-assisted rehabilitation for reactions to severe stress and/or depression in a rehabilitation garden: Long-term follow-up including comparisons with a matched population-based reference cohort,* Journal of Rehabilitation Medicine 46 (2014), 271–276.

Wang, F., Lee, O.E.K., Feng, F., Vitiello, M.V., Wang, W., Benson, H. u. a., *The effect of meditative movement on sleep quality: A systematic review,* Sleep Medicine Reviews 30 (2016), 43–52.

Watson, D., Clark, L.A., Tellegen, A., *Development and validation of brief measures of positive and negative affect: the PANAS scales,* Journal of Personality and Social Psychology 54 (1988), 1063.

Webster, L., *The effectiveness of physical activity as an intervention in the treatment of depression: A systematic review,* Journal of Applied Psychology and Social Sciences 1 (2015), 28–40.

Williams, J.M.G., Penman, D., *Das Achtsamkeitstraining: 20 Minuten täglich, die Ihr Leben verändern,* München: Goldmann (2015).

Williams, J.M.G., Penman, D., Cullen, C., *Mindfulness: A practical path to finding peace in a frantic world,* Trainer's manual, London, UK: Piatkus, 2013.

Williams, J.M.G. Teasdale, J., Segal, Z.V., Kabat-Zinn, J., *Der achtsame Weg durch die Depression,* Freiburg: Arbor, 2013.

Wipfli, B.M., Rethorst, C.D., Landers, D.M., *The anxiolytic effects of exercise: A meta-analysis of randomized trials and dose-response analysis,* Journal of Sports & Exercise Psychology, 30 (2008), 392–410.

Wolever, R.Q., Bobinet, K.J., McCabe, K., Mackenzie, E.R., Fekete, E., Kusnick, C.A. u. a., *Effective and viable mind-body stress reduction in the workplace: A randomized controlled trial,* Journal of Occupational Health Psychology 17 (2012), 246.

Wong, S.Y.S., Zhang, D.X., Li, C.C.K., Yip, B.H.K., Chan, D.C.C., Ling, Y.M. u. a., *Comparing the effects of Mindfulness-Based Cognitive Therapy and sleep psycho-education with exercise on chronic insomnia: A randomized controlled trial,* Psychotherapy and Psychosomatics 86 (2017), 241–253.

World Health Organization, Mental health and well-being at the workplace *– Protection and inclusion in challenging times,* Copenhagen: WHO, 2010.

Zessin, U., Dickhäuser, O., Garbade, S., *The relationship between self-compassion and wellbeing: A meta-analysis,* Applied Psychology: Health and Well-Being 7 (2015), 340–364.

Zhou, J., Yang, Y., Qiu, X., Yang, X., Pan, H., Ban, B. u. a., *Relationship between anxiety and Burn-out among Chinese physicians: A moderated mediation model,* PLOS ONE 11 (2016), e0157013.

Ressourcen

Teile aus diesem Handbuch für Fachleute basieren auf: Bögels, S.M. u. Restifo, K. (2014): Mindful parenting: Achtsamkeit und Selbstfürsorge für Eltern, das Manual für ein 8-Wochen-Programm. Außerdem hat uns die Arbeit einiger großer Lehrmeister inspiriert, Pioniere und Klassiker der Achtsamkeitsforschung, darunter: Trish Bartley, David Dewulf, Christopher Germer, Jon Kabat-Zinn, Edel Maex, Zindel Segal, Nirbhay Singh, John Teasdale und Mark William:

Bartley, T., *Mindfulness-Based Cognitive Therapy for cancer: Gently turning towards,* New Jersey: Wiley-Blackwell, 2012.

Dewulf, D., *De mindful box: 7 inzichten voor je levenswerk,* Utrecht: Kosmos Uitgevers, 2010.

Germer, C., *Der achtsame Weg zum Selbstmitgefühl: Wie man sich von destruktiven Gedanken und Gefühlen befreit,* Freiburg: Arbor Verlag, 2015.

Kabat-Zinn, J., *Gesund durch Meditation: das große Buch der Selbstheilung mit MBSR,* München: Knaur, 2013.

Maex, E., *Mindfulness – gelebte Achtsamkeit.* Das 8-Wochen-Übungsprogramm, Stuttgart: Junfermann, 2018.

Segal, Z.V., Williams, J.M.G., Teasdale, J.D., *Die achtsamkeitsbasierte kognitive Therapie der Depression: ein neuer Ansatz zur Rückfallprävention,* Tübingen: Dgvt-Verl., 2008.

Shonin, E., Van Gordon, W., Singh, N.N., *Buddhist foundations of mindfulness.* Basel: Springer International Publishing, 2015.

Williams, J.M.G., Penman, D., *Das Achtsamkeitstraining: 20 Minuten täglich, die Ihr Leben verändern,* München: Goldmann, 2015.

Quellenangaben

In Kapitel 1 (Hintergrund Mindful2Work), Kapitel 3 (Effekte Mindful2Work) und Kapitel 4 (Mit Mindful2Work arbeiten) sind die Literaturhinweise in den Text eingefügt und beziehen sich auf das Literaturverzeichnis am Ende des Handbuchs. Da Kapitel 2 (Inhalt Mindful2Work) sich unter anderen auch auf dieselben Quellen stützt und hier der Inhalt der sieben Sitzungen und die Erfahrungen der Teilnehmenden im Zentrum stehen, haben wir uns dazu entschlossen, in diesem Kapitel nicht alle Quellenangaben erneut aufzuführen. Es werden hier nur die Quellen genannt, die nicht in den anderen Kapiteln bereits erwähnt wurden.

Fotografien

Die Fotografien zu den Yoga- und aktiven bewussten Bewegungseinheiten stammen von Anne Formsma und Sanne van Berge. Diese Fotografien dürfen ohne vorherige schriftliche Genehmigung der Autorinnen nicht vervielfältigt oder verwendet werden.

Zitate der Teilnehmenden

Die Zitate von ehemaligen Teilnehmenden werden selbstverständlich anonym wiedergegeben. Die Teilnehmenden haben dem zugestimmt, wofür wir ihnen sehr dankbar sind.

Forschungsergebnisse

In diesem Handbuch geben wir die Ergebnisse der (laufenden) wissenschaftlichen Forschung wieder. Diese Forschungsarbeit wurde unter anderem durch Fördergelder des MIND Fonds Psychische Gezondheid ermöglicht. Die ausführlichen Ergebnisse sind nachzulesen in den unten angeführten wissenschaftlichen Artikeln. Manche sind bereits in nationalen und internationalen Zeitschriften erschienen, andere werden noch erscheinen. Die Artikel sind entweder bei den Autorinnen einzusehen oder online frei verfügbar (Open Access).

de Bruin, E. I., Valentin, S., Baartmans, J. M., Blok, M., Bögels, S. M., *Mindful2Work the next steps: Effectiveness of a program combining physical exercise, yoga and mindfulness, adding a wait-list period, measurements up to one year later and qualitative interviews,* Complementary Therapies in Clinical Practice (2020), 101137.

De Bruin, E.I., Formsma, A.R., Frijstein, G., Bögels, S.M., *Mindful-2Work: Effects of combined physical exercise, yoga, and mindfulness meditations for stress relieve in employees. A proof of concept study,* Mindfulness 1 (2016), 1–14.

De Bruin, E.I., Formsma, A.R, Sars, D., Frijstein, F., Bögels, S.M., *Mindful2Work: Een nieuw veelbelovend programma met actief bewegen, yoga en mindfulness om werkgerelateerde stressklachten te bestrijden,* Tijdschrift voor Bedrijfs- en Verzekeringsgeneeskunde 25 (2017), 99–103.

De Bruin, E.I., Valentin, S., Bögels, S.M. (in Vorbereitung), *Statistical mediators mirror people's voices: Working mechanisms (top-down and bottom-up) of Mindful2Work on chronic fatigue and perceived stress.*

Hinweise zur Verwendung mit dem Übungsbuch Mindful2Work

Neben diesem Handbuch wurde auch ein Übungsbuch für die Teilnehmenden am Mindful2Work-Training entwickelt. In dem Übungsbuch werden die jeweiligen Inhalte und Themen der sieben Sitzungen und die täglichen Übungen für zu Hause ausführlich beschrieben. Es enthält Anleitungen mit illustrierenden Fotos zu den bewussten aktiven Bewegungsübungen und den Yoga-Positionen für die jeweilige Woche, um die Teilnehmenden bei den täglichen Übungen so gut wie möglich zu motivieren und zu unterstützen.

Den Benutzern des Mindful2Work-Übungsbuches stehen unter diesem Link *www.arbor-online-center.de/deBruin_Mindful2Work* Audiodateien* zu den Meditationen zum Download zur Verfügung:

- Sitzmeditation mit Achtsamkeit auf den Atem
- Bodyscan
- Sitzmeditation mit Achtsamkeit auf Atem und Körper
- Atemraum
- Sitzmeditation mit Achtsamkeit auf Geräusche und Gedanken
- Gehmeditation
- Sitzmeditation mit Achtsamkeit auf eine schwierige Situation
- Freundlichkeitsmeditation
- Bergmeditation

---

* **Nutzungsbedingungen.** Die Herausgeber gewähren den jeweiligen Käufern dieses Buches das nicht übertragbare Recht, die zu diesem Buch gehörigen Audiodateien herunterzuladen und abzuspielen. Diese Lizenz gilt ausschließlich zum persönlichen Gebrauch und nur für die Käufer dieses Buches. Diese Lizenz enthält nicht das Recht, das Material als Text oder Audiodatei zum Zwecke des Weiterverkaufs, der Verbreitung oder zu jedem anderen Zweck zu vervielfältigen (in Form von Büchern, Broschüren, Artikeln, Video- oder Audiodateien, Blogs, Webseiten, Texten im Intranet, Filesharing, Handouts und Charts für Lesungen oder Workshops). Für eine Vervielfältigung zu diesen oder anderen Zwecken muss eine schriftliche Genehmigung des Arbor Verlags vorliegen.

Manche Trainer*innen möchten vielleicht lieber ihre eigenen Meditationen einsprechen und den Teilnehmenden zur Verfügung stellen, sodass sie eine bekannte Stimme hören. Das Übungsbuch enthält außerdem Hintergrundwissen zu den Themen der jeweiligen Woche, die auf die Psychoedukation des jeweiligen Treffens abgestimmt sind. Auf diese Weise können die Teilnehmenden zu Hause alles noch einmal in Ruhe nachlesen. Weiterführende Quellen sowie ein kurzer Hinweis zu den Forschungsergebnissen werden auch im Übungsbuch angeführt.

Anhang

Die Achtsamkeitsmeditationen und -übungen

Die Mindful2Work-Bewegungsübungen

Hintergrundwissen und theoretische Grundlagen zum Thema körperliche Bewegung finden sich in Kapitel 1. Kapitel 2 erläutert beispielhaft für die erste Sitzung, wie die bewussten aktiven Bewegungsübungen ausgeführt werden sollten. Dieser Anhang enthält die exakte Beschreibung der Übungen einschließlich der empfohlenen Anweisungen sowie illustrierende Fotos. Das Übungsbuch für die Teilnehmenden enthält dieselben Fotos und Anweisungen, sodass die Teilnehmenden hiermit zu Hause üben können.

Die Bewegungsübungen gliedern sich jeweils in drei Phasen: eine Aufwärmphase, die Kernübungen und eine Cool-down-Phase, die hier kurz erläutert werden sollen.

Aufwärmphase (5 Minuten)

Aufwärmphase bewusste aktive Bewegung

Für die Aufwärmphase sollten die Teilnehmenden eine Intensität wählen, die ihnen entspricht: Sie können flott gehen, locker joggen oder laufen. Wir bitten sie, dies – sowie auch alle späteren Übungen – mit maximal 70 Prozent der Intensität auszuführen, zu der sie in der Lage sind. Für manche kann dies eine Herausforderung sein, besonders da man beim Sport dazu neigt, sich über die Leistung zu motivieren. Es ist wichtig, dass die Kursleitung dies zur Sprache bringt und es gut im Auge behält. Abhängig davon, wo der Kurs stattfindet, kann zum Beispiel eine (kleine) Runde durch den Park gelaufen werden. Wir bitten die Teilnehmenden, die Augen zu schließen und ihre Aufmerksamkeit nach innen zu richten, um kurz zu spüren, wie es ihnen geht: Wie fühlen sie sich? Wie ist ihr Herzschlag; Was spüren sie in ihrem Körper? Beim Atmen? Dann können sie bewusst einige Male tief in den Bauch ein- und ausatmen. Anschließend laufen wir eine Runde durch den Park und fahren dann mit den Kernübungen fort.

Kernübungen

Auf der Stelle Laufen und boxen

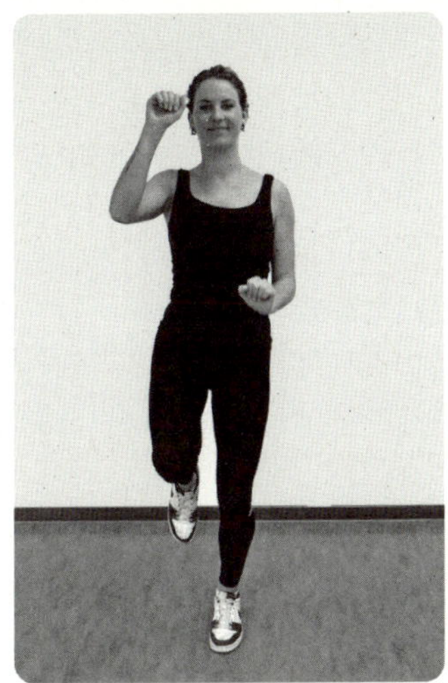

→ SO GEHT'S

- Laufen Sie auf der Stelle.
- Boxen Sie mit den Fäusten auf der Höhe der Taille und oberhalb der Schulter in die Luft. Die Ellenbogen werden dabei in einem 90-Grad-Winkel gehalten.
- Zählen Sie von 10 bis 0 herunter: 10 – 9 – 8 – 7 – 6 – 5 – 4 – 3 – 2 – 1 – 0.

→ VARIANTEN

- Wenn Laufen körperlich zu belastend ist, können Sie auch vorsichtig auf der Stelle gehen oder stehen bleiben.
- Wenn das Boxen körperlich zu belastend ist, können Sie die Boxbewegungen auch auf einer anderen Höhe ausführen oder sie ganz weglassen.

Mühle

→ SO GEHT'S

- Die Füße stehen mehr als hüftbreit auseinander, die Knie sollen sich dabei nicht berühren.
- Beugen Sie sich mit geradem Rücken vornüber (der Rücken sollte während der gesamten Übung gerade bleiben).
- Bringen Sie abwechselnd den linken und den rechten Arm zum gegenüberliegenden Fuß.
- Während der eine Arm Richtung Fuß geht, wird der andere Arm nach oben gestreckt.
- Die Beine bleiben ruhig, die Bewegung kommt aus dem Oberkörper.
- Die Füße müssen nicht unbedingt berührt werden, es geht um die Bewegung Richtung Fuß.
- Zählen Sie von 10 bis 0 herunter: 10 – 9 – 8 – 7 – 6 – 5 – 4 – 3 – 2 – 1 – 0.

→ VARIANTEN

- Wenn die Übung körperlich zu belastend ist, beugen Sie sich weniger tief hinunter und machen Sie insgesamt kleinere Bewegungen.

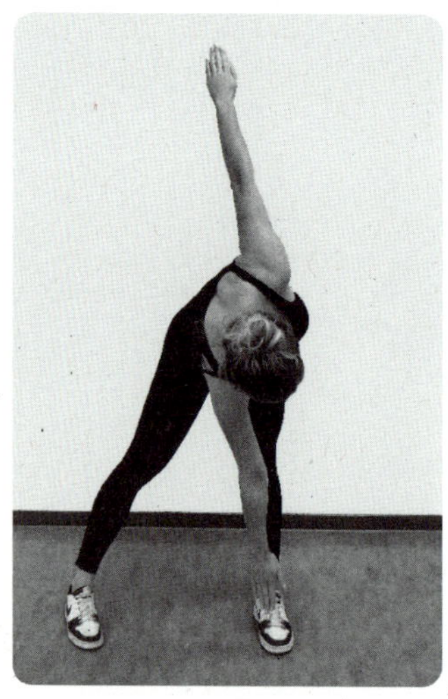

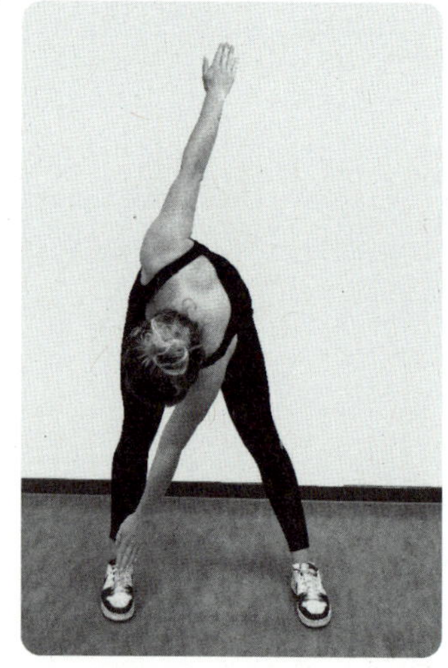

Jumping Jack

→ SO GEHT'S

- Die Beine sind geschlossen, die Arme vom Körper abgespreizt.
- Springen Sie in den Spreizstand (mehr als hüftbreit), wobei Sie gleichzeitig die Arme neben dem Kopf nach oben strecken.
- Springen Sie zurück, sodass die Füße nebeneinander stehen, wobei die Arme nach unten neben den Körper gebracht werden.
- Zählen Sie von 10 bis 0 herunter: 10 – 9 – 8 – 7 – 6 – 5 – 4 – 3 – 2 – 1 – 0.

→ VARIANTEN

- Wenn das Springen körperlich zu belastend ist, stellen Sie einen Fuß nach dem anderen in die gespreizte Stellung.
- Wenn es körperlich zu belastend ist, die Arme ganz nach oben zu führen, bringen Sie sie nur auf Schulterhöhe oder lassen Sie sie neben dem Körper hängen.

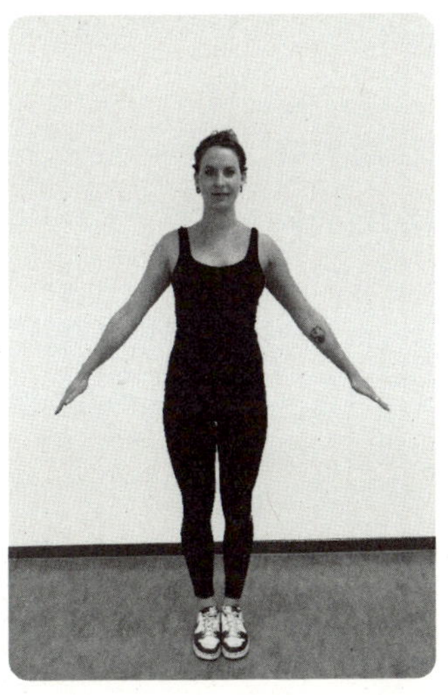

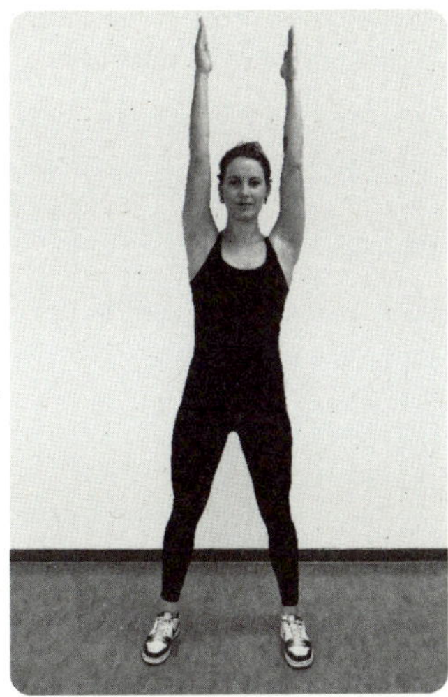

Kniebeugen

→ SO GEHT'S

- Die Beine sind geöffnet, etwas weiter als hüftbreit.
- Stellen Sie sich vor, dass hinter Ihnen ein Hocker steht, auf den Sie sich setzen wollen.
- Bewegen Sie sich mit dem Po nach unten, bis sich die Oberschenkel parallel zum Boden befinden, wobei der Rücken so gut wie möglich gerade bleibt und die Knie hinter den Zehen bleiben.
- Sie können die Kniebeuge auch weniger tief ausführen.
- Um das Gleichgewicht zu halten, können Sie die Hände mit aneinandergelegten Handflächen vor die Brust bringen, oder Sie in die Seite stemmen, wenn Sie sich nach unten bewegen.
- Machen Sie in Ihrem eigenen Tempo zehn Kniebeugen.

→ VARIANTEN

- Wenn dies körperlich zu belastend ist, gehen Sie weniger tief hinunter.
- Wenn dies nicht möglich ist, gehen Sie nur auf der Stelle und bringen Sie die Knie dabei etwas höher.

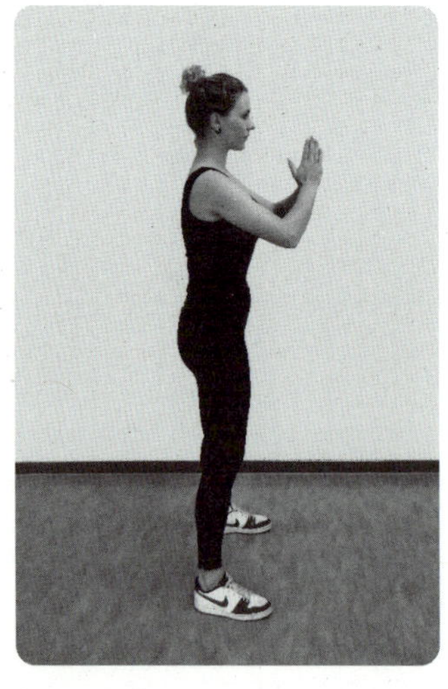

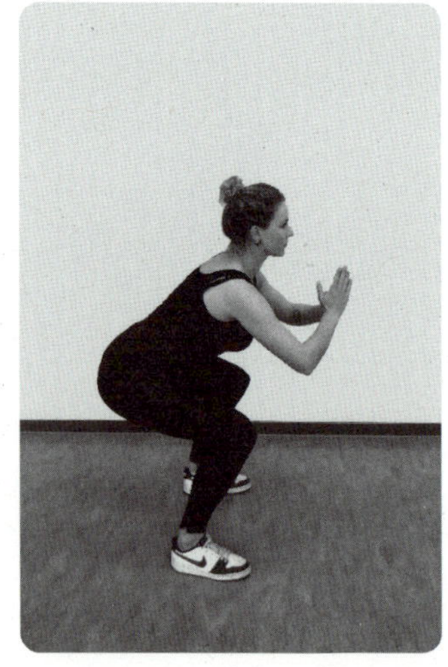

Cool-down-Phase (5 Minuten)

Cool-down-Phase

Die bewusste aktive Bewegung wird mit einem Cool-down abgeschlossen, Schultern, Arme und Oberkörper werden gedehnt, wobei die Teilnehmenden ruhig umhergehen.

Schulter-Arm-Stretching

→ SO GEHT'S

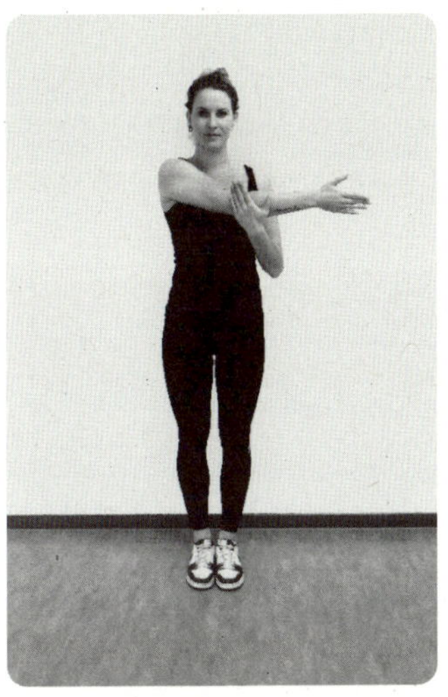

- Bringen Sie den Arm vor die Brust, wobei die Handfläche Richtung Körper zeigt, lassen Sie dabei die Schultern sinken.
- Fassen Sie mit der anderen Hand den Oberarm und ziehen Sie den Arm Richtung Brust.
- Die Schultern bleiben hierbei entspannt.
- Wechseln Sie die Seite.

→ VARIANTE

- Wenn diese Haltung körperlich zu belastend ist, ziehen Sie den Arm nicht so weit Richtung Brust.

Armkreisen

→ SO GEHT'S

- Strecken Sie den Arm entlang des Körpers.
- Bringen Sie den Arm nach hinten, oben, vorne und wieder nach unten (Vorwärtsrotation).
- Wechseln Sie die Richtung (Rückwärtsrotation).
- Wechseln Sie die Seite (anderer Arm).

→ VARIANTE

- Wenn die vollständige Rotation des Armes körperlich zu belastend ist, führen Sie die Bewegung kleiner aus. Hierbei kann der Arm auch gebogen werden (die Hand kommt näher an den Körper, der Ellbogen ist angewinkelt).

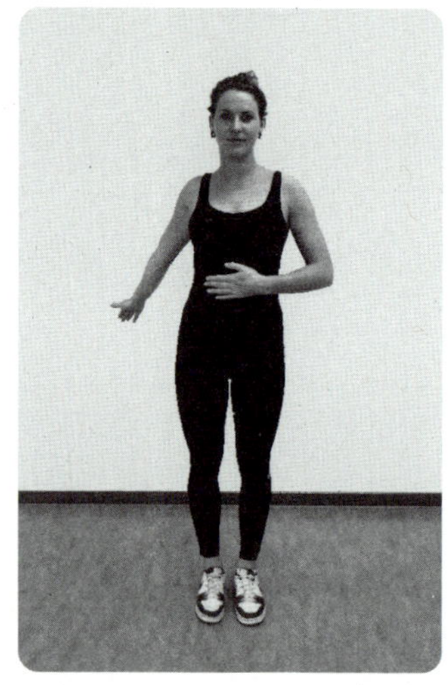

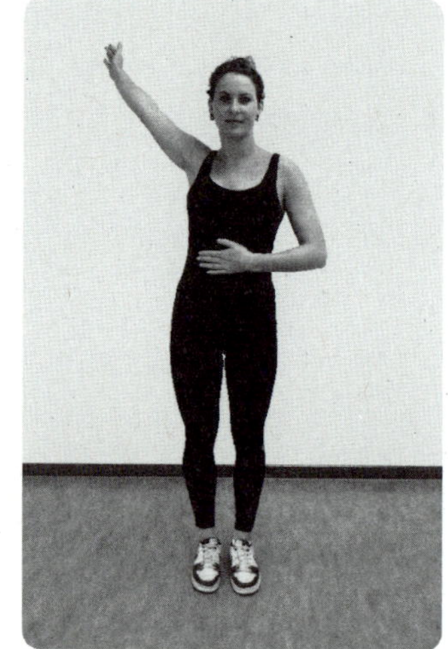

Oberkörper kreisen

→ SO GEHT'S

- Bringen Sie die Arme abgewinkelt vor die Brust.
- Bewegen Sie die Arme von der linken zur rechten Seite des Oberkörpers, wobei die Hüfte gerade bleibt (die Bewegung kommt aus dem Oberkörper).

→ VARIANTE

- Wenn diese Bewegung körperlich zu belastend ist, führen Sie sie kleiner aus.

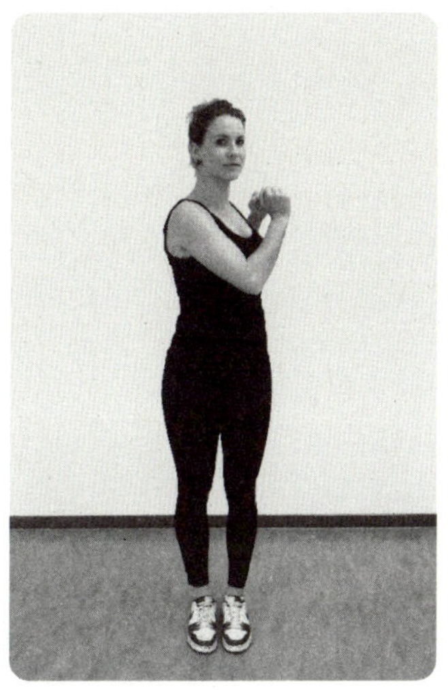

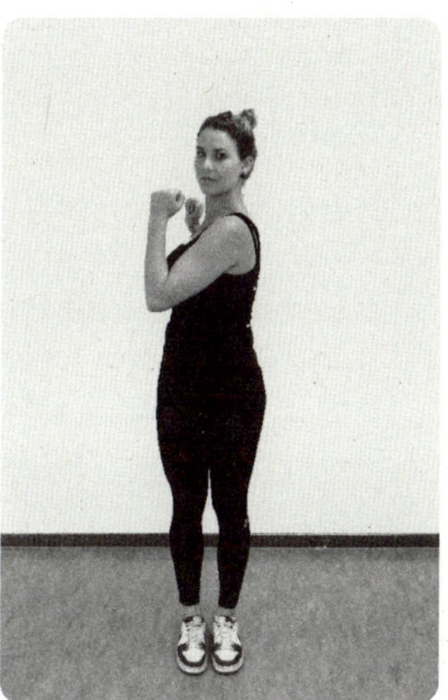

Körper strecken

→ SO GEHT'S

- Atmen Sie tief ein und führen Sie die Arme dabei seitlich in die Höhe.
- Strecken Sie die Arme, Hände und Finger über den Kopf nach oben und strecken Sie sich dabei so weit wie möglich.
- Stellen Sie sich auf die Zehenspitzen.
- Mit der Ausatmung bringen Sie die Arme langsam seitlich wieder nach unten.
- Stellen Sie Ihre Füße wieder auf den Boden.
- Wiederholen Sie dies noch zwei Mal.

→ VARIANTEN

- Wenn es körperlich zu belastend ist, die Arme vollständig zu strecken, bringen Sie sie nur auf Schulterhöhe oder lassen Sie sie neben dem Körper hängen.
- Wenn es körperlich zu belastend ist, auf den Zehenspitzen zu stehen, lassen Sie die Füße auf dem Boden stehen.

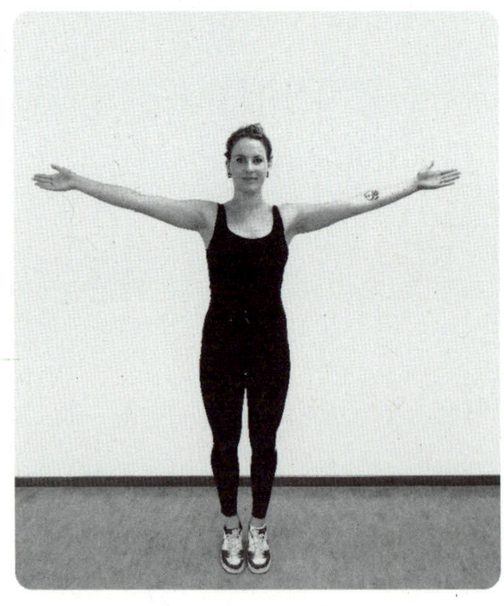

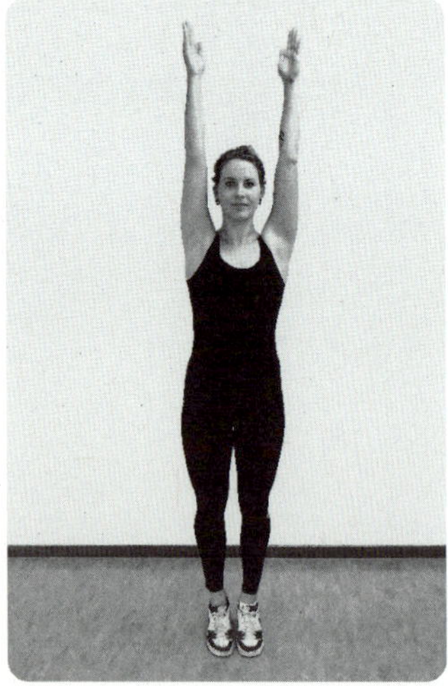

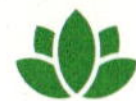

Die Mindful2Work-Yogaübungen

Hintergrundwissen und theoretische Grundlagen zu Yoga finden sich in Kapitel 1, Kapitel 2 erläutert beispielhaft für die erste Sitzung, wie die Yogaübungen ausgeführt werden sollten. Dieser Anhang enthält die genauen Übungen mit den zugehörigen Anweisungen und illustrierenden Fotos. Das Übungsbuch für die Teilnehmenden enthält dieselben Fotos und Anweisungen, sodass die Teilnehmenden hiermit zu Hause üben können.

Jede Yoga-Serie besteht aus einigen einführenden Übungen, den Kernübungen und einer abschließenden Entspannungsphase. Insgesamt enthält das Programm Mindful2Work drei verschiedene Yoga-Serien: In Woche 1 und Woche 4 dreht sich alles um Rücken und Nacken, in Woche 2 und 5 geht es um die Schultern und in Woche 3 und 6 stehen die Hüften im Zentrum.

Beginn Woche 1 und Woche 4

Verankerung (1 Minute)

Nehmen Sie eine sitzende Meditationshaltung ein. Sie können Ihre Augen schließen, um Ihre Aufmerksamkeit noch besser nach innen richten zu können … auf Ihren Körper … Spüren Sie, an welchen Stellen Ihr Körper Kontakt zum Boden hat … Richten Sie Ihre Aufmerksamkeit dann auf den Atem, bleiben Sie einige Atemzüge lang mit voller Aufmerksamkeit beim Atmen …

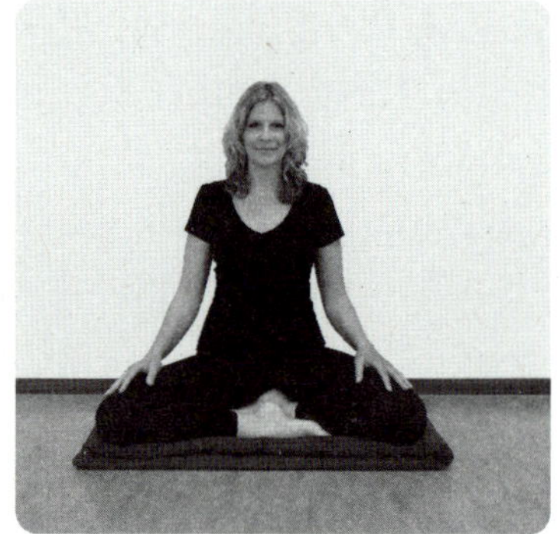

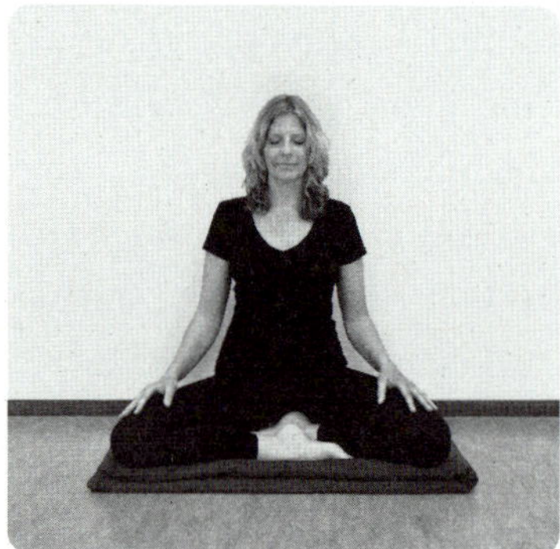

Den Nacken lockern (2 Minuten)

Bringen Sie das Kinn Richtung Brust. Lassen Sie Ihren Kopf locker hängen und ganz schwer werden. Bleiben Sie für einige Atemzüge in dieser Position … Bewegen Sie beim Einatmen das rechte Ohr zur rechten Schulter, der Kopf liegt auf der Seite, die Nase zeigt nach vorne (bleiben Sie für einige Atemzüge in dieser Position) … Bewegen Sie mit der Ausatmung das linke Ohr zur linken Schulter – über die Mitte, ohne dass der Kopf dabei nach hinten fällt, und bleiben Sie für einige Atemzüge in dieser Position … Bewegen Sie das Kinn langsam Richtung Brust und das rechte Ohr wieder zur rechten Schulter … Wiederholen Sie diese Bewegung einige Male. Also von rechts über die Mitte nach links und wieder nach unten. Achten Sie darauf, dass der Kopf dabei nicht nach hinten fällt, um Ihren Nacken zu schützen … Führen Sie dies in einem langsamen Tempo aus … Beobachten Sie, was dabei geschieht. Wenn Sie irgendwo eine Verspannung wahrnehmen, können Sie dort ein wenig länger verweilen und einige Male ein- und ausatmen, um auch diese Stelle zu lockern … Wechseln Sie die Richtung für einige Atemzüge … Spüren Sie der Übung noch ein wenig nach …

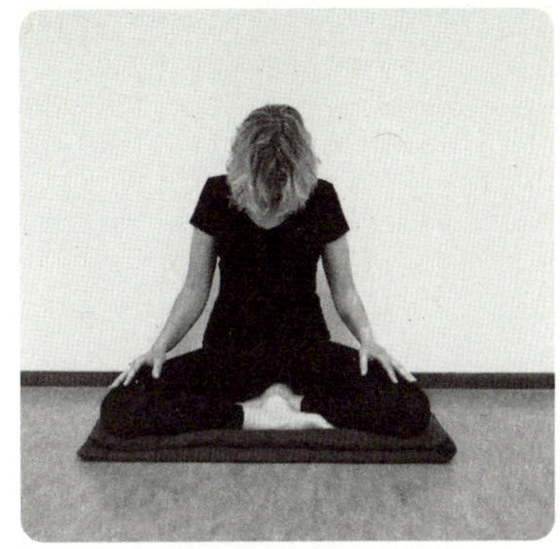

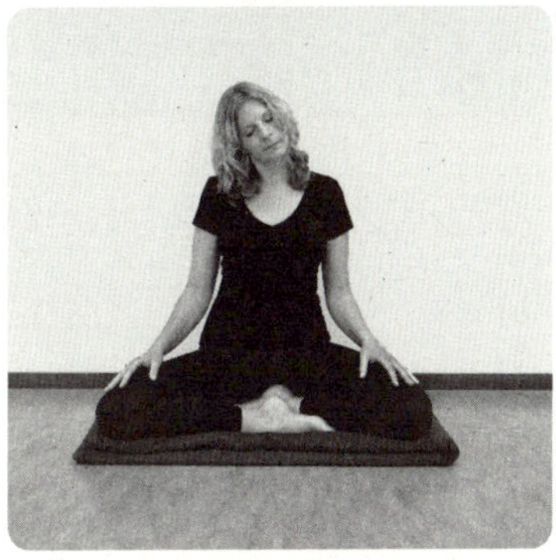

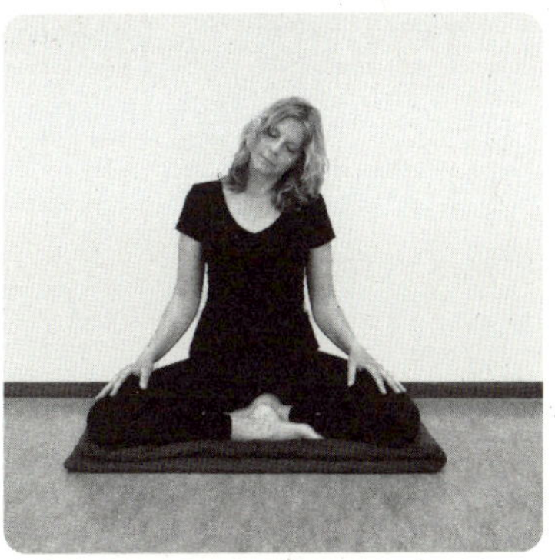

→ WO KÖNNEN SIE DIE WIRKUNG DER ÜBUNG SPÜREN?

- Nacken und Schulter (Stretching)

→ VARIANTEN UND EINSCHRÄNKUNGEN

- Zu starke Dehnung im Nacken: Lassen Sie den Kopf nicht ganz hängen, beugen Sie ihn weniger.
- Achtung: Bewegen Sie den Kopf nicht nach hinten, so schützen Sie Ihren Nacken.
- Nicht geeignet bei Nackenbeschwerden.

DIE SCHULTERN LOCKERN (2 MINUTEN)

Ziehen Sie die Schultern beim Einatmen hoch und dann nach hinten. Lassen Sie sie mit der Ausatmung sinken und bringen Sie sie nach vorne, einige Atemzüge lang. … Wiederholen Sie die Bewegung in umgekehrter Richtung … Ziehen Sie die Schultern dann in Richtung Ohren ganz hoch. Bleiben Sie kurz in dieser Position. Lassen Sie die Schultern mit einem Seufzer fallen und wiederholen Sie dies noch zwei Mal … Spüren Sie der Übung noch ein wenig nach …

→ WO KÖNNEN SIE DIE WIRKUNG DER ÜBUNG SPÜREN?

- Schultern (Stretching)

→ VARIANTEN UND EINSCHRÄNKUNGEN

- Nicht geeignet bei Schulterbeschwerden durch Verletzungen oder Entzündungen.

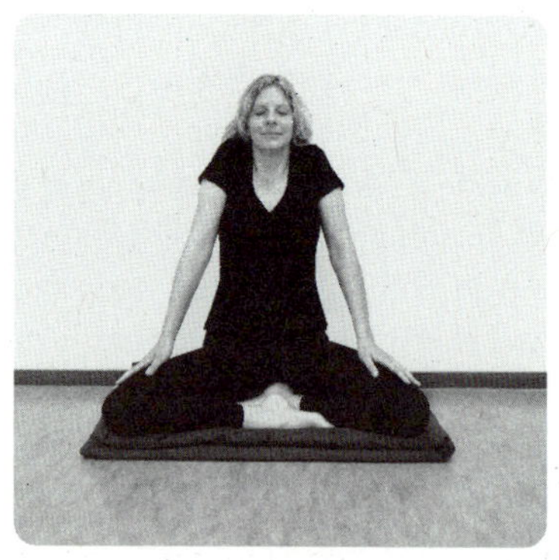

Kernübungen Woche 1 und Woche 4

Schmetterling (4 Minuten)

Setzen Sie sich in den Schneidersitz, die Fußsohlen berühren sich, sodass die Beine ein Rechteck bilden ... Legen Sie die Hände auf die Füße ... Sitzen Sie mit geradem, gestrecktem Rücken ... Bringen Sie den Oberkörper nach vorne und lassen Sie ihn hängen ... Lassen Sie den Oberkörper ganz schwer werden und entspannen Sie sich dabei so gut wie möglich ... Richten Sie sich auf, indem Sie Wirbel für Wirbel aufrollen, wobei der Kopf der Bewegung folgt ... Anschließend bringen Sie die Knie mit den Händen zueinander ... Bleiben Sie noch kurz aufrecht sitzen, um der Übung nachzuspüren ...

→ WO KÖNNEN SIE DIE WIRKUNG DER ÜBUNG SPÜREN?

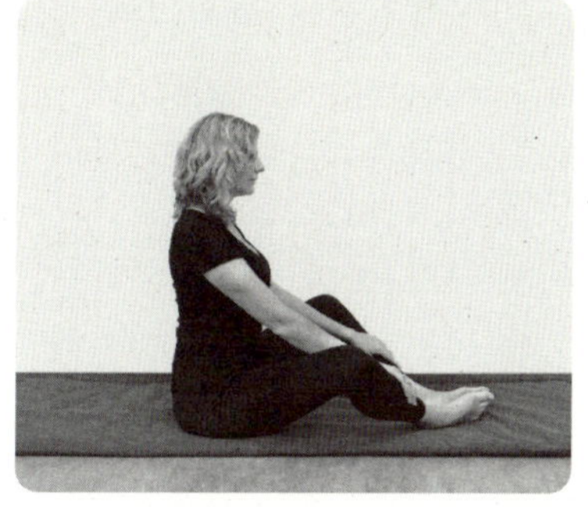

- Rücken, Nacken, Innen- und Außenseite Oberschenkel, Rückseite Beine (Stretching)

→ VARIANTEN UND EINSCHRÄNKUNGEN

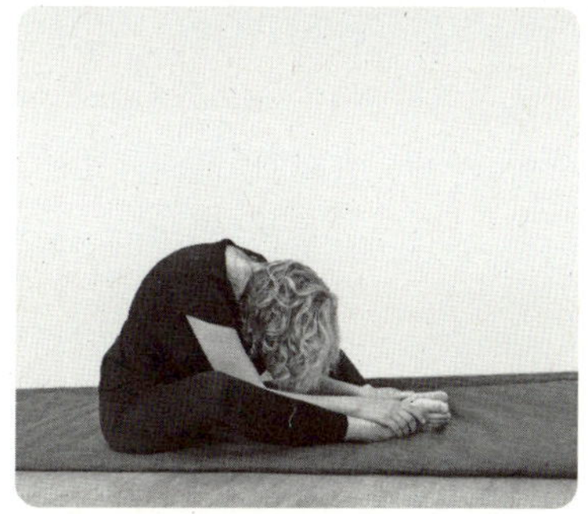

- Stechende oder ziehende Schmerzen in den Knien: Legen Sie ein Kissen unter die Knie.
- Zu starke Dehnung im Nacken: Sie können den Kopf mit den Händen stützen, wenn Sie ein Kissen zwischen die Beine legen.
- Tendenz, nach hinten zu kippen: Setzen Sie sich auf ein Kissen, sodass sich die Hüften oberhalb der Knie befinden.
- Nicht geeignet bei Ischias (Nervenschmerzen), Schmerzen im unteren Rücken und Nackenbeschwerden.

Sphinx (4 Minuten)

Legen Sie sich auf den Bauch. Legen Sie die Unterarme auf dem Boden ab, achten Sie darauf, dass sie sich nicht hinter den Schultern befinden ... Entspannen Sie sich so gut wie möglich ... Wenn die Haltung zu intensiv ist, schieben Sie die Unterarme nach vorne ... Um die Übung abzuschließen, legen Sie die Unterarme übereinander und lassen den Oberkörper sinken. Der Kopf kann dabei auf den Unterarmen oder den Händen ruhen ... Bleiben Sie anschließend noch kurz auf dem Bauch liegen, um der Übung nachzuspüren ...

→ WO KÖNNEN SIE DIE WIRKUNG DER ÜBUNG SPÜREN?

- Bauch (Stretching)
- Unterer Rücken (Kompression)

→ VARIANTEN UND EINSCHRÄNKUNGEN

- Zu starker Druck im Rücken: Schieben Sie die Unterarme weiter nach vorne.
- Zu geringer Druck im Rücken: Legen Sie ein Kissen oder eine zusammengefaltete Decke unter die Unterarme, damit sie höher liegen.
- Zu starker Druck im Nacken: Neigen Sie den Kopf nach vorne, sodass der Blick Richtung Matte gerichtet ist.
- Nicht geeignet bei Rückenbeschwerden, steifem Kreuzbein oder in der Schwangerschaft (achten Sie darauf, dass der Bauch nicht in die Matte gedrückt wird, zum Beispiel indem Sie Kissen unter die Achseln und Unterarme legen).

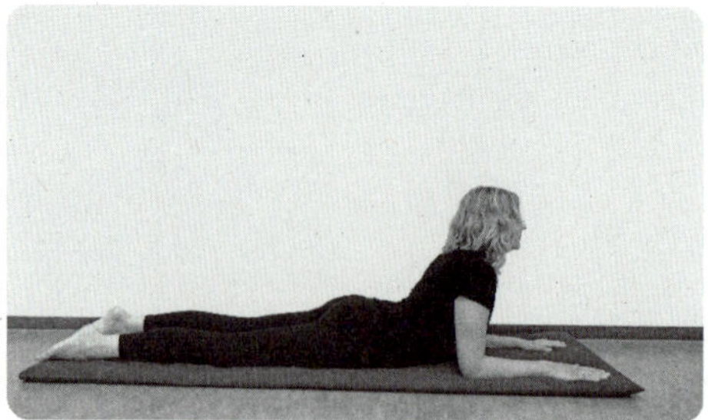

Die Kindhaltung (2 Minuten)

Gehen Sie in den Vierfüßlerstand und legen Sie die Oberschenkel auf Unterschenkeln und Füßen ab … Legen Sie die Arme nach hinten neben den Körper … Entspannen Sie sich in dieser Haltung … Spüren Sie, wie diese Übung auf Sie wirkt … Beenden Sie die Übung, indem Sie Wirbel für Wirbel aufrollen, der Kopf folgt der Bewegung …

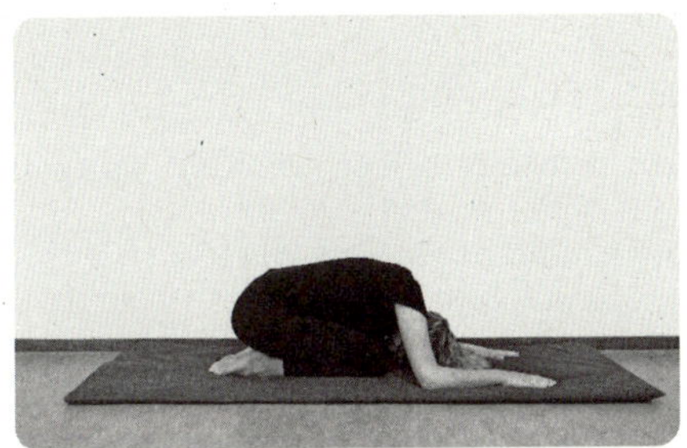

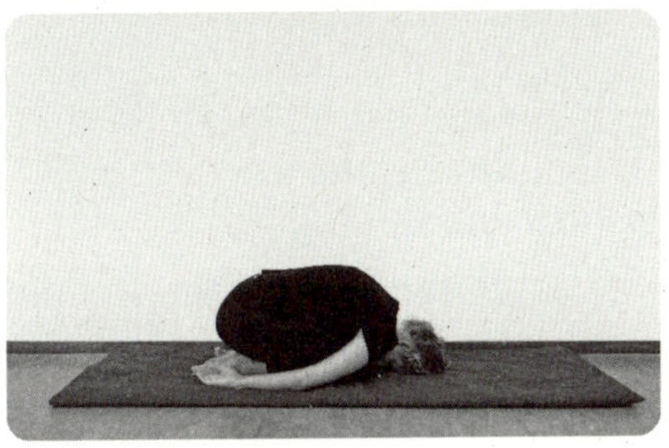

→ Wo können Sie die Wirkung der Übung spüren?

Rücken und Nacken (leichtes Stretching)

- Bauch und Brust (milde Kompression)
- Bei dieser Haltung handelt es sich um eine Ruheposition, in der Sie so gut wie möglich entspannen können sollten.

→ Varianten und Einschränkungen

- Zu starker Druck in den Knien: Legen Sie ein Kissen zwischen Füße und Oberschenkel, um den Druck auf die Knie zu verringern oder beenden Sie die Haltung.
- Zu starker Druck auf die Knöchel: Legen Sie ein zusammengerolltes Handtuch unter die Knöchel.
- Zu starker Druck auf die Füße: Legen Sie ein Handtuch unter die Füße.
- Wenn die Oberschenkel die Füße nicht berühren, können Sie dort ein Kissen platzieren, damit Sie trotzdem so gut wie möglich entspannen können.
- Nicht geeignet bei Schwangerschaft (spreizen Sie die Beine, sodass kein Druck auf den Bauch ausgeübt wird).

Liegende Drehung (4 Minuten)

Legen Sie sich auf den Rücken. Bringen Sie zunächst die Knie Richtung Brust ... Wenn Sie es angenehm finden, können Sie ein wenig hin und her schaukeln oder mit den Knien kreisen, sodass der untere Rücken massiert wird ... Strecken Sie dann den rechten Arm nach rechts aus. Lassen Sie mit der Ausatmung die Beine nach links auf den Boden sinken. Schauen Sie dabei nach rechts ... Entspannen Sie sich so gut wie möglich in dieser Haltung ... Um die Übung zu beenden, bringen Sie die Beine beim Einatmen wieder in die Mitte und zur Brust ... Wechseln Sie die Seite ... Bleiben Sie noch kurz mit an die Brust gezogenen Knien liegen und spüren Sie der Übung nach ...

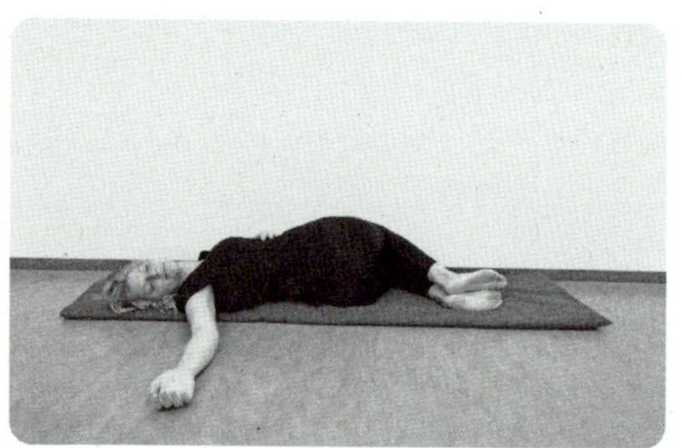

→ WO KÖNNEN SIE DIE WIRKUNG DER ÜBUNG SPÜREN?

- Rücken, Oberkörper, Nacken (Twist)
- Schulter, Arm, Brust (Stretching)

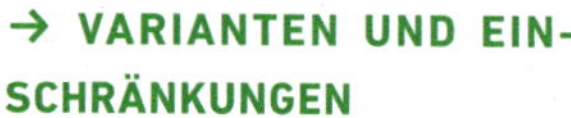

→ VARIANTEN UND EINSCHRÄNKUNGEN

- Zu starke Dehnung im Nacken: Drehen Sie den Kopf nicht ganz auf die Seite, sondern halten Sie ihn in neutraler Position in der Mitte.
- Zu starke Drehung für Rücken und Oberkörper: Legen Sie ein Kissen unter die Knie, sodass die Dehnung weniger intensiv ist.
- Zu starke Dehnung in Schultern, Armen und Brust: Legen Sie ein Kissen unter die Knie, sodass die Dehnung weniger intensiv ist.
- Kribbeln in den Händen: Legen Sie eine gefaltete Decke unter den ausgestreckten Arm, damit der Arm aufliegen kann, und bringen Sie den Arm nach unten.
- Wenn Schulter oder Arm den Boden nicht berührt, können Sie ein Kissen zwischen die Knie oder unter die Beine legen, damit Sie dennoch so gut wie möglich entspannen können.
- Nicht geeignet bei Schulterbeschwerden durch Verletzung oder Entzündung.

Halbe Kerze (3 Minuten)

Legen Sie sich auf den Rücken. Bringen Sie die Knie Richtung Brust. Wenn Sie es angenehm finden, können Sie ein wenig hin und her schaukeln oder mit den Beinen kreisen, sodass der untere Rücken massiert wird … Stellen Sie die Füße auf den Boden. Drücken Sie die Füße in die Matte, bringen Sie die Hüfte nach oben und legen Sie sich ein Meditationskissen oder etwas Vergleichbares unter die Hüfte … Strecken Sie die Beine gerade in die Luft … Entspannen Sie sich so gut wie möglich in dieser Haltung, die Beine bleiben oben … Um die Übung zu beenden, lassen Sie die Beine mit der Ausatmung langsam nach unten sinken … Wenn die Beine den Boden fast berühren, stellen Sie die Füße auf die Matte, damit Sie die Hüfte hochdrücken und das Kissen herausnehmen können … Bleiben Sie ausgestreckt liegen und spüren Sie der Übung noch kurz nach …

→ Wo können Sie die Wirkung der Übung spüren?

- Rücken (leichtes Stretching)
- Bauch (leichte Kompression)

→ Varianten und Einschränkungen

- Unangenehmer Druck auf dem Kopf oder Schwindel: Beenden Sie die Übung in Ruhe.
- Nicht geeignet bei hohem Blutdruck, während der Menstruation.

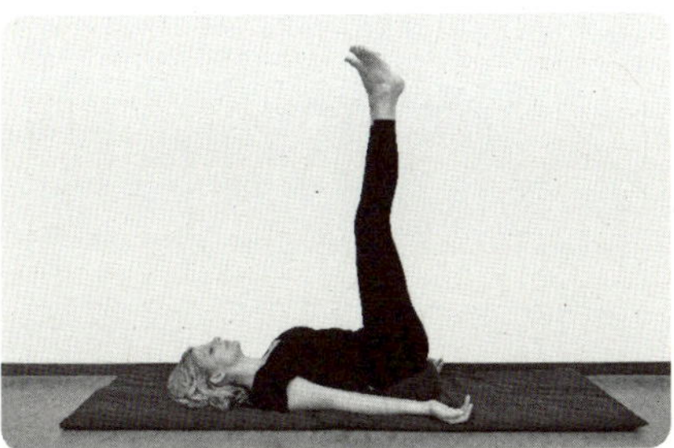

Abschluss Woche 1 und Woche 4

Savasana (3 Minuten)

Legen Sie sich auf den Rücken. Die Beine liegen nebeneinander, die Arme ausgestreckt neben dem Körper mit nach oben geöffneten Handflächen. Schließen Sie Ihre Augen … Entspannen Sie sich so gut wie möglich und lassen Sie völlige Ruhe eintreten … Spüren Sie, wie Sie hier liegen. Richten Sie Ihre Aufmerksamkeit auf die Rückseite Ihres Körpers … Spüren Sie den Kontakt mit dem Boden … wie Sie getragen werden … sodass Sie selbst einmal nichts tragen müssen, nichts tun müssen … Gelingt es Ihnen, mit jedem Einatmen noch etwas mehr in Ihrem Körper anzukommen? … Ihren Körper mit Aufmerksamkeit und Atem zu erfüllen? … Und mit jeder Ausatmung noch etwas tiefer zu entspannen, noch mehr loszulassen? … Mit jedem Einatmen kommen Sie mehr in Ihrem Körper an, und mit jedem Ausatmen versinken Sie noch etwas tiefer in der Matte, werden Sie noch etwas schwerer … Auch wenn Sie jetzt gerade nichts tun, tun Sie eigentlich sehr viel … Denn in dem Moment, in dem der Körper zur Ruhe kommt, beginnt er sich zu regenerieren … Und wir vergessen manchmal, wie wichtig Ruhepausen sind, wie wichtig es ist aufzutanken …

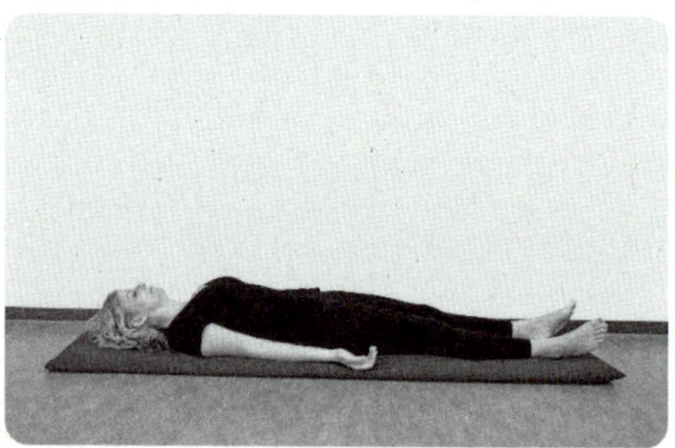

Beginn Woche 2 und Woche 5

Verankerung (1 Minute)

Nehmen Sie eine sitzende Meditationshaltung ein. Sie können Ihre Augen schließen, um Ihre Aufmerksamkeit noch besser nach innen richten zu können … auf Ihren Körper … Spüren Sie, an welchen Stellen Ihr Körper Kontakt zum Boden hat … Richten Sie Ihre Aufmerksamkeit dann auf den Atem, bleiben Sie einige Atemzüge lang mit voller Aufmerksamkeit beim Atmen …

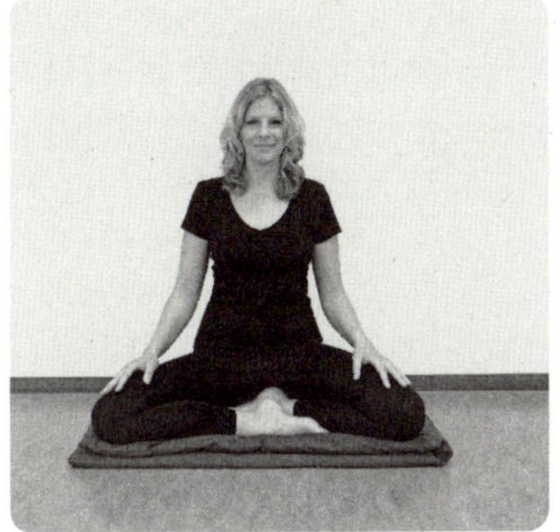

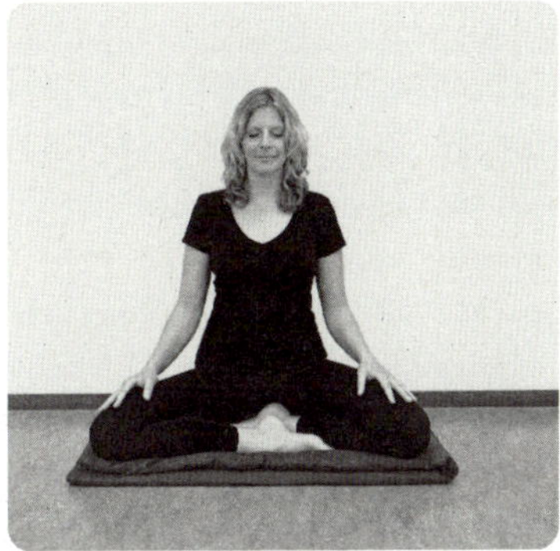

Den Nacken lockern (2 Minuten)

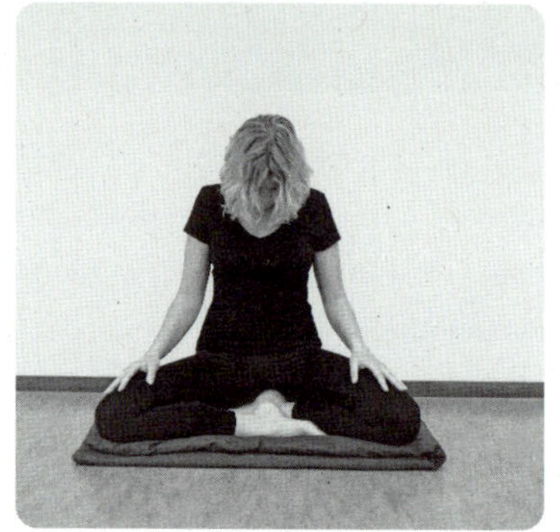

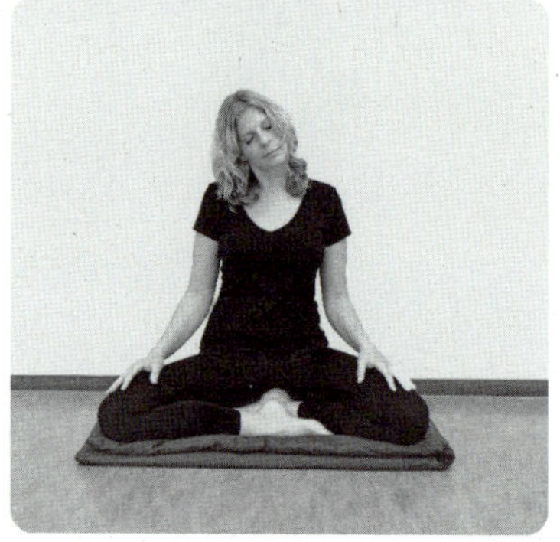

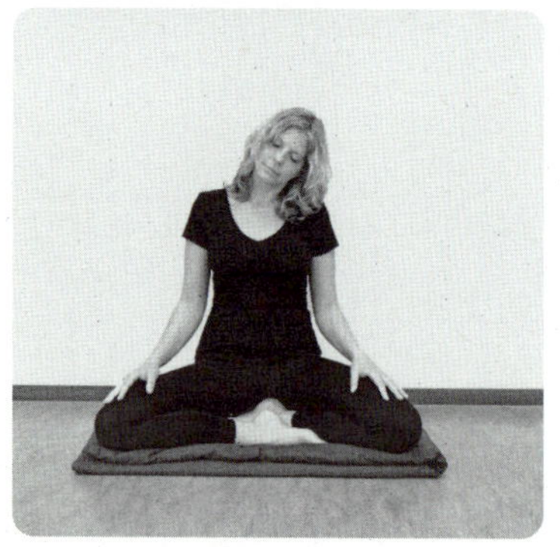

Bringen Sie das Kinn Richtung Brust. Lassen Sie Ihren Kopf locker hängen und ganz schwer werden. Bleiben Sie für einige Atemzüge in dieser Position … Bewegen Sie beim Einatmen das rechte Ohr zur rechten Schulter, der Kopf liegt auf der Seite, die Nase zeigt nach vorne (bleiben Sie für einige Atemzüge in dieser Position) … Bewegen Sie mit der Ausatmung das linke Ohr zur linken Schulter – über die Mitte, ohne dass der Kopf dabei nach hinten fällt, und bleiben Sie für einige Atemzüge in dieser Position … Bewegen Sie das Kinn langsam Richtung Brust und das rechte Ohr wieder zur rechten Schulter … Wiederholen Sie diese Bewegung einige Male. Also von rechts über die Mitte nach links und wieder nach unten. Achten Sie darauf, dass der Kopf dabei nicht nach hinten fällt, um Ihren Nacken zu schützen … Führen Sie dies in einem langsamen Tempo aus … Beobachten Sie, was dabei geschieht. Wenn Sie irgendwo eine Verspannung wahrnehmen, können Sie dort ein wenig länger verweilen und einige Male ein- und ausatmen, um auch diese Stelle zu lockern … Wechseln Sie die Richtung für einige Atemzüge … Spüren Sie der Übung noch ein wenig nach …

→ WO KÖNNEN SIE DIE WIRKUNG DER ÜBUNG SPÜREN?

- Nacken und Schulter (Stretching)

→ VARIANTEN UND EINSCHRÄNKUNGEN

- Zu starke Dehnung im Nacken: Lassen Sie den Kopf nicht ganz hängen, beugen Sie ihn weniger.
- Achtung: Bewegen Sie den Kopf nicht nach hinten, so schützen Sie Ihren Nacken.
- Nicht geeignet bei Nackenbeschwerden.

Die Schultern lockern (2 Minuten)

Ziehen Sie die Schultern beim Einatmen hoch und dann nach hinten. Lassen Sie sie mit der Ausatmung sinken und bringen Sie sie nach vorne, einige Atemzüge lang. … Wiederholen Sie die Bewegung in umgekehrter Richtung … Ziehen Sie die Schultern dann in Richtung Ohren ganz hoch. Bleiben Sie kurz in dieser Position. Lassen Sie die Schultern mit einem Seufzer fallen und wiederholen Sie dies noch zwei Mal … Spüren Sie der Übung noch ein wenig nach …

→ WO KÖNNEN SIE DIE WIRKUNG DER ÜBUNG SPÜREN?

- Schultern (Stretching)

→ VARIANTEN UND EINSCHRÄNKUNGEN

- Nicht geeignet bei Schulterbeschwerden durch Verletzungen oder Entzündungen.

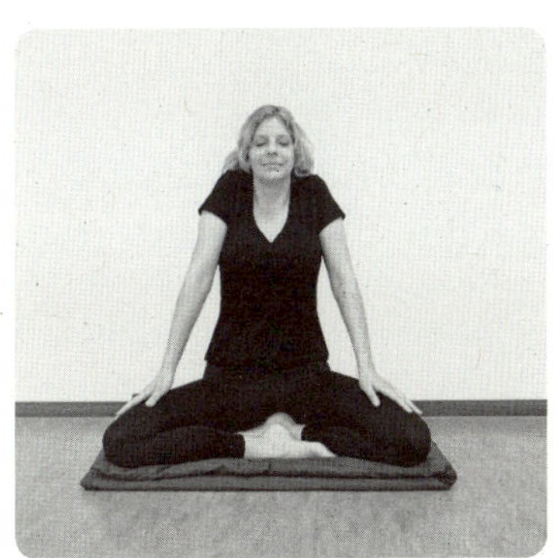

Kernübungen Woche 2 und Woche 5

Offene Flügel (4 Minuten)

Legen Sie sich auf den Bauch. Strecken Sie Ihren rechten Arm zur Seite aus (im rechten Winkel zum Körper), die Handfläche zeigt nach unten … Stellen Sie die linke Hand auf Höhe der Schulter mit der Handfläche nach unten auf den Boden … Drücken Sie den Körper hoch, bis Sie auf der Seite liegen. Legen Sie den Kopf dabei entspannt ab … Sie können die Beine ausstrecken oder Sie stellen den linken Fuß zur Unterstützung hinter dem Körper auf … Um die Übung zu beenden, lassen Sie sich wieder auf den Boden sinken, sodass Sie auf dem Bauch liegen … Bleiben Sie noch kurz liegen, um der Übung nachzuspüren … wechseln Sie die Seite … spüren Sie der Übung noch ein wenig nach …

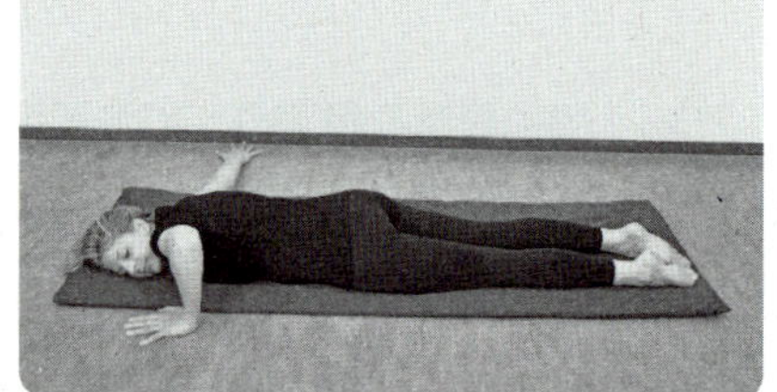

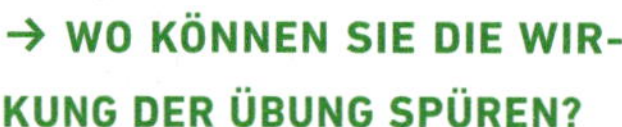

→ Wo können Sie die Wirkung der Übung spüren?

- Schulter und Arm (Stretching)

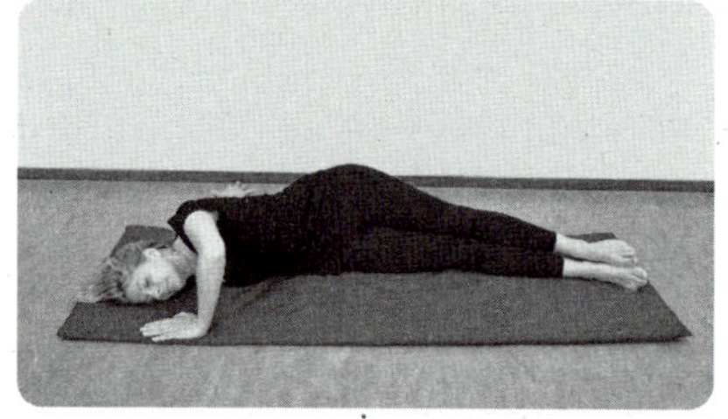

→ Varianten und Einschränkungen

- Zu starke Dehnung in der Schulter: Bringen Sie den Oberkörper etwas mehr in Richtung Matte, sodass die Haltung weniger intensiv ist.
- Zu geringe Dehnung in der Schulter: Drehen Sie den Oberkörper weiter nach hinten.
- Nicht geeignet bei Schulterbeschwerden durch Verletzungen oder Entzündungen.

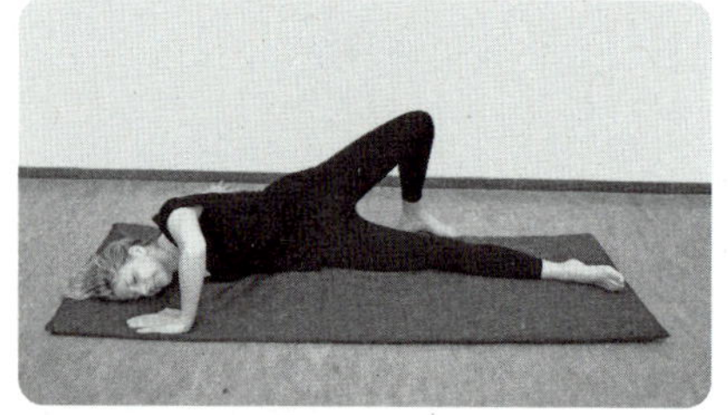

Die Kindhaltung mit gespreizten Beinen und Schulterstretching (4 Minuten)

Kommen Sie in den Vierfüßlerstand. Legen Sie die großen Zehen aneinander und spreizen Sie die Beine, sodass die Knie nahe des Mattenrands liegen … Stellen Sie die Fingerspitzen ein Stück von den Knien entfernt auf die Matte … Führen Sie den rechten Arm unter dem linken hindurch, die Handfläche ist zur Decke gerichtet … Legen Sie sich auf den rechten Arm … Führen Sie den linken Arm hinter den Rücken, sodass er auf dem Rücken liegt … Entspannen Sie sich so gut wie möglich in dieser Haltung … Um die Übung zu beenden, bringen Sie erst den linken Arm wieder nach vorne … Stützen Sie sich mit der linken Hand auf der Matte ab, sodass das Gewicht vom rechten Arm genommen wird und dieser nach rechts gebracht werden kann … Wechseln Sie die Seite … Nehmen Sie anschließend die Kindhaltung (mit geschlossenen Beinen) ein und spüren Sie der Übung noch ein wenig nach …

→ Wo können Sie die Wirkung der Übung spüren?

- Schulter und Arm (Stretching)
- Rücken (leichter Twist)
- Innenseite Oberschenkel (Stretching)

→ Varianten und Einschränkungen

- Zu starker Druck auf die Knie: Legen Sie ein Kissen zwischen Füße und Oberschenkel, um den Druck auf die Knie zu verringern oder beenden Sie die Haltung.

- Zu starker Druck auf die Knöchel: Legen Sie ein zusammengerolltes Handtuch unter die Knöchel.
- Zu starker Druck auf die Füße: Legen Sie ein Handtuch unter die Füße.
- Wenn die Oberschenkel die Füße nicht berühren, können Sie ein Kissen dazwischen legen, damit Sie trotzdem so gut wie möglich entspannen können.
- Nicht geeignet bei Schulterbeschwerden durch Verletzung oder Entzündung oder in der Schwangerschaft (es darf kein Druck auf den Bauch ausgeübt werden, die Beine sollten nicht zu weit gespreizt werden).

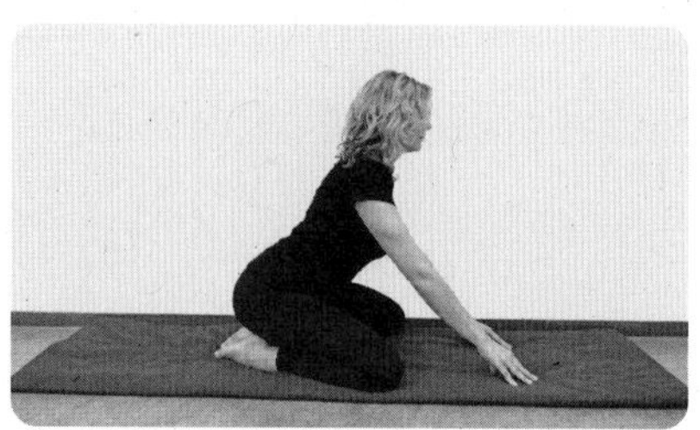

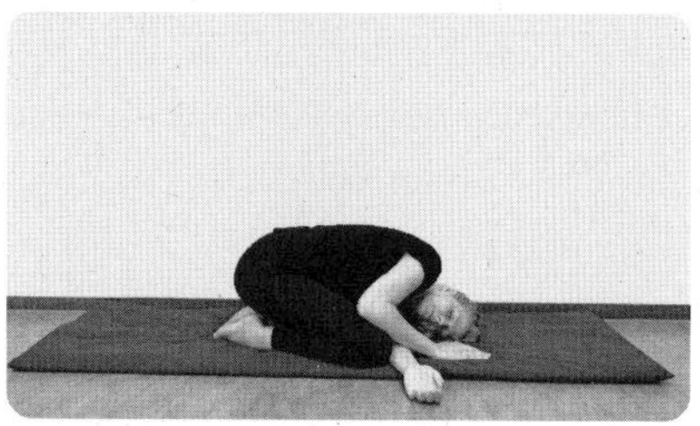

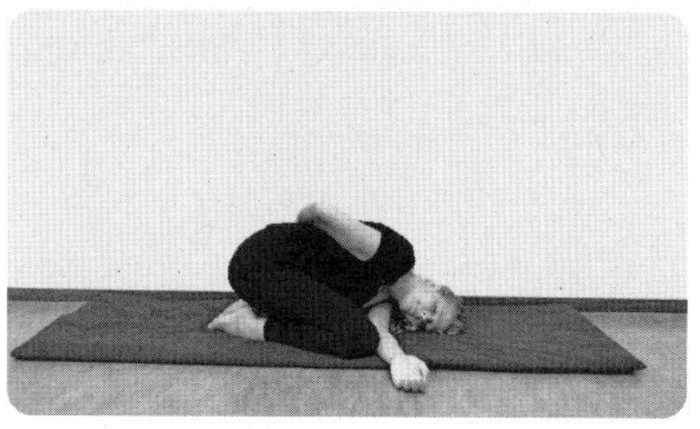

Schmelzendes Herz (2 Minuten)

Kommen Sie in den Vierfüßlerstand, wobei die Hände unter den Schultern stehen und die Knie unter der Hüfte … Schieben Sie die Hände nach vorne, die Hüften bleiben über den Knien … Senken Sie den Brustkorb Richtung Boden … Entspannen Sie sich so gut wie möglich … Um die Übung zu beenden, bewegen Sie sich vorsichtig mit den Händen über die Matte zurück Richtung Beine … Spüren Sie der Übung in der Kindhaltung nach.

→ WO KÖNNEN SIE DIE WIRKUNG DER ÜBUNG SPÜREN?

- Schultern, Brust, Achseln, Arme und Beine (Stretching)
- Rücken (leichte Kompression)

→ VARIANTEN UND EINSCHRÄNKUNGEN

- Zu starke Dehnung in Schultern, Achseln und Armen: Legen Sie ein Kissen unter die Brust, sodass die Haltung weniger intensiv ist, oder bringen Sie die Hüfte etwas nach hinten, sodass weniger Gewicht auf dem Oberkörper liegt.
- Kribbeln in den Händen: Nehmen Sie die Arme weiter auseinander oder beugen Sie die Ellenbogen. Sollte das Gefühl nicht vorübergehen, beenden Sie die Haltung.
- Nicht geeignet bei Nackenbeschwerden.

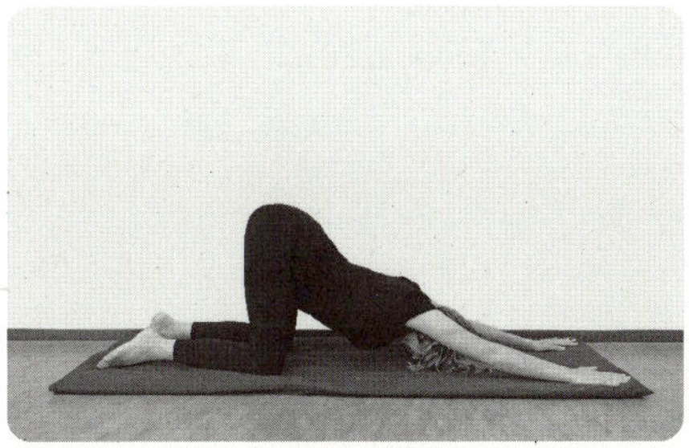

Kindhaltung (1 Minute)

Gehen Sie in den Vierfüßlerstand und legen Sie die Oberschenkel auf Unterschenkeln und Füßen ab … Legen Sie die Arme nach hinten neben den Körper … Entspannen Sie sich in dieser Haltung … Spüren Sie, wie diese Übung auf Sie wirkt … Beenden Sie die Übung, indem Sie Wirbel für Wirbel aufrollen, der Kopf folgt der Bewegung …

→ WO KÖNNEN SIE DIE WIRKUNG DER ÜBUNG SPÜREN?

- Rücken und Nacken (leichtes Stretching)
- Bauch und Brust (milde Kompression)
- Bei dieser Haltung handelt es sich um eine Ruheposition, in der Sie so gut wie möglich entspannen können sollten.

→ VARIANTEN UND EINSCHRÄNKUNGEN

- Zu starker Druck in den Knien: Legen Sie ein Kissen zwischen Füße und Oberschenkel, um den Druck auf die Knie zu verringern oder beenden Sie die Haltung.
- Zu starker Druck auf die Knöchel: Legen Sie ein zusammengerolltes Handtuch unter die Knöchel.
- Zu starker Druck auf die Füße: Legen Sie ein Handtuch unter die Füße.
- Wenn die Oberschenkel die Füße nicht berühren, können Sie dort ein Kissen platzieren, damit Sie trotzdem so gut wie möglich entspannen können.
- Nicht geeignet bei Schwangerschaft (spreizen Sie die Beine, sodass kein Druck auf den Bauch ausgeübt wird).

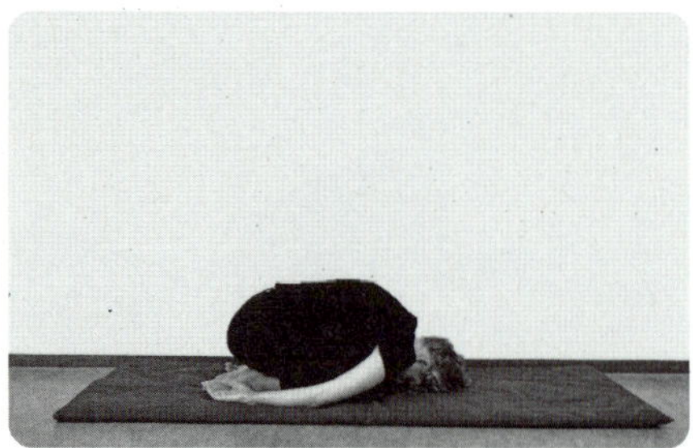

Der Fisch (3 Minuten)

Legen Sie sich auf den Rücken, ein Meditationskissen oder etwas Vergleichbares liegt unter den Schulterblättern. Legen Sie die Arme ausgestreckt mit nach oben gerichteten Handflächen direkt neben den Körper … Entspannen Sie sich so gut wie möglich … Lassen Sie den Kopf nach hinten fallen oder legen Sie ein Kissen oder zusammengerolltes Handtuch unter den Kopf … Um die Übung zu beenden, rollen Sie sich vorsichtig auf die rechte Seite … Spüren Sie der Übung auf der rechten Seite liegend nach …

→ Wo können Sie die Wirkung der Übung spüren?

- Brust, Schultern, Hals (Stretching)
- Rücken (leichte Kompression)

→ Varianten und Einschränkungen

- Zu starke Dehnung in der Kehle: Legen Sie ein zusammengerolltes Handtuch oder ein Kissen unter den Kopf, um die Dehnung zu verringern.
- Zu starke Dehnung im Nacken: Legen Sie ein zusammengerolltes Handtuch oder ein Kissen unter den Kopf, um die Dehnung zu verringern.
- Schwindelgefühl: Legen Sie ein zusammengerolltes Handtuch oder ein Kissen unter den Kopf, um dem Nacken mehr Freiheit zu geben.
- Nicht geeignet bei Nackenbeschwerden (legen Sie ein Kissen unter den Nacken oder beenden Sie die Haltung).

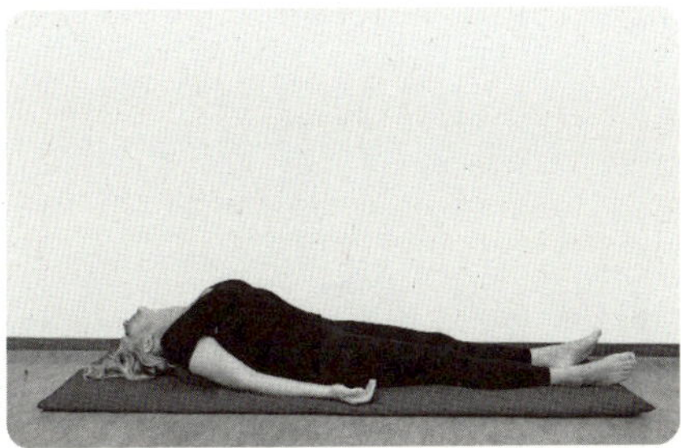

Halbe Kerze (3 Minuten)

Legen Sie sich auf den Rücken. Bringen Sie die Knie Richtung Brust. Wenn Sie es angenehm finden, können Sie ein wenig hin und her schaukeln oder mit den Beinen kreisen, sodass der untere Rücken massiert wird … Stellen Sie die Füße auf den Boden. Drücken Sie die Füße in die Matte, bringen Sie die Hüfte nach oben und legen Sie sich ein Meditationskissen oder etwas Vergleichbares unter die Hüfte … Strecken Sie die Beine gerade in die Luft … Entspannen Sie sich so gut wie möglich in dieser Haltung, die Beine bleiben oben … Um die Übung zu beenden, lassen Sie die Beine mit der Ausatmung langsam nach unten sinken … Wenn die Beine den Boden fast berühren, stellen Sie die Füße auf die Matte, damit Sie die Hüfte hochdrücken und das Kissen herausnehmen können … Bleiben Sie ausgestreckt liegen und spüren Sie der Übung noch kurz nach …

→ Wo können Sie die Wirkung der Übung spüren?

- Rücken (leichtes Stretching)
- Bauch (leichte Kompression)

→ Varianten und Einschränkungen

- Unangenehmer Druck auf dem Kopf oder Schwindel: Beenden Sie die Übung in Ruhe.
- Nicht geeignet bei hohem Blutdruck, während der Menstruation.

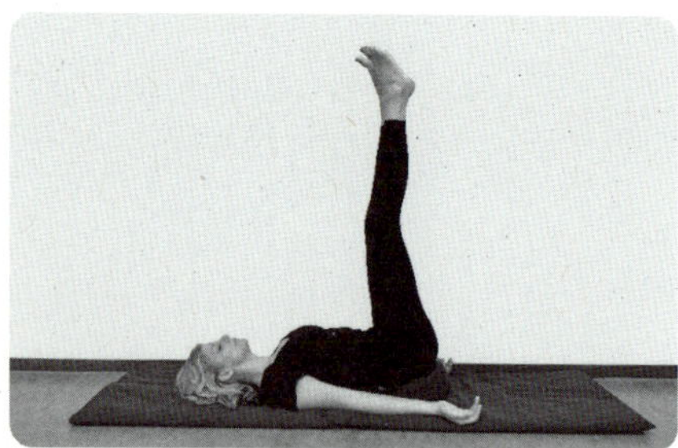

Abschluss Woche 2 und 5

Savasana (3 Minuten)

Legen Sie sich auf den Rücken. Die Beine liegen nebeneinander, die Arme ausgestreckt neben dem Körper mit nach oben geöffneten Handflächen. Schließen Sie Ihre Augen … Entspannen Sie sich so gut wie möglich und lassen Sie völlige Ruhe eintreten … Spüren Sie, wie Sie hier liegen. Richten Sie Ihre Aufmerksamkeit auf die Rückseite Ihres Körpers … Spüren Sie den Kontakt mit dem Boden … wie Sie getragen werden … sodass Sie selbst einmal nichts tragen müssen, nichts tun müssen … Gelingt es Ihnen, mit jedem Einatmen noch etwas mehr in Ihrem Körper anzukommen? … Ihren Körper mit Aufmerksamkeit und Atem zu erfüllen? … Und mit jeder Ausatmung noch etwas tiefer zu entspannen, noch mehr loszulassen? … Mit jedem Einatmen kommen Sie mehr in Ihrem Körper an und mit jedem Ausatmen versinken Sie noch etwas tiefer in der Matte, werden Sie noch etwas schwerer … Auch wenn Sie jetzt gerade nichts tun, tun Sie eigentlich sehr viel … Denn in dem Moment, in dem der Körper zur Ruhe kommt, beginnt er sich zu regenerieren … Und wir vergessen manchmal, wie wichtig Ruhepausen sind, wie wichtig es ist aufzutanken …

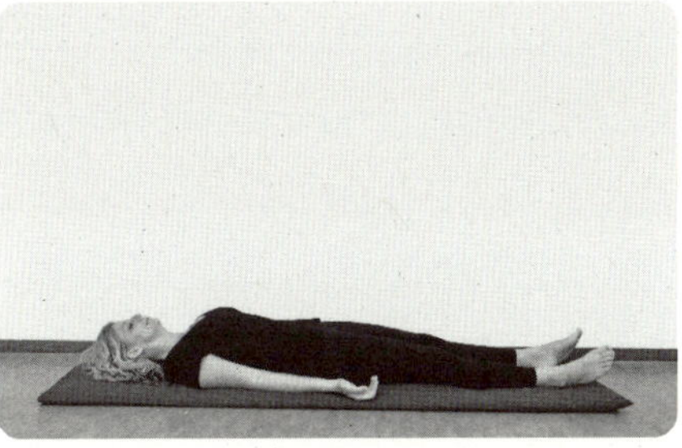

Beginn Woche 3 und Woche 6

Verankerung (1 Minute)

Nehmen Sie eine sitzende Meditationshaltung ein. Sie können Ihre Augen schließen, um Ihre Aufmerksamkeit noch besser nach innen richten zu können … auf Ihren Körper … Spüren Sie, an welchen Stellen Ihr Körper Kontakt zum Boden hat … Richten Sie Ihre Aufmerksamkeit dann auf den Atem, bleiben Sie einige Atemzüge lang mit voller Aufmerksamkeit beim Atmen …

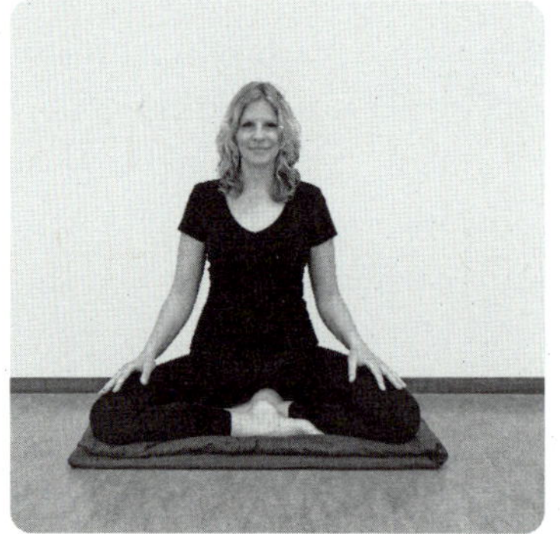

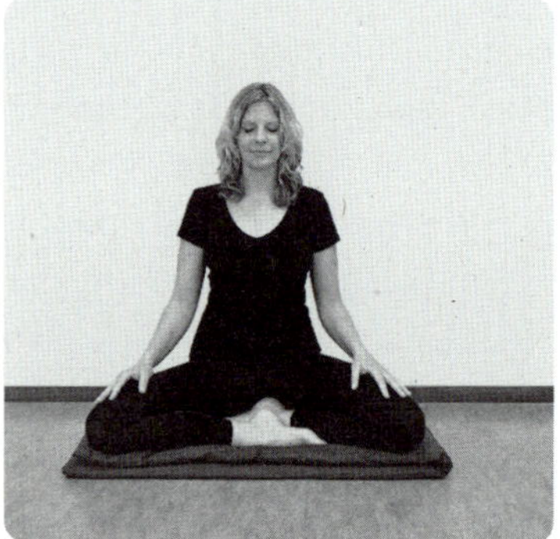

Den Nacken lockern (2 Minuten)

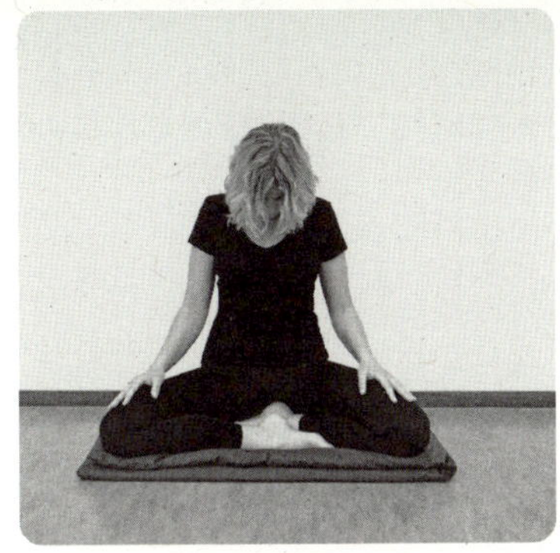

Bringen Sie das Kinn Richtung Brust. Lassen Sie Ihren Kopf locker hängen und ganz schwer werden. Bleiben Sie für einige Atemzüge in dieser Position … Bewegen Sie beim Einatmen das rechte Ohr zur rechten Schulter, der Kopf liegt auf der Seite, die Nase zeigt nach vorne (bleiben Sie für einige Atemzüge in dieser Position) … Bewegen Sie mit der Ausatmung das linke Ohr zur linken Schulter – über die Mitte, ohne dass der Kopf dabei nach hinten fällt, und bleiben Sie für einige Atemzüge in dieser Position … Bewegen Sie das Kinn langsam Richtung Brust und das rechte Ohr wieder zur rechten Schulter … Wiederholen Sie diese Bewegung einige Male. Also von rechts über die Mitte nach links und wieder nach unten. Achten Sie darauf, dass der Kopf dabei nicht nach hinten fällt, um Ihren Nacken zu schützen … Führen Sie dies in einem langsamen Tempo aus … Beobachten Sie, was dabei geschieht. Wenn Sie irgendwo eine Verspannung wahrnehmen, können Sie dort ein wenig länger verweilen und einige Male ein- und ausatmen, um auch diese Stelle zu lockern … Wechseln Sie die Richtung für einige Atemzüge … Spüren Sie der Übung noch ein wenig nach …

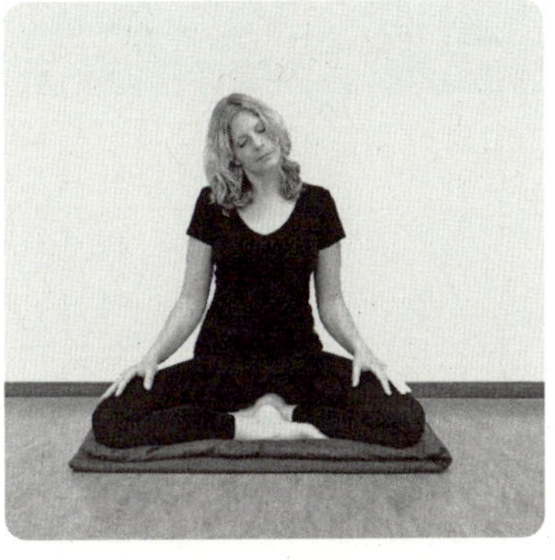

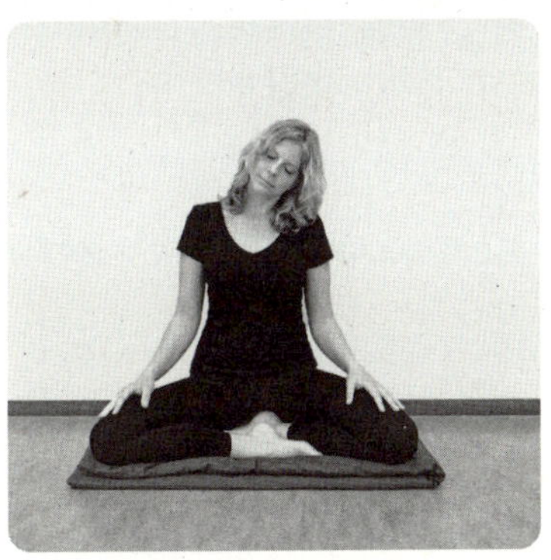

→ WO KÖNNEN SIE DIE WIRKUNG DER ÜBUNG SPÜREN?

- Nacken und Schulter (Stretching)

→ VARIANTEN UND EINSCHRÄNKUNGEN

- Nacken (zu stark gedehnt): Lassen Sie den Kopf nicht ganz hängen, beugen Sie ihn weniger.
- Achtung: Bewegen Sie den Kopf nicht nach hinten, so schützen Sie Ihren Nacken.
- Nicht geeignet bei Nackenbeschwerden.

Die Schultern lockern (2 Minuten)

Ziehen Sie die Schultern beim Einatmen hoch und dann nach hinten. Lassen Sie sie mit der Ausatmung sinken und bringen Sie sie nach vorne, einige Atemzüge lang. … Wiederholen Sie die Bewegung in umgekehrter Richtung … Ziehen Sie die Schultern dann in Richtung Ohren ganz hoch. Bleiben Sie kurz in dieser Position. Lassen Sie die Schultern mit einem Seufzer fallen und wiederholen Sie dies noch zwei Mal … Spüren Sie der Übung noch ein wenig nach …

→ WO KÖNNEN SIE DIE WIRKUNG DER ÜBUNG SPÜREN?

- Schultern (Stretching)

→ VARIANTEN UND EINSCHRÄNKUNGEN

- Nicht geeignet bei Schulterbeschwerden durch Verletzungen oder Entzündungen.

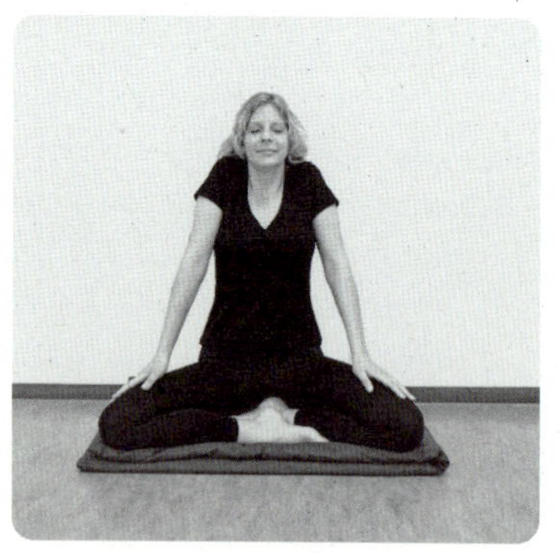

Kernübungen Woche 3 und Woche 6

Drehsitz (2 Minuten)

Bleiben Sie im Schneidersitz. Richten Sie den Rücken lang auf, als wäre ein Band an Ihrem Scheitel befestigt, das Sie hochzieht … Setzen Sie die linke Hand hinter sich auf den Boden … Haken Sie die rechte Hand hinter dem linken Oberschenkel ein … Schauen Sie über Ihre linke Schulter … Halten Sie den Rücken gerade und atmen Sie ruhig weiter … Um die Übung zu beenden, drehen Sie zunächst den Oberkörper und die Arme wieder nach vorne … Wechseln Sie die Seite … Bleiben Sie noch kurz im Schneidersitz und spüren Sie der Übung nach …

→ WO KÖNNEN SIE DIE WIRKUNG DER ÜBUNG SPÜREN?

- Rücken, Oberkörper, Nacken (Twist)

→ VARIANTEN UND EINSCHRÄNKUNGEN

- Zu starke Drehung von Rücken, Oberkörper oder Nacken: Drehen Sie sich nicht so stark zur Seite.

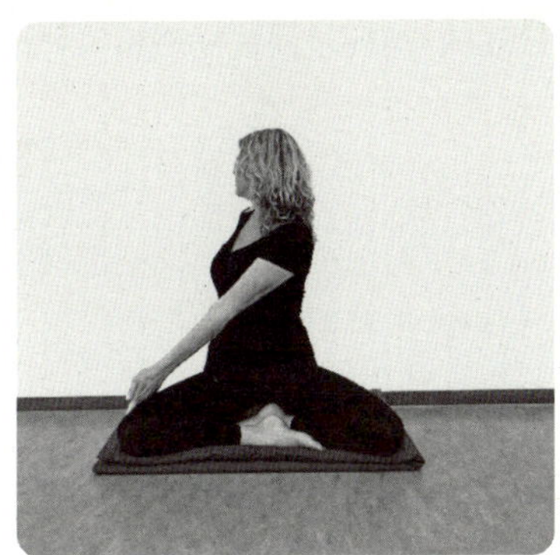

Der Drache (4 Minuten)

Kommen Sie in den Vierfüßlerstand. Stellen Sie Ihren rechten Fuß vor sich auf den Boden, sodass das Bein einen rechten Winkel bildet ... Schieben Sie das linke Bein etwas weiter nach hinten ... Legen Sie die Hände auf den rechten Oberschenkel ... Lassen Sie Ihre Hüften Richtung Boden sinken ... Entspannen Sie sich so gut wie möglich in dieser Haltung ... Um die Übung zu beenden, stellen Sie die Hände neben das vordere Bein und bringen das Bein nach hinten ... Spüren Sie der Übung im Vierfüßlerstand nach ... Wechseln Sie die Seite ... Spüren Sie der Übung im Vierfüßlerstand nach ...

→ Wo können Sie die Wirkung der Übung spüren?

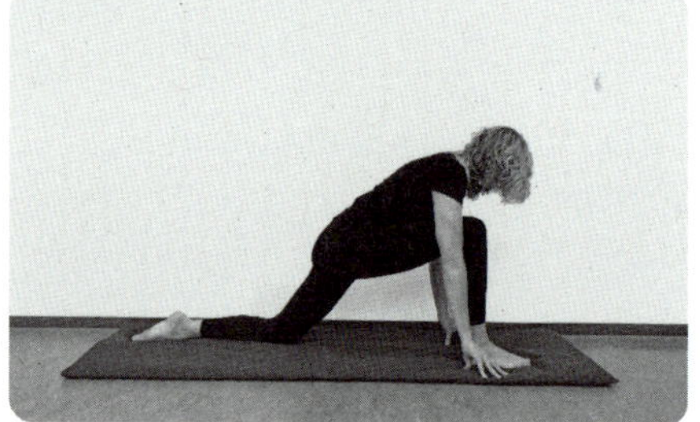

- Hinterseite vorderer Oberschenkel, Vorderseite hinterer Oberschenkel, Hüfte (Stretching)
- unterer Rücken (sanfte Kompression)

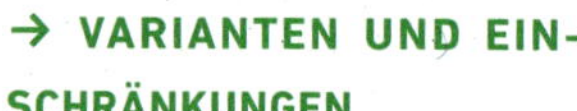

→ Varianten und Einschränkungen

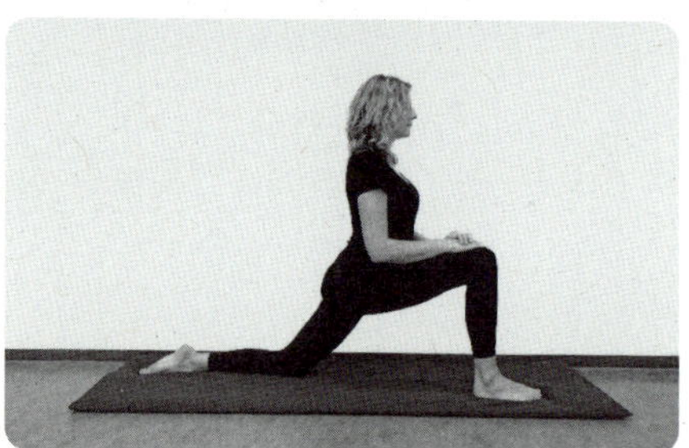

- Zu starke Dehnung der hinteren Oberschenkelmuskulatur: Bringen Sie die Hüften nicht ganz so weit Richtung Boden.
- Zu starke Dehnung der vorderen Oberschenkelmuskulatur: Bringen Sie das hintere Bein nicht ganz so weit nach hinten.

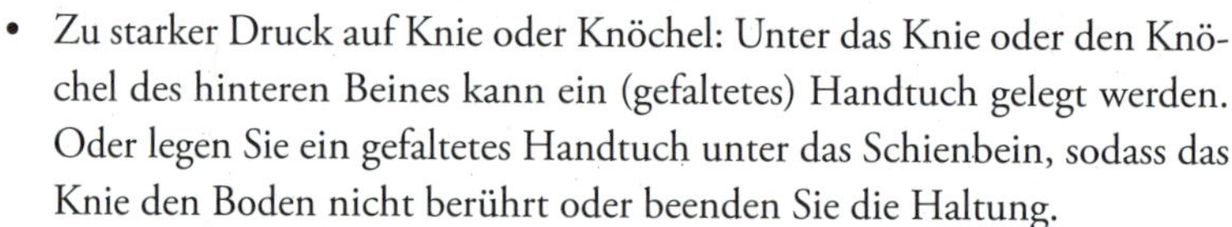

- Zu starker Druck auf Knie oder Knöchel: Unter das Knie oder den Knöchel des hinteren Beines kann ein (gefaltetes) Handtuch gelegt werden. Oder legen Sie ein gefaltetes Handtuch unter das Schienbein, sodass das Knie den Boden nicht berührt oder beenden Sie die Haltung.

Kindhaltung mit gespreizten Beinen und Seitenstretching (4 Minuten)

Kommen Sie in den Vierfüßlerstand. Führen Sie die Zehen zusammen und spreizen Sie die Beine, bis die Knie fast den Mattenrand berühren … Drehen Sie sich zur rechten Seite, sodass der Oberkörper zum rechten Bein zeigt … Legen Sie sich auf das rechte Bein, wandern Sie dabei mit den Fingerspitzen so weit wie möglich nach vorne … Entspannen Sie sich so gut wie möglich in dieser Haltung … Wechseln Sie die Seite, indem Sie mit den Fingerspitzen über die Mitte zur linken Seite wandern … Um die Übung zu beenden, wandern Sie mit den Fingerspitzen zur Mitte … Richten Sie sich auf, indem Sie langsam Wirbel für Wirbel aufrollen, der Kopf folgt der Bewegung … Bringen Sie die Beine zusammen … Spüren Sie der Übung in aufrecht sitzender Position nach …

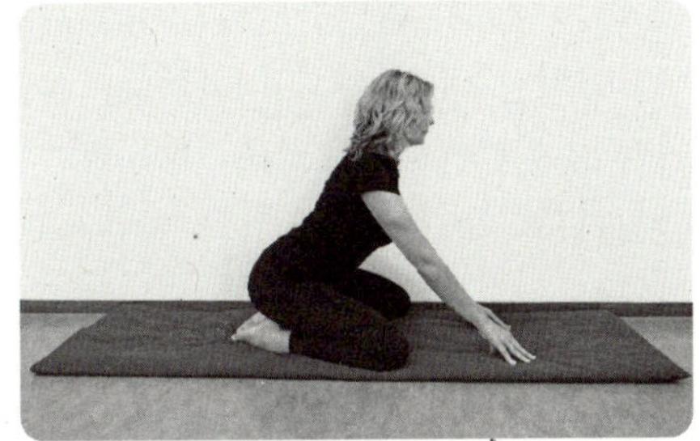

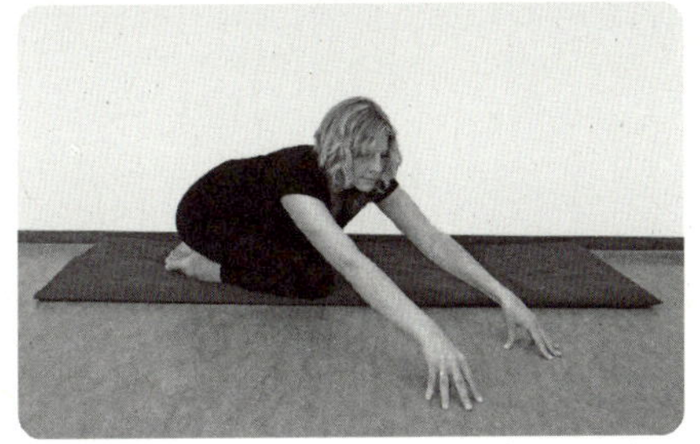

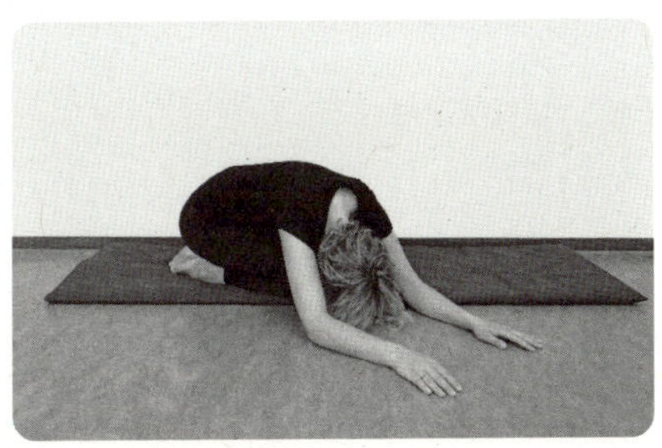

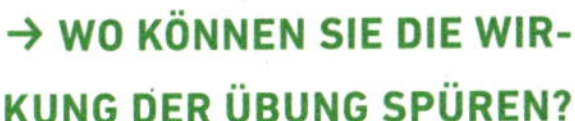

→ WO KÖNNEN SIE DIE WIRKUNG DER ÜBUNG SPÜREN?

- Schulter und Arm (Stretching)
- Rücken (leichter Twist)
- Innenseite Oberschenkel (Stretching)

→ VARIANTEN UND EINSCHRÄNKUNGEN

- Zu starker Druck auf die Knie: Legen Sie ein Kissen zwischen Füße und Oberschenkel, um den Druck auf die Knie zu verringern oder beenden Sie die Haltung.
- Zu starker Druck auf die Knöchel: Legen Sie ein zusammengerolltes Handtuch unter die Knöchel.
- Zu starker Druck auf die Füße: Legen Sie ein Handtuch unter die Füße.
- Wenn die Oberschenkel die Füße nicht berühren, können Sie ein Kissen dazwischen legen, damit Sie trotzdem so gut wie möglich entspannen können.
- Nicht geeignet bei Schulterbeschwerden durch Verletzung oder Entzündung oder in der Schwangerschaft (es darf kein Druck auf den Bauch ausgeübt werden, die Beine sollten nicht zu weit gespreizt werden).

Nadelöhr (4 Minuten)

Legen Sie sich auf den Rücken. Stellen Sie den rechten Fuß auf den Boden, sodass das Knie zur Decke zeigt … Legen Sie den linken Knöchel auf das rechte Knie … Ziehen Sie das rechte Bein zu sich heran und halten Sie es fest … Versuchen Sie die Arme so gut wie möglich zu entspannen, auch wenn sie in dieser Haltung aktiv sind … Um die Übung zu beenden, lassen Sie das rechte Bein los, setzen den rechten Fuß wieder auf den Boden und stellen den linken Fuß daneben … Wechseln Sie die Seite … Stellen Sie beide Füße an den Rand der Matte und lassen Sie die Beine mit der Ausatmung nach rechts sinken … bringen Sie die Beine mit der Einatmung wieder nach oben und lassen Sie sie mit der nächsten Ausatmung nach links sinken … wiederholen Sie dies einige Male (Scheibenwischer-Bewegung) … spüren Sie der Übung während dieser Bewegung nach …

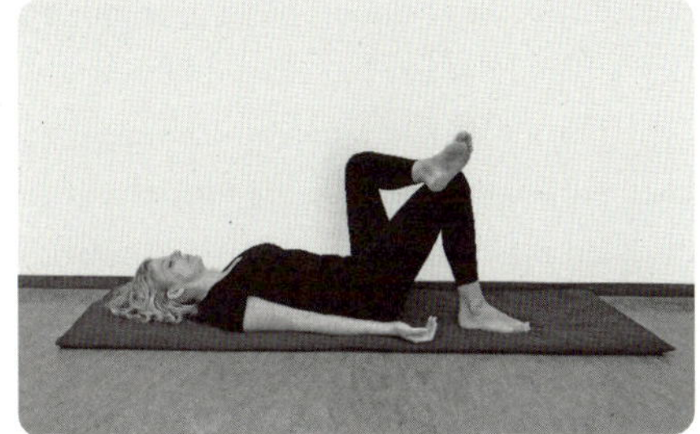

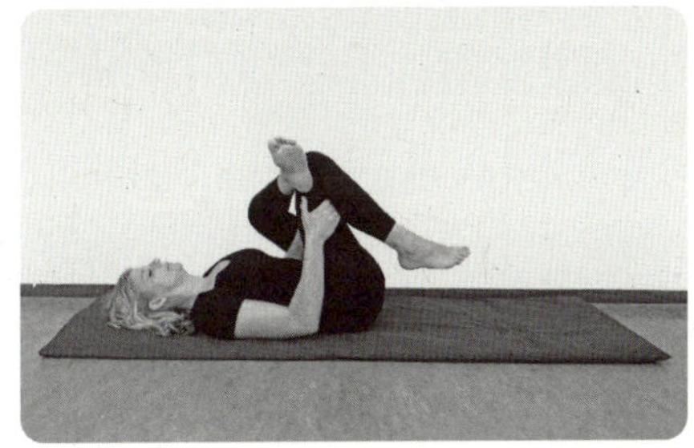

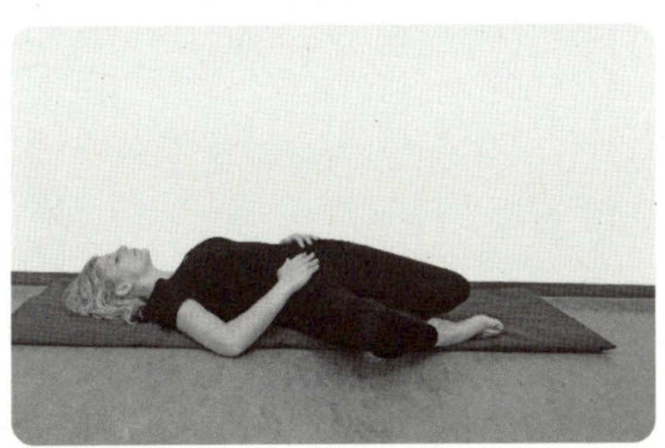

→ WO KÖNNEN SIE DIE WIRKUNG DER ÜBUNG SPÜREN?

- Po, Seite Oberschenkel, Hüfte (Stretching)

→ VARIANTEN UND EINSCHRÄNKUNGEN

- Wenn die Übung zu belastend für die Knie ist, lassen Sie das Bein etwas lockerer oder beenden Sie die Haltung.
- Nicht geeignet bei Kniebeschwerden.

Halbe Kerze (3 Minuten)

Legen Sie sich auf den Rücken. Bringen Sie die Knie Richtung Brust. Wenn Sie es angenehm finden, können Sie ein wenig hin und her schaukeln oder mit den Beinen kreisen, sodass der untere Rücken massiert wird … Stellen Sie die Füße auf den Boden. Drücken Sie die Füße in die Matte, bringen Sie die Hüfte nach oben und legen Sie sich ein Meditationskissen oder etwas Vergleichbares unter die Hüfte … Strecken Sie die Beine gerade in die Luft … Entspannen Sie sich so gut wie möglich in dieser Haltung, die Beine bleiben oben … Um die Übung zu beenden, lassen Sie die Beine mit der Ausatmung langsam nach unten sinken … Wenn die Beine den Boden fast berühren, stellen Sie die Füße auf die Matte, damit Sie die Hüfte hochdrücken und das Kissen herausnehmen können … Bleiben Sie ausgestreckt liegen und spüren Sie der Übung noch kurz nach …

→ Wo können Sie die Wirkung der Übung spüren?

- Rücken (leichtes Stretching)
- Bauch (leichte Kompression)

→ Varianten und Einschränkungen

- Unangenehmer Druck auf dem Kopf oder Schwindel: Beenden Sie die Übung in Ruhe.
- Nicht geeignet bei hohem Blutdruck, während der Menstruation.

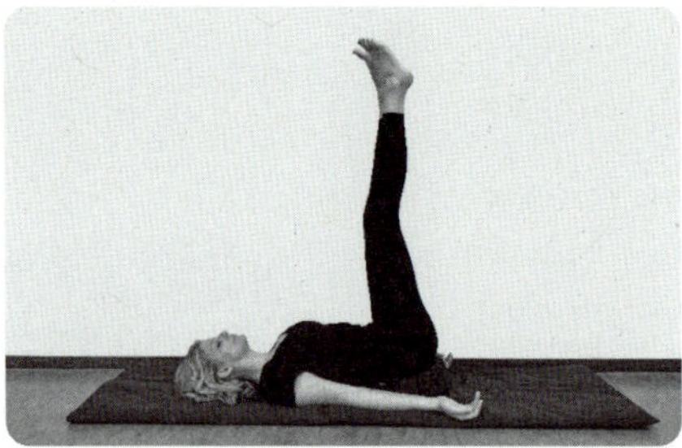

Abschluss Woche 3 und Woche 6

Savasana (3 Minuten)

Legen Sie sich auf den Rücken. Die Beine liegen nebeneinander, die Arme ausgestreckt neben dem Körper mit nach oben geöffneten Handflächen. Schließen Sie Ihre Augen … Entspannen Sie sich so gut wie möglich und lassen Sie völlige Ruhe eintreten … Spüren Sie, wie Sie hier liegen. Richten Sie Ihre Aufmerksamkeit auf die Rückseite Ihres Körpers … Spüren Sie den Kontakt mit dem Boden … wie Sie getragen werden … sodass Sie selbst einmal nichts tragen müssen, nichts tun müssen … Gelingt es Ihnen, mit jedem Einatmen noch etwas mehr in Ihrem Körper anzukommen? … Ihren Körper mit Aufmerksamkeit und Atem zu erfüllen? … Und mit jeder Ausatmung noch etwas tiefer zu entspannen, noch mehr loszulassen? … Mit jedem Einatmen kommen Sie mehr in Ihrem Körper an und mit jedem Ausatmen versinken Sie noch etwas tiefer in der Matte, werden Sie noch etwas schwerer … Auch wenn Sie jetzt gerade nichts tun, tun Sie eigentlich sehr viel … Denn in dem Moment, in dem der Körper zur Ruhe kommt, beginnt er sich zu regenerieren … Und wir vergessen manchmal, wie wichtig Ruhepausen sind, wie wichtig es ist aufzutanken …

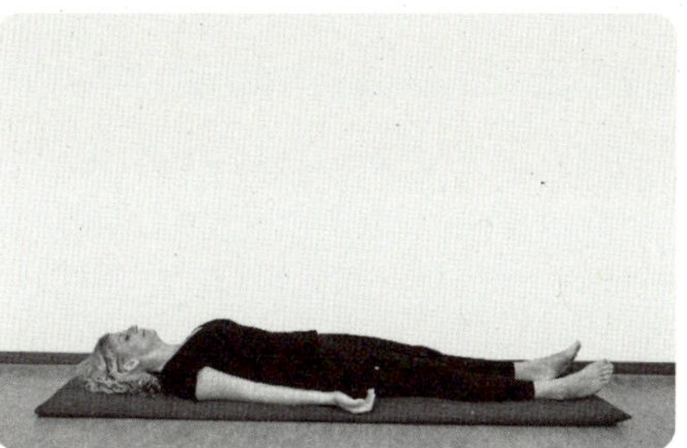

Danksagung

Bei den ersten Schritten hin zur Entwicklung von Mindful2Work und den zugehörigen Forschungsarbeiten hat David Sars einen wichtigen Beitrag geleistet. David, der selbst Sport, Yoga und Meditation mit Begeisterung praktiziert, ist es gelungen – sozial und kommunikativ wie er ist –, das Interesse der Betriebsärzte zu wecken, mit denen wir in diesem Projekt anschließend so intensiv zusammengearbeitet haben. Denn es sind schließlich vor allem die Betriebsärzte, an die sich die Zielgruppe für das Mindful2Work-Programm wendet.

Sanne van Berge gilt in diesem Zusammenhang unser besonderer Dank. Sanne haben wir während ihres Sonderpädagogik-Studiums »entdeckt« und sie arbeitete schon zu Beginn viele Monate lang an der Entwicklung des Programms mit. Die inspirierendsten Treffen fanden damals in den staubigen Dachkammern des alten Gebäudes der Universität Amsterdam statt. Sanne hat eine aktive Rolle bei der Entwicklung und Durchführung der Forschungsarbeiten zur Wirkung von Mindful2Work gespielt. Vor allem aber war sie aktiv an der Zusammenstellung der bewussten aktiven Bewegungsübungen beteiligt. Sogar Sannes Vater, der selbst Sportlehrer ist, wurde bei der Entwicklung der Übungen um Rat gefragt. Und Sanne hatte noch weitere Talente: Sie entwickelte nicht nur selbst eine große Begeisterung für Meditation und für Bootcamps, sondern brachte auch ihr künstlerisches Talent ein. Und schließlich hat sie sich in kurzer Zeit zu einer hervorragenden Mindful2Work-Trainerin entwickelt. Sie hat sich das Programm mit Begeisterung zu eigen gemacht und ist mit voller Aufmerksamkeit für die Teilnehmenden da.

Jorien de Wandeler und Cees Mudde sind wir außerordentlich dankbar für das stundenlange Kodieren der schriftlichen Antworten aus den Fragebögen und den inspirierenden Gedankenaustausch darüber, ob bestimmte Zitate eher in die Kategorie »Gedanken loslassen« oder »Gefühle akzeptieren« gehörten. Wir waren in einem unglaublichen Flow, als wir Hunderte Zitate kodierten, ertranken fast in den vielen Kategorien und machten uns Gedanken darüber, ob wir hier ausreichend Übereinstimmung und damit Zuverlässigkeit erzielen konnten. Nachdem wir drei uns einige Tage jede in ihrem Büro eingeschlossen hatten, waren wir unglaublich erleichtert und stolz, dass wir tatsächlich zuverlässige Kategorien gefunden hatten. Es konnte also weitergehen!

Auch Dorien van Alewijk möchten wir in diesem Zusammenhang gerne erwähnen. Eigentlich beschäftigte sie sich als Masterstudentin der Arbeits- und Organisationspsychologie (Schwerpunkt: Sport- und Leistungspsychologie) vor allem mit der Erforschung der Effekte von Achtsamkeitstrainings in Unternehmen, aber hier gab es immer wieder Überschneidungen mit der Arbeit des Mindful2Work-Teams. Als echte Teamplayerin war sie jederzeit bereit, alles zu geben, um andere zu unterstützen. Dorien hat nicht nur hart gearbeitet, sondern auch jeden an ihrem Humor und ihrer Leichtigkeit teilhaben lassen (vor allem auch in der sogenannten »Arbeitsgruppe Do-Jo«).

Gerne wollen wir auch Gerard Frijstein, dem »Chef« von UvA-HvA-AMC danken. Vom allerersten Kontakt an unterstützte Gerard unser Projekt, zeigte großes Interesse am Inhalt von Mindful2Work und ermöglichte es den Betriebsärzten, sich an Inhalt und Abläufen des Programms sowie der zugehörigen Forschung beteiligen zu können. Gerard hatte das Talent, die Schwierigkeiten, auf die wir unterwegs stießen, zu umarmen und als

Herausforderung zu betrachten. Sein unverwüstlicher Optimismus und Elan waren für uns von unschätzbarem Wert. Besonders gern erinnern wir uns an den Workshop, in dem wir mit allen beteiligten Betriebsärzten in Sportkleidung in den Park gingen, um gemeinsam die bewussten aktiven Übungen aus dem Mindful2Work-Programm zu machen und anschließend einige Yoga-Übungen und Meditationen. So wie sich eigentlich alle im Mindful2Work-Team in den vergangenen Jahren als *participant observers* mehr oder weniger intensiv an den Übungen des Programms (viele auch am gesamten Programm) versuchten. Möglicherweise hängt dies mit der Begeisterung, der Energie, der Authentizität und dem Flow zusammen, die den Fortgang dieses Projekts charakterisieren. Außerdem hat Gerard alles dafür getan, die Untersuchungen zu den Effekten des Programms – im Rahmen dessen, was bei einem Arbodienst* realistisch ist – möglich zu machen. Und in ebendiesem Zusammenhang gilt unser Dank auch Wendy Schmitz und Josephine ter Steeg auf Seiten des Arbodienstes UvA-HvA-AMC.

Danken möchten wir auch Judith van Overbeek-Kuiper, die genau wie Sanne als Studentin zum Mindful2Work-Team gestoßen ist. Genauso wie die vielen anderen, die so unverzichtbare Arbeit in diesem Team geleistet haben, zeigte auch Judith von Anfang an ein ehrliches Interesse am und große Begeisterung für das Mindful2Work-Programm. Wir erinnern uns noch gut an die wöchentlichen Mindful2Work-Treffen unter freiem Himmel in eben jenem Park, in dem auch die bewussten aktiven Bewegungsübungen des Trainings stattfanden. Und auch wenn Judith ihre Arbeit im Projekt als Masterstudentin Sonderpädagogik begann, zeigte sich schnell, von welch großem Wert ihre Erfahrung in Wirtschaft und Ökonomie für die Einführung und Implementierung des Mindful-

* Ein Arbodienst ist eine niederländische Einrichtung. Er vermittelt zwischen Arbeitgebern und Arbeitnehmern in Gesundheitsfragen, unter anderem bei Krankschreibungen und Wiedereingliederung nach Krankheit.

2Work-Programms war. Als Marketing- und Kommunikationsberaterin bei UvA minds You konnte sie in kürzester Zeit bei etlichen Arbodiensten und anderen Unternehmen Interesse für das Mindful2Work-Programm wecken. Und da sie als Masterstudentin für ihre Arbeit die Effekte des Programms selbst untersucht und das Programm außerdem in ihrer Rolle als participant observer sehr gut kennengelernt hatte, war sie ein wichtiges Bindeglied in unserem Team. Und so war die Enttäuschung groß, als sie unser Team schließlich verließ.

Und nicht zu vergessen unsere Mindful2Work-Mitarbeiter aus dem Ausland: Krista Operlaat aus Aruba und Simon Valentin aus Deutschland. Bis in die frühen Morgenstunden analysierten wir gemeinsam mit Krista die allerersten Forschungsergebnisse, wobei wir es kaum erwarten konnten zu sehen, welche Effekte das neue Programm zeigen würde. Ein besonderes Geschenk war es, hier mit Simon zusammenarbeiten zu dürfen. Er kam aus Deutschland, praktizierte bereits jahrelang Achtsamkeit, sodass er das Mindful2Work-Programm aus dem tiefsten Inneren heraus verstehen konnte. Und obwohl er gerade erst mit seinem Psychologiestudium an der Universität Konstanz begonnen hatte, leistete er dem Projekt mit seinen beachtlichen philosophischen und statistischen Einsichten einen großen Dienst. Außerdem hat er die Vorläufer zu den späteren qualitativen Interviews mit den Teilnehmenden mitentwickelt und war noch Jahre nach seinem Aufenthalt in Amsterdam mit statistischen Auswertungen zu der Frage befasst, wie und auf welchem Weg Mindful2Work seine Effekte erzielt.

Unser Dank gilt auch den Hunderten nationalen und internationalen Bachelor- und Masterstudenten an der Universität Amsterdam, die an unseren Seminaren im Modul Mindfulness across the Lifespan, in denen wir uns auch mit Mindful2Work befassten, teilnahmen und keine Scheu hatten, kritische Fragen zu stellen, die die Meditationen selbst ausprobieren wollten und Prüfungsfragen zu den Effekten von Mindful2Work beantworteten. Vielen Dank dafür, dass ihr so offen über eure Erfahrungen mit den täglichen Meditationen berichtet habt, während der Inquirys im Seminarraum oder mithilfe der Aufzeichnungen in euren Beobachtungstagebüchern. Wir konnten uns glücklich schätzen, dass uns neben den vielen Studierenden, die zu diesem Projekt beigetragen haben, auch einige Forschungsassistenten mit einem research master (für Insider: RESMA) zu Verfügung standen, die spezielle Kenntnisse und eine besondere Affinität zu statistischen Methoden mitbrachten. In dieser Reihe war Lotte Schuilenborg die Erste. Lotte verfügte nicht nur über einen research-master, sondern stand auch vor ihrem Studienabschluss in Arbeits- und Organisationspsychologie – genau die richtige Kombination für unser Projekt. Neben ihrer Arbeit als Forschungsassistentin nahm auch sie voller Hingabe und mit ehrlichem Interesse als participant observer am Mindful2Work-Programm teil. So ist uns noch lebhaft in Erinnerung, wie wir in den frühen Morgenstunden täglich gemeinsam in der Universität Amsterdam meditierten, bevor der Arbeitstag begann (das Mindful-Morning-Experiment), und wie Lotte oft in großer Eile aus den verschiedensten Teilen des Landes dazustieß.

Lottes Nachfolgerin war Jeanine Baartmans, auch sie Forschungsassistentin mit einem research master und unverzichtbar in unserem Projekt. Jeanine wuchs schnell in ihre Rolle als Interviewerin bei den qualitativen Untersuchungen hinein, die wir nach dem Training mit den Teilnehmenden führten. Doch alles verändert sich ständig und Enttäuschungen gehören zum Leben – das galt auch für Jeanines Stelle. Da sie eine geschätzte Mitarbeiterin ist und als Forschungskoordinatorin in viele Projekt eingebunden war, musste sie das Mindful2Work-Team leider schon nach kurzer Zeit wieder verlassen, um sich anderen Aufgaben zu widmen. Glücklicherweise stand sie auch weiterhin und mit großem Engagement für die Auswertung der umfangreichen Interviewergebnisse zur Verfügung.

So kam gegen Ende des Projekts Mathanja Blok als neue Forschungsassistentin zu uns. Leider habe ich (Esther des Bruin) sie in den ersten

Monaten nicht persönlich kennengelernt, da ich ein Sabbatical in Neuseeland verbrachte, aber auch über E-Mail haben wir uns sofort gut verstanden. Mathanja meisterte die Mindful2Work-Herausforderung mit Leichtigkeit und fügte sich wunderbar in unser Team ein. Ihre Genauigkeit, Begeisterungsfähigkeit und Belastbarkeit waren uns eine große Hilfe. Auch als Trainerin war sie mit voller innerer Anteilnahme beim Programm, und so war es mir dann auch eine besondere Freude, das Training, das zum Erscheinen des Mindful2Work-Handbuchs stattfand, gemeinsam mit ihr durchzuführen.

Und im allerletzten Moment stieß dann noch eine neue, oder eigentlich bereits bekannte Mitarbeiterin zu uns: Nienke Keesenberg. Mit Nienke hatten wir bereits in anderen Zusammenhängen mit großer Freude zusammengearbeitet (zum Beispiel als Co-Trainerin in Achtsamkeitsprogrammen für Menschen mit einer Autismus-Störung). Sie wurde zu unserer Retterin in der Not während der Kodierung der persönlichen Interviews mit den Teilnehmenden (die Transkripte umfassten mehr als 20.000 Wörter). Um so objektiv wie möglich zu arbeiten, waren wir auf eine unabhängige Beurteilung angewiesen – und das übernahm Nienke. Glücklicherweise waren Nienke und ich (Esther) uns sofort einig, was zum Beispiel unter »Mitgefühl« oder »Akzeptanz« einzuordnen war, und so konnten wir ein zuverlässiges Scoring-System erarbeiten.

Gerne möchten wir an dieser Stelle auch Joke Hellemans dankend erwähnen. Joke hat bei der Entwicklung des Mindful2Work-Programms mitgelesen und mitgedacht. Wunderbar, dass sie als sehr erfahrene Achtsamkeitstrainerin an diesem Projekt mitgearbeitet hat. Unser Dank gilt außerdem dem MIND Fonds Psychische Gezondheid (FPG), dessen finanzielle Unterstützung – die teilweise über crowd funding realisiert wurde – wir es verdanken, dass die Effekte des Mindful2Work Programms erforscht werden konnten. An letzter, aber eigentlich wichtigster Stelle, geht unser Dank an die vielen offenen und neugierigen Teilnehmenden am Mindful2Work-Programm, Menschen, die auf der Suche nach einer

Möglichkeit waren, ihre Beschwerden zu lindern. Nur durch ihre Teilnahme ist das Programm Mindful2Work und die Erforschung seiner Effekte möglich geworden. An verschiedenen Stellen in diesem Handbuch finden sich Zitate von ihnen, sodass wir nahe an den Stimmen und Meinungen der Menschen sind, die an diesem Programm teilgenommen haben. Wir sind ihnen sehr dankbar, dass sie uns hierzu ihre Einwilligung gegeben haben.

Über die Autorinnen

Esther de Bruin

Esther de Bruin ist Psychologin (GZ-psycholoog) und Achtsamkeitstrainerin. Sie arbeitet als Professorin an der Pädagogischen Fakultät der Universität Amsterdam, Abteilung für Schulpädagogik und Lehrerausbildung (POWL). Ihr Studium der Klinischen Psychobiologie und Neuropsychologie schloss sie cum laude an der Universität Amsterdam ab. Anschließend war sie am Rotterdamer Erasmus MC-Sophia Kinderkrankenhaus in der Kinder- und Jugendpsychiatrie tätig. Ihre Dissertation beschäftigt sich mit Kindern mit einer Autismus-Spektrum-Störung und psychotischen Denkstörungen. Ihre psychologische Ausbildung absolvierte sie an der RINO in Leiden. Inzwischen forscht Esther de Bruin vor allem im Bereich der Entwicklung und Auswertung achtsamkeitsbasierter Programme für unterschiedliche Gruppen, wie zum Beispiel für Kinder mit Autismus-Spektrum-Störungen und ADHS sowie deren Eltern, schwangere Frauen mit Stress- und Angstsymptomen und deren Partner sowie für Arbeitnehmer*innen mit Stresssymptomen, die am Mindful2Work-Training teilnehmen. Sie gehört der Redaktionsleitung der internationalen wissenschaftlichen Zeitschrift *Mindfulness* an. Außerdem ist sie Dozentin in der nationalen und internationalen Trainerausbildung für verschiedene achtsamkeitsbasierte Programme bei UvA minds. Esther de Bruin hat ihre eigene Achtsamkeits-Ausbildung und Retreats unter anderem an folgenden Einrichtungen absolviert: Centrum voor Mindfulness (Amsterdam), Joshua Tree Retreat Center (Los Angeles, USA), Ohui Silent Meditation and Yoga Retreat (Opoutere, Neuseeland), UvA minds You. Ihre Forschungsarbeiten haben eine Brückenfunktion zwischen Wissenschaft und Praxis.

Anne Formsma

Anne Formsma ist Sonderpädagogin, Achtsamkeits- und Yoga-Trainerin. Sie studierte Sonderpädagogik und Betriebswirtschaft an der Universität Amsterdam und schloss mit dem Master ab. Anne Formsma betreibt MindfulWorks, eine Praxis für Achtsamkeitstraining und Coaching und führt vor allem Achtsamkeitstrainings durch. Ihre Ausbildung zur MYmind-Achtsamkeitstrainerin für Kinder und Jugendliche und zur MindfulParenting-Trainerin für Eltern hat sie bei UvA minds You in Amsterdam absolviert, ihre Ausbildung zur Yogalehrerin bei Delight Yoga, Amsterdam. Am Center for Mindfulness der University of Massachusetts wurde Anne Formsma als Achtsamkeitstrainerin für Erwachsene mit stressbedingten Symptomen ausgebildet. Bei SeeTrue erwarb sie den Status Mindfulnesstrainerin VMBN der Kategorie 1. Neben Trainings gibt Anne auch Workshops und unterrichtet an der Uni. Sie ist Dozentin für verschiedene achtsamkeitsbasierte Trainings im Rahmen von nationalen und internationalen Trainerausbildungen bei UvA minds You.

Susan Bögels

Susan Bögels ist Psychotherapeutin, Achtsamkeitstrainerin und Professorin für Entwicklungspsychopathologie an der Universität Amsterdam. Außerdem ist sie die Initiatorin und Direktorin des universitären Forschungs- und Therapiezentrums UvA minds und (Mit-)Direktorin des universitären Trainingszentrum UvA minds You. Sie beschäftigt sich besonders mit kognitiver Verhaltenstherapie, Familientherapie und Achtsamkeit. Ihre wichtigsten Forschungsgebiete sind die generationsübergreifende Übertragung von Psychopathologien, die kognitive Verhaltenstherapie für Kinder mit Angststörungen, die Rolle des Vaters, Mindful Parenting und Achtsamkeit bei Kindern und Jugendlichen. Sie hat auf internationaler Ebene zahlreiche Artikel über Achtsamkeit veröffentlicht, ist Mitherausgeberin der internationalen wissenschaftlichen Zeitschrift

Mindfulness, Autorin von *Elternsein. Die ganze Katastrophe* und zusammen mit Kathleen Restifo Autorin des Buches *Mindful parenting: Achtsamkeit und Selbstfürsorge für Eltern, das Manual für ein 8-Wochen-Programm*. Sie war Mitglied der DSM-5 Anxiety Disorder Workgroup der American Association of Psychiatry. Susan gibt achtsamkeitsbasierte Trainings für Kinder, Jugendliche und Eltern bei UvA minds You. Daneben ist sie Leiterin der nationalen und internationalen Trainerausbildung zum Mindful Parenting Trainer und MYmind-Achtsamkeitstrainerin für Kinder bei UvA minds You. Mark Williams und Nirbhay Singh sind für sie wichtige Lehrmeister der Achtsamkeitsforschung.

Arbor Verlagsprogramm

Umfangreiche Informationen zu unseren Themen, ausführliche Leseproben aller unserer Bücher, einen versandkostenfreien Bestellservice und unseren kostenlosen Newsletter. All das und mehr finden Sie auf unserer Website.

www.arbor-verlag.de

Arbor Seminare

Die gemeinnützige *Arbor-Seminare gGmbH* organisiert regelmäßig Seminare und Weiterbildungen mit führenden VertreterInnen achtsamkeitsbasierter Verfahren. Zudem informiert sie über aktuelle Entwicklungen in diesem Bereich und trägt Achtsamkeit auf diese Weise nachhaltig in die Gesellschaft. Nähere Informationen finden Sie unter:

www.arbor-seminare.de

Arbor Online-Center

Mit dieser Plattform hat Arbor einen virtuellen Ort der Inspiration und des Lernens rund um das Thema Achtsamkeit geschaffen. Lernen Sie die AutorInnen unserer Bücher und die ReferentInnen unserer Veranstaltungen kennen: in Interviews, Vorträgen, Meditationsübungen, Webinaren, Podcasts sowie Online-Kursen und zahlreichen weiteren Ressourcen.

www.arbor-online-center.de

Lesen Sie auch aus dem Arbor Verlag

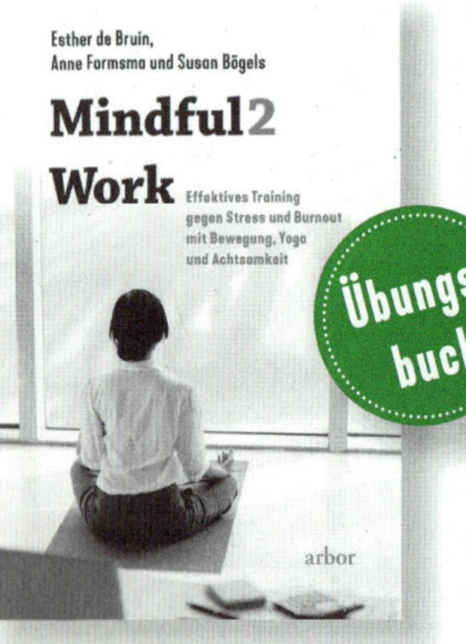

ESTHER DE BRUIN, ANNE FORMSMA UND SUSAN BÖGELS

Mindful2Work – Das Übungsbuch

Effektives Training gegen Stress und Burn-out mit Bewegung, Yoga und Achtsamkeit

ISBN 978-3-86781-245-0

Haben Sie ab und zu das Gefühl, dass Ihnen die Arbeit über den Kopf wächst? Fällt es Ihnen schwer, sich zu konzentrieren und zu motivieren? Leiden Sie an Nacken-, Schulter- oder Rückenschmerzen, schlafen schlecht und kommen aus dem Grübeln nicht mehr heraus?

Das Mindful2Work-Training bietet die Chance, in sechs Wochen einen neuen Umgang mit Stress bei der Arbeit (und im Leben überhaupt) zu erlernen. Eine einzigartige Mischung aus Bewegung an der frischen Luft, Yoga-Übungen und Achtsamkeitsmeditation bringt Körper, Geist und Seele wieder ins Gleichgewicht und stärkt die Konzentration. Sie lernen, stressige Situationen besser zu bewältigen und auch in turbulenten Zeiten gut für sich zu sorgen. Sie gewinnen Gelassenheit und das Gefühl, Ihr Leben wieder selbst in der Hand zu haben.

Mit Audio-Anleitungen zum Download